面向人民健康
提升健康素养

相约健康百科丛书

健康体检系列

儿童体检：

关心成长烦恼
呵护心身健康

主编 李 秋 张 建

人民卫生出版社
·北 京·

丛书专家指导委员会

丛书工作委员会

面向人民健康
提升健康素养

相约健康百科丛书

本书编委会

陈竺院士

说健康

相约健康百科丛书

总　序

人民健康是现代化最重要的指标之一，也是人民幸福生活的基础。党的二十大报告明确到 2035 年建成健康中国。社会各界，尤其是全国医疗卫生工作者，要坚持以人民为中心的发展思想，把保障人民健康放在优先发展的战略位置，加快推进健康中国建设，全方位全周期保障人民健康，为实现“两个一百年”奋斗目标、实现中华民族伟大复兴的中国梦打下坚实的健康基础，为共建人类卫生健康共同体作出应有的贡献。

为助力健康中国建设，提升人民健康素养，人民卫生出版社（以下简称“人卫社”）联合相关学（协）会、平台、媒体共同策划，整合各方优势、创新传播途径，打造高质量的纸数融合立体化传播健康知识普及出版物《相约健康百科丛书》（以下简称“丛书”）。丛书通过图书、新媒体、互联网平台等全媒体，努力为人民群众提供全生命周期的健康知识服务。在深入了解丛书的策划方案、组织管理和工作安排后，我欣然接受了邀请，担任丛书专家指导委员会主任委员，主要基于以下考虑。

建设健康中国，人人享有健康。党的十八大以来，以习近平同志为核心的党中央一直高度重视、持续推动健康中国建设。2016 年党中央、国务院印发的《“健康中国 2030”规划纲要》指出，推进健康中国建设，是全面建成小康社会、基本实现社会主义现代化的重要基础，是全面提升中华民族健康素质、实现人民健康与经济社会协调发展的国家战略。健康中国的主题是“共建共享、全民健康”，共建共享是基本路径，全民健康是根本目的。人人参与、人人尽力、人人享有，实现全民健康，需要全社会共同努力。党的二十大对新时代新征程上推进健康中国建设作出新的战略部署，赋予了新的任务使命，提出“把保障人民健康放在优先发展的战略位置，完善人民健康促进政策”。丛书建设抓住了健康中国建设的核心要义。

提升健康素养，需要终身学习。健康素养是人的一种能力：它能够帮助个人获取和理解基本的健康信息和服务，并能运用其作出正确的判断和决定，以维持并促进自己的健康。2008 年 1 月，卫生部发布《中国公民健康素养——基本知识与技能（试行）》，首次以政府文件的形式界定了居民健康素养，我很高兴签发了这份文件。此后，我持续关注该工作的进展和成效。经过多年的不懈努力，我国健康素养促进工作蓬勃发展，居民健康素养水平从 2009 年的 6.48% 上升至 2021 年的 25.4%，人民健康状况和基本医疗卫生服务的公平性、可及性持续改善，主要健康指标居于中高收入国家前列，为以中国式现代化全面推进中华民族伟大复兴奠定了坚实的健康基础。健康素养需要持续地学习和养成，丛书正是致力于此。

健康第一责任人，是我们自己。2019 年 12 月，十三届全国人大常委会第十五次会议通过了《中华人民共和国基本医疗卫生与健康促进法》，该法第六十九条提出“公民是自己健康的第一责任人，树立和践行对自己健康负责的健康管理理念，主动学习健康知识，提高健康素养，加强健康管理。倡导家庭成员相互关爱，形成符合自身和家庭特点的健康生活方式。”从国家法律到健康中国战略，都强调每个人是自己健康的第一责任人。只有人人都具备了良好的健康素养，成为自己健康的第一责任人，健康中国才有了最坚实的基础。丛书始终秉持了这一理念，能够切实帮助读者承担起自己的健康责任。

接受丛书编著邀请后，我多次听取了丛书工作委员会和人卫社的汇报，提出了一些建议，并录制了“院士说健康”视频。我很高兴能以此项工作为依托，为人民健康多做些有意义的工作。丛书工作委员会和人卫社的同仁们一致认为，这件事做好了，对提高国民特别是青少年健康素养意义重大!

2022 年 11 月，在丛书启动会议上，我提出丛书建设要做到心系于民、科学严谨、质量第一、无私奉献四点希望。2023 年 9 月，丛书“健康一生系列”正式出版！丛书建设者们高度负责、团结协作，严谨、创新、务实地推进丛书建设，让我对丛书即将发挥的作用充满了信心，也对健康科普工作有了更多的思考。

一是健康科普工作需把社会责任放在首位。丛书为做好顶层设计，邀请一批院士担任专家指导委员会的成员。院士们的本职工作非常繁忙，但他们仍以极高的热情投入丛书建设中，指导把关、录制视频，担任健康代言人，身体力行地参与健康科普工作。全国广大医务工作者也要积极行动起来，把社会责任放在首位，践行习近平总书记提出的“科技创新、科学普及是实现创新发展的两翼”之工作要求，把健康科学普及放在与医药科技创新同等重要的位置，防治并重，守护人民健康。

二是健康科普工作应始终心系于民。健康科普需要找准人民群众普遍关心的健康问题，有针对性地开展工作，方能事半功倍。丛书每一个系列都将开展健康问题征集活动，“健康一生系列”收集了两万余个来自大众的健康问题，说明人民群众的健康需求是旺盛的，对专家解答是企盼的。丛书组织专家对这些问题进行了认真的整理、分析和解答，并在正式出版前后组织群众试读活动，以不断改进工作，提升质量，满足人民健康需求，这些都是服务于民的重要体现。丛书更是积极尝试应用新技术新方法，为科普传播模式创新赋能，强化场景化应用，努力探索克服健康科普“知易行难”这个最大的难题。

三是健康科普工作须坚持高质量原则。高质量发展是中国式现代化的本质要求之一。健康科普工作事关人民健康，须遵从“人民至上、生命至上”的理念，把质量放在最重要的位置，以人民群众喜闻乐见的方式，传递科学的、权威的、通俗易懂的健康知识，要在健康科普工作中塑造尊重科学、学习科学、践行科学之风，让“伪科学”“健康谣言”“假专家”无处遁形。丛书工作委员会、各编委会坚持了这一原则，将质量要求落实到每一个环节。

四是健康科普工作要注重创新。不同的时代，健康需求发生着变化，健康科普方式也应与时俱进，才能做到精准、有效。丛书建设模式创新也是耳目一新，比如立足不同的应用场景，面向未来健康需求的无限可能，设计了“1+N”的丛书系列开放体系，成熟一个系列就开发一个；充分发挥专业学（协）会和权威专家作用，对每个系列的分册构建进行充分研讨，提出要从健康科普“读者视角”着眼，构建具有中国特色的国民健康知识体系；精心设计各分册内容结构和具有中华民族特色的系列 IP 形象；针对人民接受健康知识的主要渠道从纸媒向互联网转移的特点，设计纸数融合图书与在线健康知识问答库结合，文字、图片、视频、动画等联动的全媒体传播模式，全方位、全媒体、全生命周期服务人民健康等。

五是健康科普工作需要高水平人才队伍。人才是所有事业的第一资源。丛书除自身的出版传播外，着眼于健康中国建设大局，建立编写团队组建、遴选与培养的系列流程，开展了编写过程和团队建设研究，组建来自全国，老、中、青结合的高水平编者团队，且每个分册都通过编写过程的管理努力提升作者的健康科普能力。这项工作非常有意义。希望未来，越来越多的卫生健康工作者能以高度的社会责任感、职业使命感，以无私奉献的精神参与到健康科普工作中，以更多更好的健康科普精品，服务人民健康。

衷心希望，通过驰而不息的建设，丛书能让健康中国、健康素养、健康第一责任人的理念深入人心，并转化为建设健康中国的重要动力，成为国民追求和促进健康的重要支撑。

衷心希望，能以大型健康科普精品丛书为依托，培养一支高水平的健康科普作者队伍，增强文化自信的建设力量，从而更好地为中华民族现代文明贡献健康力量。

衷心希望，读者朋友们积极行动起来，认真汲取《相约健康百科丛书》中的健康知识，把它们运用到自己的生活里，让自己更健康，也为健康中国建设作出每个公民的贡献！

中国红十字会会长
中国科学院院士
丛书专家指导委员会主任委员

2023 年 7 月

相约健康百科丛书

出版说明

健康是幸福生活最重要的指标，健康是 1，其他是后面的 0，没有 1，再多的 0 也没有意义。提升健康素养，是提高全民健康水平最根本、最经济、最有效的措施之一。党的二十大报告要求，加强国家科普能力建设，深化全民阅读活动。习近平总书记指出，科技创新、科学普及是实现创新发展的两翼，要把科学普及放在与科技创新同等重要的位置。在这一重要指示精神的指引下，人民卫生出版社（以下简称“人卫社”）努力探索让科学普及这“一翼”变得与科技创新同样强大，进而助力创新型国家建设。经过深入调研，团结广大医学科学家、健康传播专家、学（协）会、媒体、平台，共同策划出版《相约健康百科丛书》（以下简称“丛书”）。

为了帮助读者更好地了解和使用丛书，特将出版相关情况说明如下。

一、丛书建设目标

丛书努力实现五个建设目标，即：高质量出版健康科普精品，培养优秀的健康科普团队，创新数字赋能传播模式，打造知识共建共享平台，最终提升国民健康素养，服务健康中国行动落实和中华民族现代文明建设。

二、丛书体系构建

1. 丛书各系列分册设计遵从人民至上的理念，突出读者健康需求和视角。各系列的分册设计经过多轮专家论证、读者健康需求调研，形成从读者需求入手进行分册设计的共识，更好地与读者形成共鸣，让读者愿意读、喜欢读，并能转化为自身健康生活方式和行为。

比如，丛书第一个系列“健康一生系列”，既不按医学学科分类，也不按人体系统分类，更不按病种分类，而是围绕每个人在日常生活中会遇到的健康相关问题和挑战分类。这个系列分别针对健康理念养成，到人生面临的生、老、病问题，再到每天一睁眼要面对的食、动、睡问题，最后到更高层次的养、乐、美问题，共设立 10 个分册，分别是《健康每一天》《健康始于孕育》《守护老年健康》《对疾病说不》《饮食的健康密码》《运动的健康密码》《睡眠的健康密码》《中医养生智慧》《快乐的健康密码》和《美丽的健康密码》。

2. 丛书努力构建从健康知识普及到健康行为指导的全生命周期全媒体的健康知识服务体系。依靠权威学（协）会和专家的反复多次研究论证，从读者的健康需求出发，丛书构建了“1+N”系列开放体系，即以“健康一生系列”为“1”；以不同人群、不同场景的不同健康需求或面临的挑战为“N”，成熟一个系列就开发一个系列。“主动健康系列”“应急急救系列”“就医问药系列”“康养康复系列”“肿瘤防治系列”“心理健康系列”“口腔健康系列”“健康体检系列”在“十四五”期间陆续启动和出版。

3. 丛书建设有力贯彻落实“两翼论”精神，推动健康科普高质量创新发展。丛书除自身的出版传播外，还建立编写团队组建、遴选与培养的系列流程，开展了编写过程和团队建设研究，组建来自全国，老、中、青结合的高水平编者团队，并通过编写过程的管理努力提升作者的健康科普能力。丛书建设部分相关内容还努力申报了国家“十四五”主动健康和人口老龄化科技应对重点专项；以“《相约健康百科丛书》策划出版为基础探索全方位、立体化大众科普类图书出版新模式”为题，成功获得人卫研究院创新发展研究项目支持。

三、丛书创新特色

1. 体现科学性、权威性、严谨性。为做好丛书的顶层设计、项目实施和编写出版工作，保障科学性，成立丛书专家指导委员会、工作委员会和各分册编委会。

第十二届、十三届全国人大常委会副委员长，中国红十字会会长陈竺院士担任丛书专家指导委员会主任委员，国家卫生健康委员会副主任李斌、中国计划生育协会常务副会长于学军、中华预防医学会名誉会长王陇德院士、中国健康促进基金会创会理事长白书忠等担任副主任委员，三十余位院士应邀担任委员。专家们积极做好丛书顶层设计、指导把关工作，录制“院士说健康”视频，审阅书稿，甚至承担具体编写工作……他们率先垂范，以极高的社会责任感投入健康科普工作，为全国医务工作者参与健康科普工作树立了榜样。

人民卫生出版社、中国健康促进基金会、中国计划生育协会、中华预防医学会、中国科普研究所、全国科学技术名词审定委员会、健康报社、新华网客户端《新华大健康》等机构负责健康科普工作的领导和专家组成了丛书工作委员会，并成立了丛书工作组，形成每周例会、专题会、组建专班等工作机制，确保丛书建设的严谨性和高质量推进。

各系列各分册编委会均由相关学（协）会、医学院校、研究机构等领域具有卓越影响力的专家组成。专家们面对公众健康需求迫切，但优秀科普作品供给不足、科普内容良莠不齐的局面，均以极大的热忱投入丛书建设与编写工作中，召开编写会、审稿会、定稿会等各类会议，对架构反复研究，对内容精益求精，对表达字斟句酌，为丛书的科学性、权威性和严谨性提供了可靠保证。

2. 彰显时代性、人民性、创新性。习近平总书记在文化传承发展座谈会上发表重要讲话，强调“在新的起点上继续推动文化繁荣、建设文化强国、建设中华民族现代文明，是我们在新时代新的文化使命”。丛书以“同中国具体实际相结合、同中华优秀传统文化相结合”理念为指导，彰显时代性、人民性、创新性。

丛书高度重视调查研究工作，各个系列都会开展面向全社会的问题征集活动，并将征集到的问题融入各个分册。此外，在正式出版前后都专门开展试读工作，以了解读者的真实感受，不断调整、优化工作思路和方法，实现内容“来自人民，根植人民，服务人民”。

在丛书整体设计和 IP 形象设计中，力求用中国元素讲好中国健康科普故事。丛书在全程管理方面始终坚持创新，在书稿撰写阶段，即采用人卫投审稿平台数字化编写方式，从源头实现“纸数融合”。在图书编写过程中，同步建设在线知识问答库。在图书出版后，实现纸媒、电子书、音频、视频同步传播，为不同人群的不同健康需求提供全媒体健康知识服务。

3. 突显全媒性、场景性、互动性。丛书采取纸电同步方式出版，读者可通过数字终端设备，如电脑、手机等进行阅读或“听书”；同时推出配套数字平台服务，读者可通过图书配套数字平台搜索健康知识，平台将通过文字、语音、直播等形式与读者互动。此外，丛书通过对内容的数字化、结构化、标引化，建立与健康场景化语词的映射关系，构建场景化知识图谱，利用人们接触的各类健康数字产品，精准地将健康知识推送至需求者的即时应用现场，努力探索克服健康科普“知易行难”这个最大的难题。

四、丛书的读者对象、内容设计和使用方法

参照《中国公民健康素养66条》锁定的目标人群，丛书读者对象定为接受九年义务教育及具备以上文化水平的人群，采用问答形式编写，重点选择大众日常生活中“应知道”“想知道”“不知道”和“怎么办”的问题。丛书重在解决“怎么办”，突出可操作性，架起大众对“预防为主”和“一般健康问题”从“为什么”到“怎么办”的桥梁，助力从“以治病为中心”向“以健康为中心”转变。

丛书是一套适合普通家庭阅读、查阅和收藏的健康科普书，覆盖日常生活中会遇到的常见健康问题。日常阅读，可以有效提升健康素养；遇到健康问题时查阅对应内容，可以达到答疑解惑、排忧解难的目的。此外，丛书还配有丰富的富媒体资源，扫码观看视频即可接收来自专家针对具体健康问题的进一步讲解。

《庄子·内篇·养生主》提醒我们：“吾生也有涯，而知也无涯，以有涯随无涯，殆已！”如何有效地让无穷的医学知识转化为有限的健康素养，远远不止“授人以渔”这么简单，这需要以大型健康科普精品出版物为依托，培养一支高水平的健康科普作者队伍；需要积极推进相关领域教育、科技、人才三位一体发展，大力弘扬科学精神和科学家精神；还需要社会各界积极融健康入万策，并在此基础上努力建设健康科学文化，增强文化自信的建设力量，从而更好地为中华民族现代文明建设贡献健康力量。

衷心感谢丛书建设者们和读者们的大力支持，让我们共同努力，为健康中国建设和中华民族现代文明建设作出力所能及的贡献。

丛书工作委员会

2023年7月

前　言

当代中国儿童出生在国家实现第一个百年奋斗目标的伟大时代，他们必将是实现第二个百年奋斗目标、全面建成社会主义现代化强国的新力量，更是实现中华民族伟大复兴中国梦的主力军。因此，国家、社会、学校、家庭、医院多维度、全方位地推进儿童生存、发展、受保护和参与权利的实现是保障儿童健康成长的关键举措。

目前国家强调全生命周期健康管理，就是将健康管理的理念贯穿从胎儿期、儿童期、青少年期、成年期到老年期的全过程，构建覆盖全民、全生命周期的健康服务体系。儿童阶段作为全生命周期健康管理的起点和关键环节，具有“基础性、预防性和战略性”作用。从呱呱坠地到十八岁，儿童的体格生长、神经心理发育与社会适应能力不断变化，每个成长节点的细微变化都可能影响其一生的健康轨迹。国家始终高度重视儿童健康管理工作，在全生命周期健康管理理念的指引下，我们编写了这本《相约健康百科丛书——儿童体检：关心成长烦恼 呵护心身健康》，旨在为家长、教育工作者及社会各界提供一套科学、系统、实用的儿童健康管理指南，让关爱从“被动治疗”转向“主动预防”，从“碎片化关注”迈向“全周期守护”。

黄荷凤院士
说健康

关注儿童健康管理是从理念到现实的迫切需求

现代医学早已揭示，儿童期的健康问题若未被及时识别与干预，可能在未来演变为慢性疾病、发育障碍甚至心理危机。然而，许多家庭对儿童体检的认知仍停留在“测量身高体重”或“接种疫苗”的层面，忽视了儿童作为“身心统一体”的复杂性。一方面，快速变迁的生活方式带来了新的挑战：电子屏幕使用低龄化可能影响视力与神经发育，精细化饮食与运动不足导致肥胖率攀升，学业压力前置加剧了焦虑、注意力缺陷等问题；另一方面，家长、学校及社会认识不足，且传统体检项目往往未能覆盖儿童心理行为评估、早期发育风险筛查等关键领域。正因如此，本书以“全周期、多维度、早干预”为核心，将儿童健康管理拆解为可操作的行动框架，帮助家庭在关键窗口期筑牢健康基石。

本书特色：以年龄为轴，以问题为导向

为贴合儿童快速发展的生理与心理特点，本书打破常规体检手册按“检查项目”罗列的编写模式，创新性地以年龄分期为线索，划分为婴儿期（0~1 周岁前，含新生儿期）、幼儿期（1~2 岁）、学龄前

期（3~5 岁）及学龄期与青春期（6~17 岁），在每一阶段对儿童生长发育过程中的常见健康问题和父母的困惑进行梳理，最后再从健康管理规划、健康体检报告解读等方面给家长科普儿童健康与疾病的卫生知识。我们试图通过通俗易懂的语言，将专业的医学指南转化为家庭可践行的健康管理方案，从理论到实践，让儿童健康管理融入日常生活。

致谢与期许

本书的诞生离不开国内十余家三级甲等医院儿科专家及教育心理学者的倾力支持。他们以严谨的学术态度与深厚的临床经验，确保内容的科学性与前沿性。我们深知，编写一本面向大众的儿童健康科普图书，既要避免过度专业化导致的阅读门槛，又不能因追求通俗化而牺牲科学性及精准性。为此，编委会历经数次修改，在医学严谨性与读者友好性之间寻求平衡。若本书能为家长减少一丝焦虑、为儿童规避一份风险、为社会增添一缕对儿童健康的重视，便是我们最大的欣慰。

健康中国，始于健康童年。愿这本书成为万千家庭育儿路上的一盏明灯，陪伴孩子们在科学的呵护中，迈向充满无限可能的未来。

李　秋　张　建

2025 年 4 月

健康云课堂

儿童健康管理，从全周期守护开始

目 录

第一章 0~1 岁：萌宝体检全解析

第二章 1~2 岁：幼儿体检与呵护

第三章 3~5 岁：学龄前体检要点

第四章 6~17 岁：学龄期与青春期

第五章 儿童体检与健康管理

第一章

0~1 岁：萌宝体检全解析

一

成长密码
大揭秘

1. 为什么感觉宝宝**满月后体重增长变慢了**

关键词：体重增长　满月　喂养

很多家长发现，宝宝在出生后的第一个月，体重增长得非常快，有时甚至一周可以长几百克。然而，过了满月之后，体重增长似乎不再像之前那么快了。有些家长因此感到担心："是不是宝宝发育出了问题？"其实，宝宝满月后体重增长变慢是一种正常的生长发育现象，并不一定代表健康出了问题。

专家说

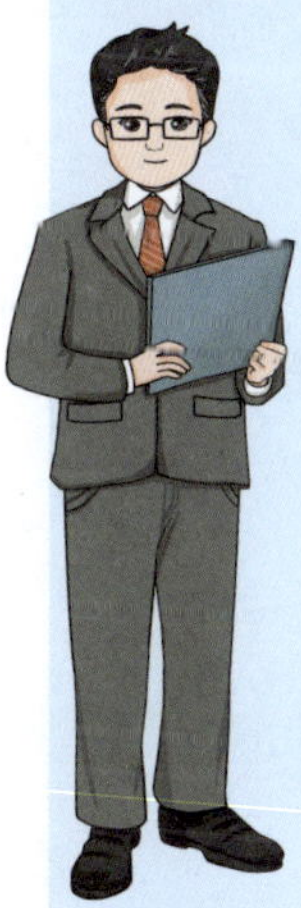

为什么宝宝出生后第一个月体重增长快

新生儿在出生后的前几周，体重增长比较明显，这是因为他们的身体正在快速适应外界环境。从出生到满月，宝宝的体重通常会增加 0.8~1 千克，这个阶段体重的快速增长与以下几个因素有关。

1. 母乳或奶粉的充足摄入　新生儿的胃容量较小，但随着吸吮能力逐渐增强，奶量摄入快速增加，体重增长随之加快。

2. 发育的补偿效应　刚出生时，宝宝会因为胎脂消耗等原因出现"生理性体重下降"，通常在出生后 7~10 天恢复。因此，满月前体重增长快的宝宝，可能是在"追赶"出生时的体重损失。

为什么满月后体重增长会变慢

满月后，体重增长速度稍微放缓是正常现象，原因主要有以下几点。

1. 身体发育规律变化 婴儿的体重增长规律是逐渐减缓的。新生儿阶段（0~1 个月）是体重增长最快的时期，平均每月增长 600~800 克，之后逐渐减缓，到 4~6 个月时可能每月体重增长 500~600 克，甚至更低。

2. 活动量增加 满月后，宝宝更加活跃，踢腿、活动手臂、抬头等动作增多，能量消耗增加。体重的增长速度可能稍微放缓，这是健康的表现。

3. 喂养方式调整 如果宝宝在满月后母乳喂养的奶量不足，或者辅食添加过早或不合理，可能会导致体重增长放缓。因此，定期体检，了解宝宝的营养状况十分重要。

需要注意哪些异常情况

虽然宝宝体重增长变慢通常是正常的，但家长需要警惕以下情况。

1. 体重增长明显低于平均标准 如果宝宝的体重在两次体检之间增长少于 500 克，可能需要检查是否存在喂养不足、消化吸收障碍或其他健康问题。

2. 伴随其他症状 比如宝宝喂养后频繁呕吐、便秘或腹泻，或者精神状态差、哭闹频繁，可能提示潜在的疾病，需要及时就医。

3. 母乳不足的信号 如果母乳喂养的宝宝出现排尿次数减少（<6 次 / 日）、吃奶后仍表现出明显饥饿，可能提示奶量不足。

健康加油站

满月后宝宝的体重增长变缓是一种正常现象，不需要过度焦虑。以下几个方法可以帮助家长更好地监测和促进宝宝的健康成长。

1. 定期体检 确保宝宝的体重增长符合其生长曲线，同时关注身高、头围等指标。

2. 观察喂养是否充足 母乳喂养的宝宝可以通过观察其排尿次数、精神状态和吃奶后满足感来判断奶量是否充足。奶粉喂养的宝宝要按照医生推荐的奶量标准喂养。

3. 科学添加辅食 宝宝满 6 月龄后可逐渐添加辅食，确保宝宝获得全面的营养支持。

宝宝的体重并不是衡量健康的唯一指标，最重要的是看他们的整体发育是否在正常范围内。如果家长有任何疑问或担忧，请及时向儿科医生咨询！

（宋燕燕）

2. 为什么用**婴儿头围**反映**大脑发育**

关键词

头围　脑部发育　发育监测

家长在每次带宝宝体检时，医生都会特别关注宝宝的“头围”数据。有些家长可能会好奇：“为什么要测量宝宝的头围？头围真的能告诉我们宝宝大脑的发育情况吗？”答案是肯定的！宝宝头围的变化并不仅仅是“头长大了”那么简单，它是宝宝大脑发育最直观的外在表现之一，也是一条映射大脑成长轨迹的重要“健康曲线”。

专家说

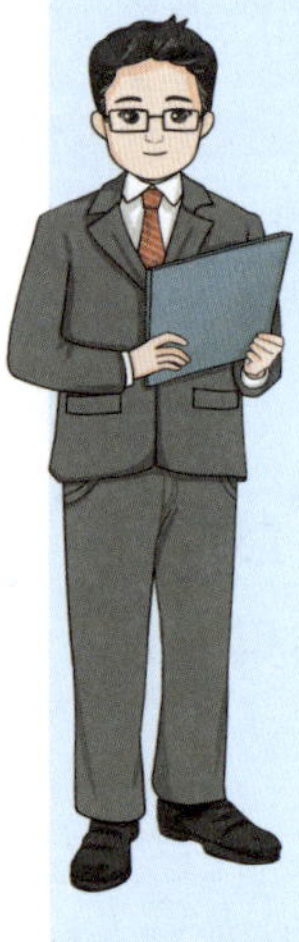

为什么头围能反映大脑发育

头围的增长，直接反映了颅骨的生长，而颅骨的生长是为了容纳不断发育的大脑。婴儿时期是大脑发育最快的阶段，脑容量增加推动颅骨生长，从而导致头围增大。

新生儿的脑重量为350~400克，约为成人脑重量的25%。但到1岁时，脑重量已经达到成人脑重量的70%左右！这样的飞速发育，需要颅骨的“配合”，头围的增长就是这种发育的外在表现。

医生通过观察头围的变化，可以判断宝宝的大脑发育是否在正常范围内。如果头围增长过缓，可能提示脑发育迟缓或颅缝早闭；增长过快，则可能与脑积水或其他脑部疾病相关。

头围的正常增长规律是什么

宝宝的头围在不同月龄会有相应的增长规律，医生会根据这些数据绘制“头围增长曲线”，并与标准曲线进行对比，评估发育是否正常。

1. 出生时 头围为 33~36 厘米。

2. 6 月龄时 头围增长到约 43 厘米。

3. 12 月龄时 头围增长到 46~47 厘米。

在此期间，头围增长逐渐减慢，出生后的前三个月是增长最快的阶段，每月增长约 2 厘米；3~6 个月时每月增长约 1 厘米；6 个月后每月增长约 0.5 厘米。医生会根据这些规律判断宝宝的发育是否正常。

头围异常可能提示什么问题

头围的异常增长是某些健康问题的早期信号，家长需要特别留意以下情况。

1. 头围增长过快 可能提示颅内压增高，常见原因包括脑积水、颅内肿瘤或颅内感染。

2. 头围增长过缓 可能与脑发育迟缓、颅缝早闭或遗传因素有关。如果颅缝闭合过早，会限制脑容量的增长，可能需要手术干预。

3. 头围与身高、体重不成比例 例如，宝宝的头围过大但身高、体重偏低，需考虑代谢性或遗传性疾病可能。

需要强调的是，单一的头围数据并不能完全决定宝宝是否发育正常，医生通常会结合其他发育指标（如体重、身高、运动能力）进行综合评估。

为什么要持续监测头围变化

宝宝的头围变化是一个动态的过程，定期测量并记录头围数据非常重要。医生通过绘制头围增长曲线，不仅能直观地看到发育趋势，还可以发现一些潜在异常。

如果头围从出生后一直处于正常范围，但某次测量发现突然增长明显加快，需警惕颅内压异常。如果头围增长速度过缓，可能需要进一步检查脑发育相关疾病。家长们需要记住，头围的增长不仅仅是一组数字，它背后承载着宝宝脑部发育的重要信息，是健康监测的重要指标。

健康加油站

1. 定期体检不可少 婴儿的头围测量通常安排在出生时、1 月龄、3 月龄、6 月龄、8 月龄和 12 月龄的体检中。家长要按时带宝宝进行检查，了解宝宝头围的增长情况。

2. 异常情况需就医 如果发现宝宝头围增长过快或过缓，不要盲目恐慌，应及时向医生咨询，并根据医生建议进行必要的检查。

3. 科学育儿促发育 宝宝的大脑发育与营养和早期刺激密切相关。科学喂养和亲子互动是促进宝宝大脑发育的重要方法。

宝宝头围的每一厘米增长，都见证着他们大脑的快速成长。用科学的方式关注头围变化，是守护宝宝健康成长的重要环节！

（宋燕燕）

关键词

囟门 前囟闭合 大脑发育

3. 宝宝快 1 岁**囟门未闭**，正常吗

不少家长在宝宝接近一岁时发现，头顶的小囟门还没有闭合，于是担忧："是不是发育出了问题？会影响大脑发育吗？"其实，宝宝囟门闭合的时间存在个体差异，并不是所有宝宝在一岁前囟门都会完全闭合。大多数情况下，这属于正常的生理现象，恰恰提示宝宝的大脑和颅骨正在健康发育。

专家说

什么是囟门

囟门是宝宝头顶上由未闭合的颅骨缝隙形成的柔软区域，分为前囟（额头正上方）和后囟（后脑正上方），但前囟更为明显。

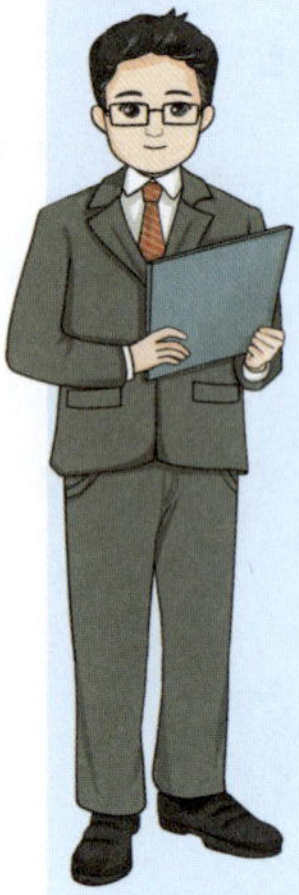

为什么会有囟门

1. 分娩适应（出生时的作用） 囟门使得颅骨具有一定的柔韧性，在分娩过程中可以压缩和变形，帮助宝宝通过产道。

2. 发育适应（出生后的作用） 宝宝出生后，囟门为快速发育的大脑留出“空间”。如果颅骨过早闭合，会限制脑容量的增长，从而影响脑发育。

囟门的闭合时间有什么规律

每个宝宝囟门的闭合时间存在个体差异，但通常有一个大致的范围。

1. 后囟 后囟位于头后部，通常在出生后6~8周闭合。大多数宝宝的后囟闭合较早，家长不易察觉。

2. 前囟 前囟位于头顶正中间，大小为2~3厘米，随着宝宝的成长会逐渐缩小。前囟的闭合时间通常在出生后12~18个月，个别宝宝可能延迟至2岁，仍属正常范围。

因此，如果宝宝快一岁了囟门还没有完全闭合，不必过度焦虑，因为这可能只是个体差异，只要发育正常，通常不会影响健康。

为什么囟门闭合会延迟

囟门闭合的速度与宝宝的骨骼发育、大脑生长以及营养状况密切相关。以下是一些可能导致囟门闭合较晚的原因。

1. 生理性延迟 囟门闭合需要颅骨逐渐向中间生长，但如果大脑的发育速度较快，囟门闭合的时间可能相对延后。这是一种正常的生理现象，并不需要担心。

2. 营养缺乏 钙和维生素 D 对骨骼发育至关重要，如果宝宝的营养摄入不足，可能导致骨缝生长缓慢，囟门闭合时间延迟。

3. 遗传因素 有些宝宝的囟门闭合较晚可能与家族遗传有关，通常不伴随其他健康问题。

4. 疾病因素（少见） 佝偻病（维生素 D 缺乏）、甲状腺功能减退等疾病可能导致病理性闭合延迟，常伴骨骼畸形、发育迟缓等表现。

大多数情况下，囟门在 1 岁未闭合是正常的。

以下情况建议家长尽早咨询儿科医生

1. 囟门明显增大 囟门比之前更大，或者用手触摸时发现囟门向外鼓起（可能提示颅内压升高）。

2. 囟门闭合过晚且头围增长异常 囟门迟迟不闭合，同时伴随头围过大，可能提示颅内液体潴留（如脑积水）。

3. 伴随发育迟缓或其他异常 宝宝运动发育迟缓、坐不稳、牙齿萌出延迟等，可能提示营养缺乏或潜在疾病。

在常规体检中，医生会检查宝宝的囟门大小、头围增长以及其他发育指标，综合评估是否存在问题。

健康加油站

1. 定期监测头围和囟门 囟门的大小和闭合进度会被医生记录在案，家长应按时带宝宝进行体检，密切关注其发育情况。

2. 营养管理需科学 保证母乳或奶粉喂养的充足摄入，6 个月后合理添加辅食，确保营养均衡。医生可能会根据宝宝的需要，建议补充维生素 D 或钙剂。

3. 避免外力按压囟门 囟门是大脑的重要保护区域，家长需要小心呵护，避免对宝宝的囟门区域施加外力。

4. 不要过度焦虑 宝宝囟门闭合的时间存在个体差异，许多宝宝囟门闭合晚于 1 岁完全正常。

宝宝的囟门是观察大脑成长的重要“窗口”，但它的闭合速度因人而异。相信科学，定期体检，才能更好地守护宝宝的健康成长！

（宋燕燕）

二

皮肤健康观察站

4. 宝宝3个月，皮肤黄正常吗

关键词：母乳性黄疸　生理性黄疸　病理性黄疸

宝宝出生后，很多新手爸妈发现新生儿的肤色偏黄，就像“小土豆”一样，这通常与“黄疸”有关。大多数情况下，新生儿黄疸是正常的生理现象，随着时间推移会自然消退。然而，有些宝宝3月龄时皮肤还是黄黄的，家长难免担忧：“都这么久了，为什么黄疸还没退？会不会对宝宝的健康有影响？”其实，宝宝的黄疸长期不退可能是由多种原因引起的。下面我们来详细解答。

专家说

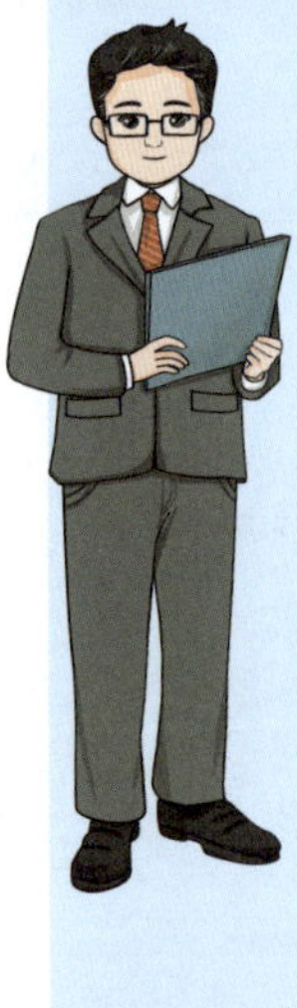

为什么大多数宝宝会出现黄疸

黄疸是指皮肤和巩膜（俗称“眼白”）因为胆红素升高而发黄的现象。胆红素是一种血液中的代谢产物，当宝宝的胆红素浓度偏高时，就会出现黄疸。

1. 生理性黄疸　新生儿红细胞较多且代谢活跃，破裂后释放出大量胆红素，而宝宝的肝脏发育还不够成熟，处理胆红素的能力有限，导致胆红素在体内积累，从而引起黄疸。这种生理性黄疸通常在出生后2周内消退。

2. 母乳性黄疸　部分母乳喂养的宝宝会出现母乳性黄疸，这与母乳中的某些成分可能抑制了胆红素代谢有关。这种情况可能持续到 3 月龄甚至更长时间，但通常对宝宝没有危害。

宝宝快 3 个月了，肤色还有些发黄，正常吗

如果宝宝黄疸持续到 3 月龄以上，就需要仔细分析原因了，常见的可能原因如下。

1. 母乳性黄疸　这是常见原因之一。如果宝宝母乳喂养正常，体重增长良好，精神状态活跃，除黄疸外没有其他异常表现，那么持续性黄疸可能与母乳有关。通常在母乳喂养停止后，黄疸会逐渐消退。

2. 肝脏发育不成熟　有些宝宝的肝脏发育较慢，处理胆红素的能力较弱，导致黄疸持续时间延长。随着宝宝肝功能逐渐完善，黄疸会自然消退。

3. 溶血性黄疸　如果宝宝的血型和母亲的血型不合（如 ABO 或 Rh 血型不合），可能导致红细胞破裂过多，从而引发溶血性黄疸。这种情况通常需要在早期治疗，但如果未及时处理，可能会导致黄疸持续。

4. 胆道闭锁或胆管阻塞（需要特别警惕）　这是引起黄疸长期不退的少见但严重的原因之一。胆道闭锁会导致胆红素无法通过胆道排出，从而引起胆红素水平升高。如果宝宝黄疸持续时间较长且大便呈白色，需要尽快就医检查。

5. 甲状腺功能减退　先天性甲状腺功能减退会影响胆红素的代谢，导致黄疸持续不退。这种情况还可能伴随宝宝发育迟缓、反应差等表现。

哪些情况需要就医

1. 黄疸持续超过 3 个月 尤其是宝宝体重增长缓慢、吃奶不好或精神状态差时。

2. 大便颜色异常 正常情况下，宝宝的粪便是黄色或金黄色的。如果大便呈现白色或灰白色，可能提示胆道闭锁或胆管阻塞。

3. 尿液颜色发黄且发深 如果宝宝的尿液颜色像浓茶水一样，可能提示胆红素水平过高。

4. 黄疸加重或黄得更深 随着时间推移，黄疸应该逐渐减轻，如果反而加重，需要立即就医。

医生会通过检查宝宝的胆红素水平、肝功能、甲状腺功能等，寻找黄疸持续的具体原因。

健康加油站

1. 观察黄疸部位 新生儿的黄疸通常从面部开始，逐渐延伸至躯干和四肢。如果黄疸只集中在面部，通常问题不大；如果黄疸延伸至四肢甚至手掌、脚底，可能提示胆红素水平较高，需要进一步检查。

2. 不要盲目停止母乳喂养 如果宝宝体检正常，母乳性黄疸通常是无害的，家长可以继续坚持母乳喂养。在医生的建议下，也可以暂停母乳喂养 2~3 天，观察黄疸是否减轻，以辅助判断是否为母乳性黄疸。

3. 注意补充维生素 D　宝宝的黄疸长期不退，可能与日照不足或维生素 D 缺乏有关。适当晒太阳（避免阳光直射）或补充维生素 D 有助于促进胆红素代谢。

4. 定期随访　带宝宝按时进行健康体检，监测黄疸变化。如果需要，医生可能会安排进一步的血液或超声检查。

总之，宝宝出现黄疸是身体发育过程中的常见现象，大多数情况下不需要过度担忧。如果家长有任何疑问，一定要及时咨询医生，通过科学的检查和判断，让宝宝健康成长！

（宋燕燕）

关键词

胎记　毛细血管瘤　鹳吻痕

5. 宝宝眉间和脖子的红印为何不退

有些宝宝刚出生时眉间、眼皮、颈部后面会有一些红红的印子，有的甚至形状像一只小蝴蝶。家长可能会问："这些红色的印子是什么？是不是胎记？几个月过去了，它们为什么还没有消退？会不会一直留在宝宝身上？"其实，宝宝身上的这些红色印记大多是正常的生理现象，随着时间推移会逐渐淡化甚至完全消失。只有少数情况下，这些印记可能需要进一步关注。

专家说

红色印记是什么

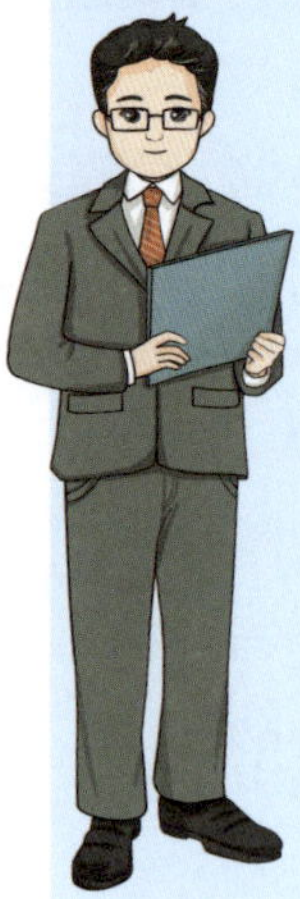

新生儿的眉间、眼皮和颈部后面常见的红色印记，通常是由毛细血管扩张或血管聚集引起的。根据具体情况，这些印记大致分为以下两类。

1. 鹤吻痕（stork bite） 这种红色印记多见于宝宝的脖子后面，也可能出现在前额、眉间或眼皮。它是由皮肤下扩张的毛细血管造成的，随着宝宝的皮肤变薄而显得更明显。

2. 天使之吻（angel's kiss） 这种印记通常出现在宝宝的眉间或眼皮上，看起来像是“天使亲吻”留下的痕迹，通常是暂时性的。

这两种红色印记在新生儿中非常普遍，有 30%~40% 的宝宝都会出现。

为什么红色印记没有消退

鹤吻痕和天使之吻通常会随着宝宝血管的成熟而自然消退，但消退速度存在个体差异。这一过程可能需要几个月甚至 1~2 年不等。有些宝宝在出生后 3~6 个月时印记就已经明显变淡，而有些宝宝直到 2 岁左右才完全消失。以下是几个影响因素。

1. 血管扩张的程度 如果毛细血管扩张范围较广或较深，红色印记的消退速度可能较慢。

2. 皮肤刺激或温度变化 当宝宝哭闹、发热或环境温度升高时，红色印记可能会变得更加明显。家长可能误以为它没有减退，但实际上这是血流加速导致的暂时性加深。

需要注意的是，大部分红色印记是无害的，但如果印记在 6 个月后没有明显减退，或者面积较大、颜色加深，就需要排查病理性因素。

红色印记有哪些可能的病理原因

1. 毛细血管瘤 如果宝宝的红色印记逐渐隆起，颜色变得更深甚至呈紫红色，可能提示是毛细血管瘤。这种血管瘤是一种常见的良性肿瘤，早期可能看起来像普通的红色胎记，但随着宝宝生长发育会逐渐增大。

2. 葡萄酒色斑 这是一种较为少见的血管性胎记，通常呈深红色或紫红色，边界清晰且不会随着时间自行消退，可能提示斯德奇 - 韦伯综合征（Sturge-Weber syndrome）等先天性综合征，需要医生进一步评估。

3. 其他血管异常 如果红色印记伴随皮肤肿胀或局部温度升高，可能提示血管发育异常或炎症，需要及时就医。

家长应该怎么做

对于大多数宝宝的红色印记，家长不需要特别干预，只需要耐心等待。然而，如果发现以下异常情况，应及时咨询医生。

1. 红色印记没有减退反而增大、变深 特别是印记隆起，或者有脉搏样跳动的感觉。

2. 印记区域皮肤破损、出血或感染 这可能提示局部血管或皮肤异常。

3. 红色印记分布范围过大或形状异常 如覆盖了宝宝面部的大部分，或者呈片状分布。

医生通常会通过肉眼观察或借助皮肤超声检查，判断红色印记的性质。如果是病理性原因（如毛细血管瘤或葡萄酒色斑），可能需要进行激光治疗或其他医学干预。

健康加油站

1. 保持冷静，观察印记变化 大多数宝宝的红色印记会在 1 岁左右明显减退，家长不需要过度焦虑。家长可以通过拍照记录宝宝红色印记的大小和颜色变化，定期与医生交流。

2. 避免刺激皮肤 宝宝皮肤娇嫩，避免用力揉搓红色印记部位或使用刺激性护肤品，以免加重局部血管扩张。

3. 按时体检 带宝宝定期体检，医生会对红色印记进行评估，确保没有其他异常情况。

4. 防晒护理 如果红色印记暴露在阳光下，可能会导致颜色加深。建议适当给宝宝做好防晒（如遮阳伞或帽子），避免强烈阳光直射。

宝宝的红色印记，大多是身体发育过程中的小插曲，随着宝宝的成长会逐渐消退。家长需要的只是耐心和科学的判断，如有疑问，请及时咨询专业医生！

（宋燕燕）

6. 为什么宝宝的
脸上有小点点

关键词：婴儿湿疹　痱子　脂溢性皮炎

当宝宝脸上突然冒出一些小点点时，新手家长常常感到焦虑：“宝宝是不是过敏了？这些小点点到底是什么？会不会有危险？”其实，宝宝脸上出现小点点是一种很常见的现象，大多数情况下是由皮肤的正常反应或轻微刺激引起的，并不需要过度担心。接下来，我们将从常见原因、观察要点和处理方法，来帮助家长解开疑惑。

专家说

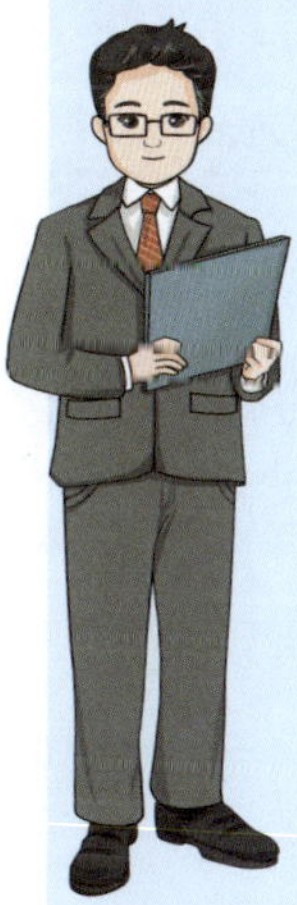

宝宝脸上的小点点可能是什么

宝宝的皮肤非常娇嫩，容易受到外界环境或内在因素的影响而引发以下几种常见的小点点。

1. 婴儿湿疹　湿疹是一种很常见的皮肤问题，特别是在3~6个月的宝宝中高发。湿疹通常表现为脸颊上的小红点，皮肤可能伴随干燥、粗糙或轻微脱屑，有时还会渗出液体。湿疹多与皮肤屏障功能不完善和遗传因素相关，也可能受到环境中的过敏原（如牛奶蛋白、尘螨或气候变化）影响。

2. 痱子　如果天气炎热，宝宝的脸上可能会出现小红点甚至带有白色水疱的痱子，这是因为汗液无法顺畅排出，导致汗腺口堵塞。痱子通常出现在宝宝的额头、颈部或脸颊。

3. 脂溢性皮炎　是一种由皮脂腺分泌旺盛引起的皮肤问题。在新生儿身上常表现为脸部和头皮上的黄红色小点点或斑片，常伴随轻微的油腻感。通常数周至数月自愈。

4. 新生儿痤疮　又称新生儿粉刺，通常在出生后 2~4 周出现，表现为脸部的小红点或小白头，多集中在鼻子、脸颊和前额。这是因为宝宝在妈妈体内受到了部分激素影响，导致皮脂腺暂时性堵塞。

5. 过敏反应　如果宝宝接触到某些过敏原（如护肤品、洗涤剂或食物），也可能导致脸上出现小点点，通常伴有瘙痒或皮肤发红。

需要留意哪些特点

1. 形态特征　是红色的小点点还是带有白头的小疹子？皮肤是否伴随干燥、脱屑或渗液？

2. 分布范围　小点点是局部（如脸颊、额头）还是全脸分布？是否延伸到身体其他部位？

3. 时间和触发因素　小点点是突然出现的，还是逐渐加重的？是否与天气、护理产品、食物变化等相关？

4. 宝宝的状态　宝宝是否表现出瘙痒、不适或异常哭闹？其他身体发育指标是否正常？

为什么会出现这些小点点

1. 皮肤屏障功能不完善　宝宝的皮肤非常薄，屏障功能尚未发育完全，容易受到外界刺激。比如空气干燥、清洁过度或频繁使用刺激性护肤品，都会让皮肤出现小点点。

2. 激素和汗腺的调节不成熟 新生儿时期，宝宝的激素水平仍然受到妈妈妊娠期间激素的影响，可能会导致暂时性的新生儿痤疮或脂溢性皮炎。此外，宝宝的汗腺发育尚不完善，在高温环境下容易出痱子。

3. 环境和护理因素 天气过热、衣物穿得过多或使用不透气的护肤品，都会增加宝宝皮肤的负担，诱发小点点。

4. 过敏或免疫反应 某些食物、洗涤剂、环境中的花粉或尘螨等过敏原，可能导致皮肤出现红点或疹子，提示宝宝可能存在轻微的过敏反应。

什么情况下需要就医

大多数情况下，宝宝脸上的小点点可以通过日常护理改善或自行消退，但如果出现以下情况，请及时就医。

小点点持续加重或出现溃烂、渗液，且伴随宝宝频繁抓挠。

皮肤出现大面积发红、肿胀，或伴随明显的全身不适（如发热、精神萎靡）。

疹子分布在身体多个部位，且不明原因反复发作，可能提示过敏或其他皮肤问题。

小点点长期不消退（超过 2 周），或者护理后没有明显改善。

健康加油站

1. 保持皮肤清洁和干燥 每天用温水（不要太热）给宝宝轻轻清洁脸部，不需要使用过多的洁肤产品。清洁后轻轻拍干，避免摩擦皮肤。

2. 选择温和的护肤产品 使用适合婴儿的护肤品（无香料、低刺激）滋润宝宝的脸部皮肤，避免使用含有酒精或其他刺激成分的产品。

3. 调节室内环境 确保室内温度和湿度适宜（建议湿度 40%~60%），避免让宝宝处于过热或过度干燥的环境中。

4. 观察饮食和过敏原 如果宝宝正在母乳喂养，妈妈可以留意最近的饮食是否有可能导致宝宝过敏。如果是奶粉喂养，需要观察是否存在牛奶蛋白不耐受的症状。

5. 耐心等待自然恢复 新生儿痤疮和脂溢性皮炎通常无需特殊治疗，会随着生长发育逐渐好转。如果是湿疹或痱子，可以在医生指导下使用低浓度的润肤霜或湿疹药膏。

宝宝脸上的小点点虽然让人担忧，但大多数情况都是正常的皮肤反应，只需要简单护理即可恢复。如果有任何不确定或异常情况，及时咨询专业医生是最科学的选择！

（宋燕燕）

7. 为什么宝宝**退热后皮肤出现疹子**

关键词

退热　幼儿急疹　过敏反应

很多家长都会遇到这样一种情况：宝宝经历了一场发热，好不容易体温恢复正常了，身上却冒出红色疹子。这种现象其实很常见，原因可能有以下几种。

专家说

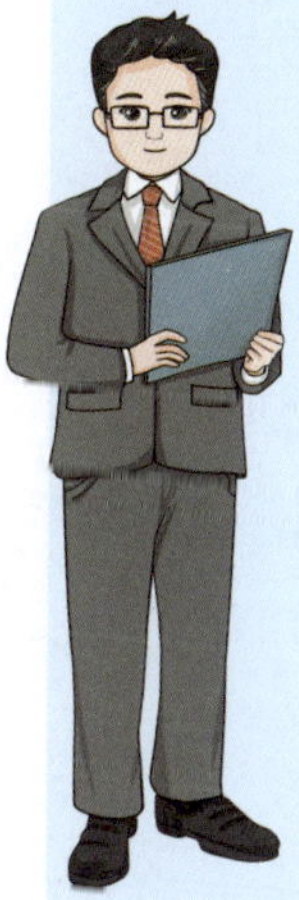

幼儿急疹

这是最常见的原因。典型表现为 6 月龄至 2 岁婴幼儿突发高热，体温可能达到 38~40℃，持续 3~5 天不等。发热期间，除了体温升高，宝宝通常精神状态还可以，没有太明显的其他症状。一旦体温恢复正常，身上会迅速出现很多小红疹子。这些疹子主要分布在躯干和四肢，可能伴有轻微的瘙痒，但一般不疼不痒。

幼儿急疹属于一种自限性疾病，也就是说，不需要特殊治疗，疹子会在 1~2 天自行消退，对宝宝的健康不会造成长期影响。家长只需要注意护理，保持宝宝皮肤的清洁和干燥即可。

病毒感染后的皮疹

一些病毒感染（如风疹、麻疹等）也可能导致类似的情况。这些疾病在发热阶段可能没有明显皮疹，但退热后却出现疹子（“热退疹出”）。这类情况通常需要通过医生的诊断来明确，家长不要擅自用药，以免影响病情。

药物过敏或不良反应

宝宝退热期间，家长可能会使用解热镇痛药、抗生素等药物。有些药物可能引起宝宝皮肤过敏，表现为红疹子甚至荨麻疹。如果疹子分布不均，伴有瘙痒、肿胀或其他过敏症状，就需要警惕药物过敏的可能性。这种情况下应立即停止用药，并咨询医生。

过敏反应

除了药物过敏，一些宝宝在生病时会因为免疫力下降而对外界环境或食物产生暂时的过敏反应。例如，新换的洗衣液、奶粉、辅食等，可能都会导致皮肤过敏反应。家长可以回忆一下近期是否有这些变化，尽量避开过敏原。

宝宝退热后出现疹子大多是正常现象，家长不需要过度担心。注意观察宝宝的精神状态，保持皮肤护理，按需就医。如果原因无法明确，及时向儿科医生咨询是最安全的选择。

健康加油站

幼儿急疹的特点

1. 病毒 人类疱疹病毒 6 型或人类疱疹病毒 7 型（HHV-6/HHV-7）。

2. 年龄 多发于 6 月龄至 2 岁婴幼儿。

3. 症状　发热后出疹，疹子颜色淡红、呈小斑丘状。

4. 转归　不需要特殊治疗，皮疹 1~2 天自然消退，不留痕迹。

护 理 建 议

1. 观察疹子变化　如果宝宝的疹子颜色加深、溃烂或长时间不消退，应及时就医。

2. 保持皮肤清洁　用温水为宝宝轻轻擦洗，避免使用刺激性强的沐浴露或护肤品。

3. 减少宝宝抓挠　如果疹子引起瘙痒，可以适当使用医生建议的抗变态反应药。

4. 注意其他症状　如果疹子伴随高热复发、精神萎靡、呕吐等异常表现，需要警惕其他疾病的可能。

（宋燕燕）

关键词

咖啡斑　遗传性疾病　发育影响

8. 宝宝身上**棕褐色斑块**会影响发育吗

很多家长在护理宝宝时，可能会注意到宝宝身上有一些棕褐色的斑块。这些斑块颜色浅棕或深棕，形状不规则，医学上称为“咖啡牛奶斑”（简称“咖啡斑”）。家长们可能会担心：“这些斑块是否会影响宝宝的生长发育？需要特殊治疗吗？”

专家说

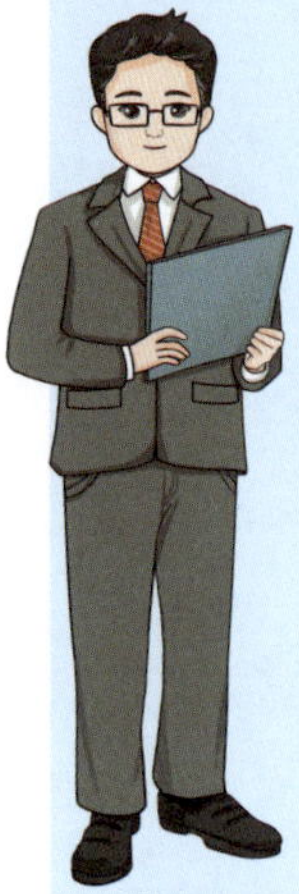

什么是咖啡斑

咖啡斑是一种常见的皮肤色素沉着斑，因颜色与咖啡混合牛奶的颜色相似而得名。咖啡斑通常出生时就存在，也可能随着宝宝年龄增长逐渐变得明显。咖啡斑通常不痛不痒，对皮肤本身没有任何损伤。单独出现的咖啡斑一般是良性的，几乎不会影响宝宝的身体健康和发育。但如果咖啡斑数量较多（超过 6 块）或伴随其他症状，则需要引起家长注意。

咖啡斑的数量和分布是否重要

单块或少数咖啡斑通常是偶然现象，不会影响宝宝发育。然而，当出现以下情况时，需要进一步评估。

1. 数量多 如果宝宝身上有 6 块或更多直径超过 0.5 厘米的咖啡斑。

2. 伴随其他表现 如生长迟缓、骨骼异常、癫痫发作、智力发育问题等。这种情况可能与遗传性疾病“神经纤维瘤病 I 型（NF I）”有关。这是一种由基因突变引起的疾病，除了咖啡斑，还可能出现皮肤纤维瘤、骨骼畸形等表现。NF I 需要早期诊断和长期随访管理。

咖啡斑是否需要治疗

单纯的咖啡斑对健康无害，一般不需要治疗。如果家长希望治疗咖啡斑，可以在宝宝年纪稍大后咨询皮肤科医生，使用激光治疗来淡化斑块（出于美观上的考虑）。但需要注意，治疗可能无法完全清除斑块。

如果怀疑咖啡斑与其他疾病相关，则应尽早就医，由专业医生进行全面检查和评估。

宝宝身上的棕褐色斑块在大多数情况下是正常的，不会对生长发育产生影响。但如果斑块数量较多或伴有其他异常，可能提示潜在的遗传性疾病，应及时就医评估。家长不必过度担心，但应保持观察，并及时咨询医生。

健康加油站

咖啡斑与神经纤维瘤病Ⅰ型（NFⅠ）的关系

1. NF Ⅰ的主要表现 6块或更多直径≥0.5厘米的咖啡斑；腋窝或腹股沟部位出现雀斑样斑点；皮下或体表神经纤维瘤；其他如骨骼畸形（脊柱侧凸等）、视神经胶质瘤等。

2. 确诊方法 NF Ⅰ可通过临床表现和基因检测确诊。一旦确诊，需要定期随访，监测可能的并发症。

（宋燕燕）

9. 为什么**宝宝嘴唇发白**，还不爱吃饭

关键词

缺铁性贫血　地中海贫血　食欲减退

当家长发现宝宝嘴唇发白、胃口不好时，需警惕潜在的健康问题，其中最常见的原因是贫血（尤其是缺铁性贫血）。同时，某些遗传性疾病（如地中海贫血）也可能导致类似表现。下面，我们详细解析这两种类型贫血及其他可能原因。

专家说

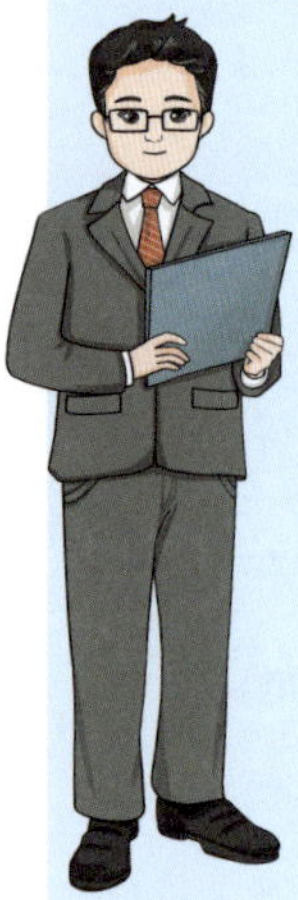

缺铁性贫血

1. 什么是缺铁性贫血　宝宝体内的铁不足，导致血红蛋白生成减少，无法为身体提供足够的氧气。铁是血红蛋白的重要组成部分，缺铁会直接影响血液的携氧能力。

2. 缺铁性贫血的表现　嘴唇、脸色苍白；食欲减退、不爱吃饭；注意力不集中，容易疲倦；有些宝宝可能会出现“异食癖”，如喜欢啃纸、吃土等。

3. 引起缺铁性贫血的原因

（1）铁摄入不足：宝宝饮食中缺乏富含铁的食物，如红肉、动物肝脏和深绿色蔬菜。

（2）铁吸收障碍：如奶量过多、维生素 C 摄入不足，影响铁的吸收。

（3）铁需求增加：快速生长阶段（如 6 月龄至 2 岁）对铁的需求量大，容易出现供不应求。

4. 解决方案

（1）膳食调整：增加含铁食物，如瘦肉、动物肝脏、蛋黄、菠菜等，同时搭配富含维生素 C 的食物（如橙子、番茄）促进铁吸收。

（2）医疗干预：对于重度缺铁性贫血的宝宝，医生可能会建议补充铁剂，但需要严格按照医生指导服用，避免出现不良反应。

地中海贫血

1. 什么是地中海贫血　地中海贫血是一种遗传性疾病，主要是因为血红蛋白基因发生异常，导致血红蛋白合成减少。根据基因突变的严重程度，可分为轻型、中间型和重型。

2. 地中海贫血的特点

（1）轻型地中海贫血：通常无明显症状，可能仅表现为轻度贫血，嘴唇稍显苍白，但宝宝整体发育正常。

（2）中间型和重型地中海贫血：会导致严重贫血、面容苍白、发育迟缓，甚至骨骼畸形。宝宝可能需要定期输血来维持生命。

3. 如何识别地中海贫血　与缺铁性贫血不同，地中海贫血不会因为补铁而改善，血常规检查可能提示“低平均红细胞体积”等异常，需要通过基因检测确诊。

4. 地中海贫血的应对方法　轻型地中海贫血不需要特别治疗，但中间型地中海贫血和重型地中海贫血可能需要进行定期输血、去铁治疗或干细胞移植等。家长若有家族遗传史，建议在宝宝出生前进行基因筛查。

导致嘴唇发白和食欲减退的其他原因

1. 消化系统问题 如消化不良或胃炎，可能引发营养摄入不足，导致嘴唇苍白和胃口不好。

2. 脱水 当宝宝因发热、腹泻或呕吐导致体内水分流失时，可能出现嘴唇发白、干裂等表现。

3. 心肺疾病 某些先天性心脏病或呼吸系统疾病也可能导致嘴唇颜色异常。这些情况通常伴有其他症状，如气喘、活动后疲劳、面色发紫等。

宝宝嘴唇发白、不爱吃饭，常见原因是缺铁性贫血或地中海贫血。缺铁性贫血可以通过调整饮食和补铁治疗得到改善，而地中海贫血则需要专业诊断和长期管理。家长应仔细观察宝宝的其他表现，必要时及时就医，通过检查明确病因并采取合适的应对措施，确保宝宝健康成长。

健康加油站

如何区分缺铁性贫血和地中海贫血

项目	缺铁性贫血	地中海贫血
发病原因	铁摄入不足或吸收障碍	血红蛋白基因异常
血液检查	血红蛋白低、血红素减少、铁蛋白降低	平均红细胞体积(MCV)显著降低、铁蛋白正常
补铁治疗效果	明显改善	无明显改善
诊断方法	血常规+铁代谢指标	血常规+基因检测

日常护理建议

1. 定期体检　6个月以上的宝宝应定期进行血常规检查，及时发现贫血问题。

2. 合理喂养　添加辅食时注重铁的摄入，避免长期过量饮奶。

3. 基因筛查　如果家族中有地中海贫血病史，孕前或产前基因检测十分重要。

（宋燕燕）

关键词　耳朵后硬块　淋巴结

10. 宝宝耳后出现硬块正常吗

很多家长在给宝宝清洁或抚摸时发现宝宝耳朵后面有一个像黄豆大小的硬块。这个发现往往会让家长感到紧张，不知道是否正常。事实上，耳朵后硬块在宝宝身上并不少见，大多数情况下这是正常的生理现象，但也有可能是某些疾病的信号。我们一起来分析一下可能的原因及应对方式。

专家说

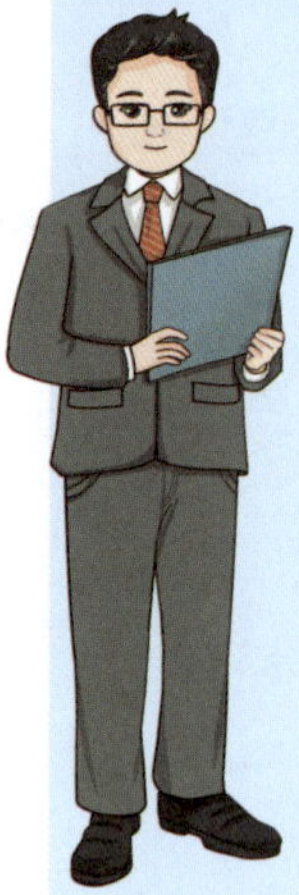

淋巴结肿大：最常见的原因

耳朵后面分布有一些淋巴结，它们是人体免疫系统的重要组成部分，负责过滤病原体和清除感染。当宝宝的身体受到感染（如感冒、咽喉炎、中耳炎、头皮炎症等）时，这些淋巴结可能会变大，摸起来像黄豆大小的硬块，甚至会有轻微的压痛感。

1. 常见特点 质地较硬或有弹性，能滑动；可能伴随感冒、发热或头皮湿疹；感染消退后，淋巴结会慢慢缩小，通常 1~2 周能恢复正常。

2. 应对方法

（1）注意观察：如果宝宝精神状态良好，没有其他明显不适，可以先不用担心，多观察几天。

（2）保持清洁：耳朵周围及头皮部位的清洁尤为重要，避免继发感染。

（3）就医检查：如果淋巴结持续肿大超过 2 周、快速增大、不活动或伴有高热、精神萎靡等症状，应及时就医。

皮脂腺囊肿：无痛的小肿块

耳朵后硬块也可能是皮脂腺囊肿（皮脂腺堵塞导致），常见于宝宝耳后或头皮部位。皮脂腺囊肿一般生长缓慢，摸起来像一个无痛的圆形硬块。

1. 常见特点 质地较软，表面光滑；无疼痛感，但可能会逐渐变大；如果囊肿发炎或感染，可能会红肿、疼痛甚至化脓。

2. 应对方法

（1）不用处理：如果囊肿无痛且不影响宝宝日常活动，可以观察，不需要立即处理。

（2）就医处理：如果囊肿发炎或快速增大，应及时就医，医生可能会通过小手术切除。

炎症性病变：需要特别关注

如果耳后硬块伴随明显的疼痛、红肿或者发热，可能是炎症性疾病导致，比如淋巴结炎或耳后蜂窝织炎。这通常是由细菌感染引起的，需要及早治疗。

1. 常见特点 耳后皮肤发红，肿块质地较硬且固定，伴随发热、宝宝精神状态差，可能有脓液形成。

2. 应对方法 尽快就医，医生可能会开具抗生素治疗，如有脓肿则需要手术引流。

先天性或其他异常

某些宝宝可能天生耳后有小的结节，如皮样囊肿或耳后瘘管。这些先天性结构在某些情况下会表现为硬块，但一般无其他症状。还有一种较罕见的可能是恶性病变（如淋巴瘤），但这种情况非常少见，且通常伴随其他明显的全身症状。

宝宝耳朵后面的硬块在大多数情况下是正常的生理现象，尤其是感染引起的淋巴结肿大，会随着健康状况的改善而消退。但如果硬块持续存在、增大或伴随其他异常症状，应及时就医，由专业医生进行检查和处理。

健康加油站

如何判断宝宝耳后硬块的性质

1. 观察硬块的质地和活动性 可以滑动、质地柔软的硬块多为淋巴结或囊肿；固定不动、质地较硬的硬块需警惕其他问题。

2. 注意宝宝是否有其他异常表现 如发热、咳嗽、食欲减退，可能提示感染；如果硬块快速增大或伴有剧痛，应尽早就医。

3. 硬块是否持续存在 感染相关的硬块会随病情好转逐渐缩小；持续存在的硬块应进行进一步检查。

（宋燕燕）

11. 为什么宝宝腰上有个小窝窝

关键词

腰骶部凹陷　骶隐窝　脊柱裂

很多家长在给宝宝换尿布或洗澡时，发现宝宝腰骶部（即腰部和臀部交界处）有一个凹陷的小窝，有些还伴有浅色毛发、色素沉着，甚至深不见底的小洞。家长不禁疑惑：“这种情况正常吗？是否需要干预？”下面我们从正常情况和需要警惕的病理情况两个方面来解答。

专家说

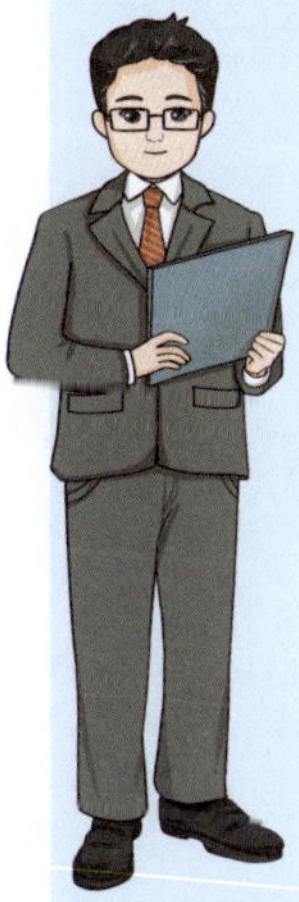

正常的骶隐窝

1. 骶隐窝　是腰骶部皮肤上一个小小的凹陷，位于尾椎骨上方，通常表现为浅浅的小窝。它在婴幼儿中非常常见，属于正常的解剖变异之一。绝大多数骶隐窝与宝宝的健康和发育没有关系。

2. 常见特点　凹陷较浅，可以清晰看到窝底；没有分泌物、没有红肿；宝宝活动自如，身体发育正常。

3. 应对方法　家长不需要过度担心，保持局部清洁干燥即可，避免细菌感染。每次换尿布时注意清洁，防止尿液或粪便进入小窝引起感染。

异常情况需要警惕

尽管大多数骶隐窝是正常的，但在一些情况下，骶隐窝可能提示潜在的健康问题，特别是与脊柱或神经系统发育有关的异常。以下情况需要引起家长注意。

隐性脊柱裂是种较轻微的脊柱发育异常，它通常发生在骶尾部，是脊椎骨未完全闭合造成的。骶隐窝可能是隐性脊柱裂的早期表现之一。

1. 常见特点 骶隐窝较深，底部看不清；骶隐窝周围有异常表现，如毛发增多、皮肤颜色改变、脂肪肿块等；严重时可能影响脊髓和神经功能，出现下肢乏力或大、小便异常（这种情况极为罕见）。

2. 应对方法 如果骶隐窝底部不可见或伴有其他异常表现，应带宝宝到医院进行超声检查或磁共振成像（MRI）检查，明确脊柱发育情况。隐性脊柱裂大多数无明显症状，不需要特殊治疗；仅在极少数情况下需要手术干预。

3. 感染风险 如果骶隐窝长期暴露在尿液或粪便污染环境中，可能引发感染，导致局部红肿、分泌物甚至窦道形成（即通向深部组织的狭窄通道）。骶隐窝周围红肿，可能有脓液流出；宝宝表现出疼痛、哭闹不安。这种情况下，应当及时清洁并就医处理；医生可能会开具抗生素或进行局部手术治疗。

先天性皮肤或神经系统异常

极少数情况下，骶隐窝可能与脊髓栓系综合征相关。这是一种脊髓发育异常，可能导致脊髓被固定，影响宝宝的生长发育。

1. 警示信号 下肢活动异常或力量减弱；大、小便异常；腰骶部皮肤出现肿块、胎记或窦道。

2. 应对方法 及时就医并进行影像学检查；若确诊为脊髓栓系综合征，可能需要手术解除脊髓的“束缚”。

宝宝腰骶部的小窝，大多数情况下是正常的骶隐窝，不会影响健康发育。家长日常需要做好清洁和观察，避免局部感染。但如果骶隐窝较深或伴随其他异常表现，家长应引起注意，并及时就医，排查潜在的脊柱或神经系统问题。

健康加油站

1. 骶隐窝的判断标准

（1）正常骶隐窝：浅表、清晰可见窝底，无红肿、分泌物或其他异常。

（2）需要检查的骶隐窝：底部不可见；周围伴有毛发、皮肤色素沉着或肿块；伴随宝宝其他异常表现，如下肢活动异常或大、小便问题。

2. 骶隐窝的检查方式

（1）超声检查：通常用于新生儿和婴幼儿，可明确骶隐窝是否连接到深部脊柱或脊髓。

（2）MRI 检查：适用于需要进一步排查脊柱裂或脊髓异常的情况。

（宋燕燕）

三

遗传疾病侦查队

12. 为什么宝宝的**鼻梁很低**

许多家长会注意到宝宝的鼻梁看起来很低，甚至平平的，担心这是因为遗传问题或发育异常。其实，宝宝鼻梁较低在大多数情况下是正常的发育现象，但也有一些特殊情况需要引起注意。下面，我们来详细解答。

关键词

鼻梁低 遗传 发育

专家说

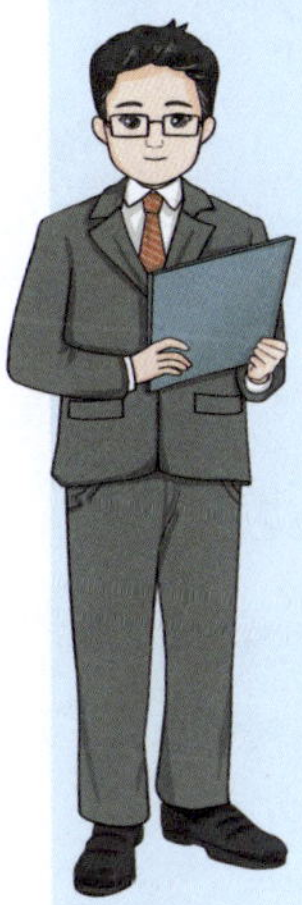

鼻梁低是正常发育的一部分

1. 鼻梁低是婴幼儿的普遍特点 由于鼻骨尚未完全发育，宝宝的鼻梁在出生后通常都比较低。新生儿和婴幼儿的鼻骨较小，鼻骨发育需要时间，随着宝宝成长，鼻骨会逐渐增厚、增长，鼻梁也会慢慢变得高挺。

常见特点： 宝宝鼻梁低但形态对称；鼻孔通畅，呼吸正常；无其他异常面部特征。大多数情况下，宝宝的鼻梁会随着成长（通常在 5~12 岁）逐渐显现，不需要特别干预。

2. 遗传因素的影响 宝宝的鼻梁高度很大程度上受到遗传的影响。如果父母或家族成员中有鼻梁较低的特征，宝宝鼻梁低是正常的遗传表现。这种情况不需要担心，属于生理现象。

需要注意的异常情况

尽管大多数鼻梁低是正常的，但如果伴随其他异常特征，可能提示某些发育或遗传问题。

1. 与面部发育异常相关的疾病 鼻梁低可能是某些综合征的表现之一，如唐氏综合征（Down syndrome）或其他遗传性疾病。这些疾病通常伴随其他面部或全身特征，如眼距较宽（两眼之间的距离过大）；面部平坦或其他不对称特征；发育迟缓、肌张力低下等。

应对方法：如果鼻梁低伴随上述特征，应尽早带宝宝到医院进行评估。医生可能会根据情况建议进行染色体检测或相关遗传学检查。

2. 与鼻腔发育或呼吸问题相关 鼻梁低可能导致或伴随鼻腔狭窄，影响宝宝的呼吸功能。特别是如果宝宝有以下症状：睡觉时张口呼吸或打鼾；鼻塞、呼吸困难；哺乳困难、进食时容易呛咳。

应对方法：若鼻梁低影响到鼻腔发育，应及时咨询耳鼻咽喉科医生，必要时进行鼻腔检查或矫正治疗。

宝宝鼻梁低在绝大多数情况下是正常的发育现象，尤其是在婴幼儿阶段，此时鼻骨尚未完全发育。如果宝宝鼻梁低同时伴随明显的面部或全身异常特征，家长应引起注意，及时带宝宝就医检查。家长可以耐心观察宝宝的成长过程，大部分孩子随着年龄增长，鼻梁都会自然变高。

健康加油站

1. 宝宝鼻梁低的正常情况与异常情况对比

宝宝鼻梁低的正常情况与异常情况对比

特征	正常情况	异常情况
鼻梁形态	鼻梁低但对称，随年龄增长逐渐发育	鼻梁过于平坦，伴随其他面部发育异常
其他面部特征	无明显异常，面部比例协调	眼距过宽、面部平坦、下颌发育不足等
呼吸功能	呼吸正常，无鼻塞或睡觉张口呼吸	呼吸不畅、睡觉时打鼾或鼻腔发育受限
全身发育	身体发育正常	伴随发育迟缓、肌张力异常等全身表现

2. 鼻骨发育的关键时期

（1）婴儿期和幼儿期（0~2 岁）：鼻骨较小，鼻梁低是常见现象。

（2）学龄期（6~11 岁）：鼻骨逐渐发育，鼻梁开始变高。

（3）青春期：鼻骨发育接近成年水平，鼻梁形态基本定型。

（宋燕燕）

13. 为什么宝宝的眼距较宽、眼睛偏小

关键词

眼距宽 眼睛小 面部发育

很多家长发现宝宝的眼距看起来比成年人宽，眼睛也显得很小，常担忧是否存在面部发育异常或影响容貌。其实，婴幼儿时期的面部特征与成人有很大的差别，这是宝宝正常生长发育的一部分，但也需要注意一些特殊情况。

专家说

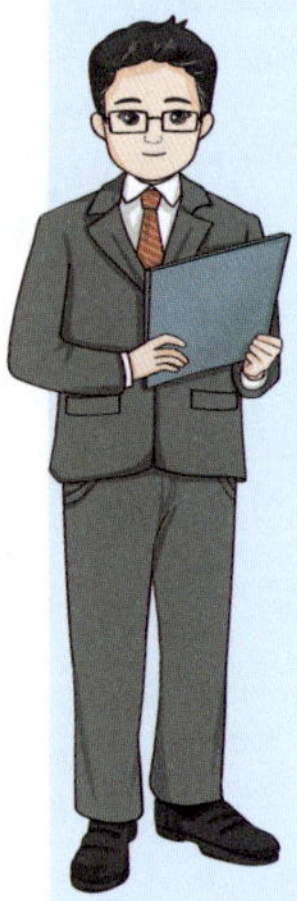

眼距宽和眼睛小是正常的吗

1. 眼距宽是婴幼儿的发育特点 宝宝的眼距宽是因为婴幼儿时期颅骨发育尚未完全成熟。出生时，宝宝的眼眶和鼻骨间距相对较远，面部比例尚未达到成人状态。这种“宽眼距”会随着颅面骨发育逐渐改善，鼻骨逐渐增长，眼距会更接近正常比例。

常见特点：眼距宽但对称，眼睛位置正常，无其他异常面部特征；宝宝精神状态良好，发育正常。家长不用担心，宝宝的面部特征会随着成长逐渐“长开”。通常在学龄前（3~5 岁）和青春期，面部比例会显著改善。

2. 眼睛显得小是正常的 新生儿和婴幼儿的面部骨骼发育尚未完全，眼眶较小，周围组织（如眼睑、脂肪）比例相对较大，因此眼睛看起来比成人显得小。

同时，宝宝的头部占身体比例较大，眼睛在整体脸部的比例也会显得偏小。

常见特点：眼睛形态对称，睑裂大小正常；随着面部逐渐发育，眼睛的比例会显得更大更协调。

需要注意的异常情况

虽然大多数宝宝的眼距宽和眼睛小是正常的发育现象，但如果伴有其他异常特征，可能提示某些潜在问题，如遗传性综合征或发育异常。

1. 眼距过宽（远距离眼间距） 眼距过宽可能是某些综合征的表现之一，如唐氏综合征（Down syndrome）或其他遗传性疾病。

（1）警示信号：眼距明显宽于同龄宝宝；伴随其他面部异常，如鼻梁塌陷、面部平坦等；存在发育迟缓、肌张力低下或其他身体异常。

（2）应对方法：如果宝宝眼距过宽且伴随异常面部特征，建议带宝宝到医院进行评估，医生可能会根据宝宝的具体表现建议进行染色体检测或遗传学检查。

2. 眼睛发育异常 如果宝宝的眼睛明显偏小，可能与“小眼畸形”或“睑裂过小”有关。这可能是某些先天性疾病的表现，尤其是伴随其他发育异常时。

（1）警示信号：眼睛明显偏小，不对称；上下眼睑闭合困难或眼球异常；伴随其他发育迟缓或全身异常表现。

（2）应对方法： 如果宝宝的眼睛明显偏小或伴有其他症状，应及时就医，由儿科医生或眼科医生进行详细评估和检查。

宝宝眼距宽、眼睛小在大多数情况下是正常的发育现象，随着面部骨骼的生长，眼距会逐渐缩小，眼睛也会显得更大更协调。如果眼距宽或眼睛小伴随其他异常面部特征或发育迟缓，家长应尽早就医，进行全面的评估和检查。

健康加油站

1. 如何判断宝宝的眼距是否正常

宝宝眼距过宽的情况通常随着年龄增长逐渐改善。家长可以观察宝宝的面部对称性，并对比同龄儿童的发育特征。

婴幼儿眼距相对宽属正常现象，以下是不同年龄段的眼距比例参考。

（1）新生儿： 眼距宽，鼻梁低。

（2）2~6 岁： 鼻梁逐渐发育，眼距开始接近成人比例。

（3）青春期后： 眼距接近成人状态，面部发育基本完成。

2. 眼距过宽相关的综合征表现

（1）唐氏综合征（Down syndrome）： 眼距宽，伴面部平坦、鼻梁低、发育迟缓；

（2）**神经嵴发育异常综合征：**可能存在眼距过宽、颅面畸形或其他先天性异常；某些遗传性综合征，如瓦尔登堡综合征（Wardenburg syndrome）或努南综合征（Noonan syndrome），也可能表现为眼距宽和其他异常。

（宋燕燕）

关键词

额头突出　骨骼发育　遗传因素

14. 为什么宝宝的额头很突出

很多家长发现宝宝的额头看起来特别突出，甚至远远超过其他面部比例，担心是否存在发育异常。其实，大多数情况下，宝宝的额头突出是正常的发育特征，但也有一些特殊情况需要注意。

专家说

宝宝额头突出的常见原因

婴幼儿骨骼发育的特点　宝宝的头部比例比成年人大，额头突出是因为额骨尚未完全发育。这种现象在婴儿期和幼儿期非常普遍，特别是前囟门（宝宝头顶部的柔软部位）未完全闭合之前，额头的形态看起来会更加明显。

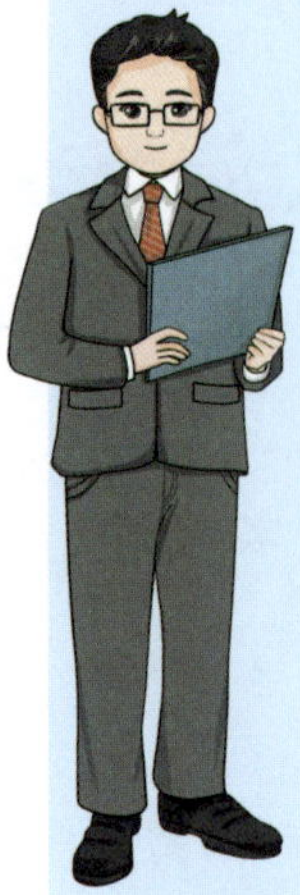

常见特点： 额头突出但形态对称；随着年龄增长，头部和脸部比例逐渐协调；宝宝其他发育指标正常，无异常症状。

在婴幼儿阶段，额头略微突出是正常的骨骼发育特征，家长不需要担心。如果家族成员中有额头较高或较突出的特征，那么宝宝很可能遗传了这样的面部特征。这种情况通常不会影响健康，额头突出的宝宝看起来反而显得聪明伶俐、有精神。

需要注意的异常情况

虽然大多数宝宝额头突出是正常的，但如果伴随其他异常表现，可能提示某些健康问题。

1. 佝偻病 佝偻病是维生素 D 缺乏或钙、磷代谢紊乱引发的疾病，可能导致骨骼发育异常，其中表现之一为“方颅”（额头和头顶部显得特别宽和突出）。

（1）警示信号： 额头非常突出，伴有头骨变软（俗称“乒乓头”）；身体其他部位骨骼发育异常，如鸡胸、膝关节弯曲（“X 型腿”或“O 型腿”）；宝宝容易出汗、夜间哭闹不安。

（2）应对方法： 如果怀疑宝宝有佝偻病，建议带宝宝就医检查，包括血液检测和骨骼 X 线片；根据医生建议补充维生素 D 和钙剂，并增加日晒时间。

2. 颅缝早闭 颅缝早闭指宝宝头部的骨缝过早闭合，可能导致额头异常突出或头部其他部位形态异常。这种情况需要特别关注，因为可能影响脑部的正常发育。

（1）警示信号：额头形态不对称或头部其他区域出现异常隆起；宝宝头围增长异常（过快或过缓）；伴有发育迟缓或其他神经系统异常表现。

（2）应对方法：如果发现宝宝头部形态异常，应尽早就医，由专科医生通过头部计算机断层扫描（CT）或MRI评估颅缝的发育情况；必要时需要通过手术矫正颅骨形态。

3. 遗传性疾病 遗传性疾病（如先天性骨发育异常或代谢疾病）也可能导致额头异常突出。这种情况通常伴有其他全身性的症状，例如发育迟缓、智力低下或其他骨骼畸形。

宝宝的额头突出在大多数情况下是正常的发育现象，与骨骼发育和遗传因素有关，家长不需要过度担心。只要宝宝身体发育正常，额头的比例会随着成长变得逐渐协调。但如果额头突出伴随其他异常表现，如骨骼畸形、发育迟缓等，应及时就医检查，确保宝宝健康成长。

健康加油站

如何判断宝宝额头突出是否正常

正常额头突出与异常额头突出对比

特征	正常额头突出	异常额头突出
额头形态	对称、随年龄增长逐渐协调	形态不对称或明显宽大
其他表现	发育正常，无其他骨骼或神经异常	伴方颅、发育迟缓等特征
病因	遗传或正常发育特点	佝偻病、颅缝早闭或遗传性疾病
改善情况	随年龄增长逐渐改善	需要就医进一步检查

维生素D补充建议，参考中国营养学会《中国居民膳食营养素参考摄入量（2023版）》推荐值。

1. 0~6月龄 每日400单位。

2. 7月龄~1岁 每日400~600单位。

3. 1岁以上 每日600单位（可根据日晒情况调整）。

（宋燕燕）

四

五官发育
追踪记

15. 为什么宝宝出生后一只眼大一只眼小

关键词 眼睛 不对称

眼睛一大一小，可能是疾病因素，也可能是正常的生理现象。

专家说

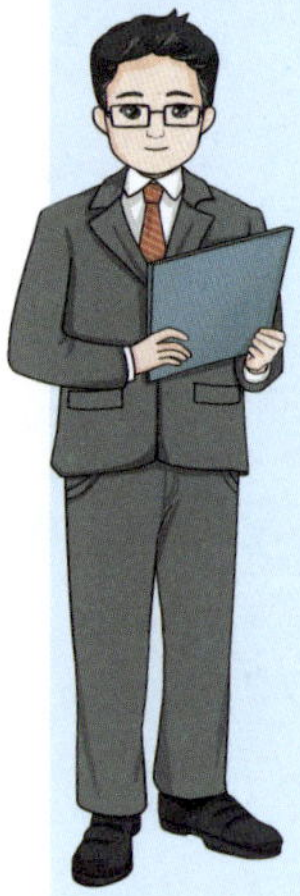

宝宝出生后一只眼睛大一只眼睛小，可能有以下几种情况。

1. 正常生理现象 部分宝宝在出生时眼睑脂肪较多，或者双眼皮痕迹不明显，导致视觉上眼睛大小不一。随着宝宝成长，脂肪减少，双眼皮明显，这种情况通常会自然改善。有些宝宝出生时除了大小眼还存在大小脸，若无其他不适，可能是宫内环境局促，宝宝的体位导致的受压、受力不均，随着年龄的增长也会改善。

2. 遗传因素 如果父母或家族中有眼睛大小不一的情况，宝宝可能遗传了这一特征，属于个体差异。

3. 睡姿不当 宝宝长期朝向一侧睡觉，可能导致该侧眼睛及周围组织受到压迫，进而影响血液循环，造成眼睛大小不一，调整睡姿后可改善。

4. 眼部疾病 如先天性上睑下垂、眼球发育异常、鼻泪管阻塞等眼部疾病。上睑下垂较为常见，眼部肌肉发育不良导致上眼皮下垂，通常需要手术治疗。鼻泪管阻塞还会伴有眼周肿胀、分泌物增多等症状，可通过按摩缓解，严重者需要手术治疗。

5. 脑部疾病 除了眼睛大小不一，还有头颅不对称、面部五官不对称等，可能是脑部异常，需要到神经外科 / 颅脑外科就诊。

6. 其他因素 蚊虫叮咬、产道挤压等也可能导致宝宝眼睛大小不一。

总体来讲，如果宝宝的眼睛大小差异明显（尤其是遮盖黑眼珠一半以上），或者伴随其他症状（如畏光、眼球活动异常、眼球突出等），建议及时就医，以便专业医生进行诊断和治疗。

（宋燕燕）

16. 为什么宝宝总是眼泪汪汪的

刚出生几个月的小宝宝眼泪汪汪、眼睛分泌物多，是常见现象？还是因为喝奶粉“上火”？该如何处理呢？

关键词：眼泪　眼睛分泌物

专家说

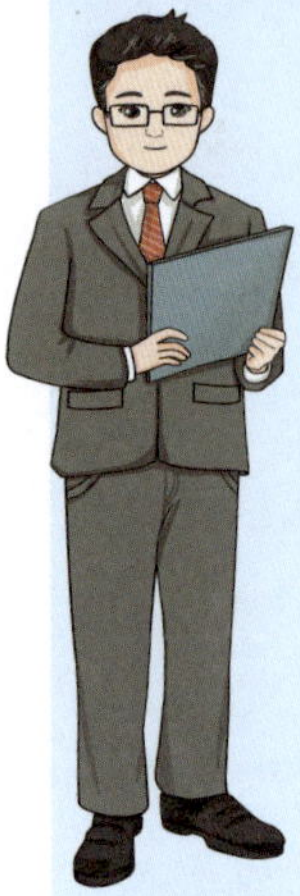

许多家长认为宝宝眼泪汪汪、有眼部分泌物（俗称“眼屎”），是喝奶粉“上火”所致，但换奶粉后仍不改善，母乳喂养的宝宝也存在这样的现象。

实际上宝宝经常眼泪汪汪，有以下原因。

1. 泪道阻塞　泪道是眼泪的排出通道，由内眼角延伸至鼻腔，由泪点、泪小管、泪囊和鼻泪管组成。我们的眼泪大部分都通过泪道流入鼻腔，确保我们平时不会经常眼泪汪汪的。新生儿可能因先天或后天因素导致泪道阻塞，眼泪无法正常排出，从而积聚在眼部。这种情况易使新生儿眼部滋生细菌，引发泪囊炎，导致宝宝眼睛眼泪汪汪、分泌物增多。这种情况通常可以通过泪囊按摩（用指腹轻轻揉捏内眼角至鼻梁位置，一次数秒，一天多次）、滴眼药水来缓解，如果按摩无效，可能需要进行泪道探通术。

2. 眼部炎症　如结膜炎、角膜炎等眼部炎症，也会导致宝宝眼睛流泪，且通常还伴有眼睛红、血管充血表现。

3. 睑内翻、倒睫　睑内翻是指眼睑向眼球内卷曲，导致睫毛刺激眼球表面，引发不适。睫毛生长方向异常，倒长的睫毛直接触及眼球、角膜，随着眼睛活动摩擦角膜，引起眼部刺激，导致流泪。轻者可先观察，随年龄增长可能改善，重者需要眼科就诊。

所以，如果宝宝出现眼泪汪汪的情况，不必折腾换奶粉，建议及时就医，以便专业医生进行诊断和治疗。

（宋燕燕）

17. 为什么宝宝**耳朵**会流出**黄色液体**

关键词

耳朵 湿疹 中耳炎

小宝宝出现耳朵流出黄色液体的情况，有时还会伴有摇头、哭吵，严重时还会影响睡眠，是正常现象还是生病了？该如何处理呢？

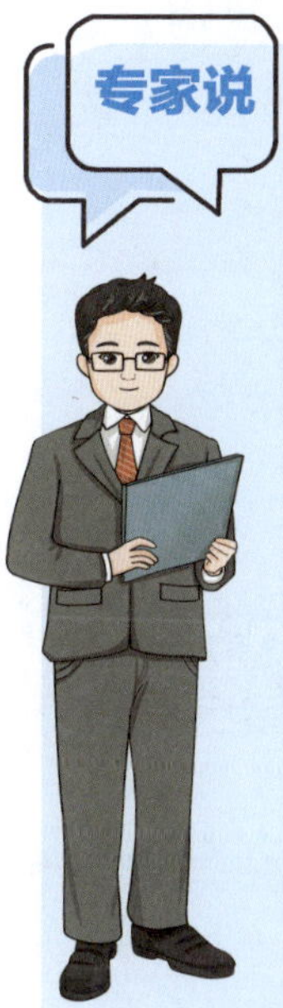

宝宝耳朵里出现黄色液体可能有多种原因，不一定是中耳炎，以下是一些常见原因。

1. 耵聍（俗称“耳屎”） 如果流出的液体黏稠、呈黄褐色至暗褐色，且宝宝没有耳朵红肿、疼痛、抠耳朵哭闹等异常症状，可能是耵聍。耵聍是耳朵自然分泌的物质，能保护耳道，一般不需要人为清除，会自行排出。

2. 外耳道湿疹 宝宝的皮肤比较娇嫩，外耳道处皮肤受到刺激后可能会出现湿疹，表现为红疹、水疱、瘙痒，破溃后会流出黄色液体。这种情况通常伴有耳道瘙痒、头面部湿疹，宝宝可能频繁抓挠耳朵。

3. 外耳道炎 由于细菌或真菌感染，外耳道皮肤受到致病菌侵袭，会出现红肿、疼痛、渗出黄色有异味液体等症状。常见原因包括耳道进水、奶水流入外耳道等。

4. 中耳炎 中耳发生炎症时，可能会导致鼓膜穿孔，从而有黄色液体从耳朵流出。中耳炎通常伴有耳痛、发热、哭闹等症状。化脓性中耳炎会有较多脓性分泌物。

健康加油站

1. 观察症状 如果宝宝没有其他不适症状，液体颜色较浅且黏稠，可能是耵聍。若伴有耳道红肿、疼痛、瘙痒等，可能是外耳道湿疹或外耳道炎。若有耳痛、发热、哭闹、异味等症状，可能是中耳炎。

2. 液体性质 耵聍通常黏稠，外耳道湿疹和外耳道炎的液体可能较稀薄且伴有脓性，中耳炎的液体则可能较稠且呈黄色。

综上所述，如果宝宝耳朵时不时有黄色液体流出，建议到耳鼻咽喉科就医。同时，要注意保持宝宝耳部清洁和干燥，避免进水。

（宋燕燕）

18. 宝宝耳朵大小不一能矫正吗

关键词

耳郭畸形　矫正

正常的耳朵轮廓清晰，耳郭与头部的夹角适中，耳垂位置自然。很多宝宝在出生时就发现两侧耳朵大小不同、形状各异，除了影响美观，会不会导致听力异常？有办法矫正吗？

专家说

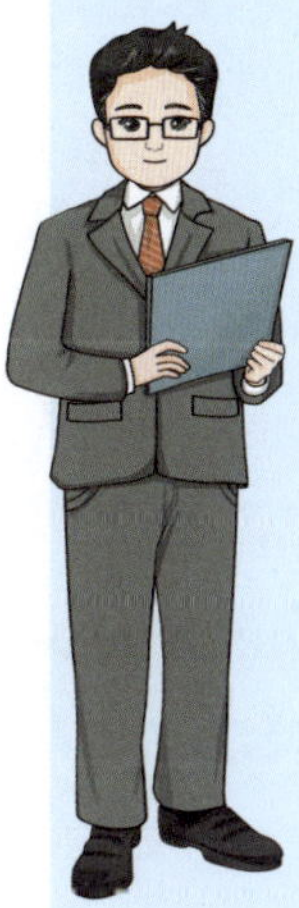

导致耳朵大小不一样的因素有遗传因素、基因缺陷、胚胎发育期间耳郭异常折叠、耳郭的皮肤和软骨缺失、妊娠糖尿病、母亲酗酒及异常用药等。宝宝出生后若发现两只耳朵大小不一，家长需要引起重视，轻者会影响美观，重者可能伴有听力异常以及其他器官疾病。以下是纠正方法。

1. 若耳朵外形良好，仅轻微畸形（如耳郭折叠） 如果两只耳朵差异不大且没有其他异常症状，可以先观察，随着宝宝的成长，耳郭逐渐硬朗，可能会逐渐变得对称。若家长对美观要求较高，可在1月龄以内前往耳畸形科进行非手术矫正。月龄越大，矫正效果越差，可能是因为出生后几周内宝宝体内的雌激素提升了耳郭透明质酸水平，使得新生儿（≤28天）的耳郭可塑性较高，出生后立即使用矫正器可缩短矫正时间。

2. 若小耳较健侧小 50% 以上，需要全面评估并手术治疗 对于明显的小耳畸形或其他耳朵畸形，可能需要通过手术进行矫正。若存在听力异常，在术前需要佩戴助听设备。

所以，如果宝宝的耳朵大小差异明显或伴有其他异常症状，建议及时就医，由专业医生诊断和治疗，以确定最佳的纠正方案。

（宋燕燕）

关键词

乳牙 牙齿萌出延迟

19. 宝宝快 1 岁未出牙，是缺钙吗

每个宝宝的生长发育速度不同，牙齿的萌出时间也有早晚之分。一般来说，宝宝在生后 6~10 个月乳牙开始萌出，13 个月后未萌出者为“牙齿萌出延迟”，但只要宝宝身体其他方面发育正常，没有其他异常症状，通常不需要过于担心。

专家说

牙齿萌出通常呈双侧对称性，即左右同名牙齿同时萌出。下颌乳中切牙是最早萌出的乳牙，通常在婴儿 6~10 个月时萌出。乳牙（共 20 颗）通常在 30 月

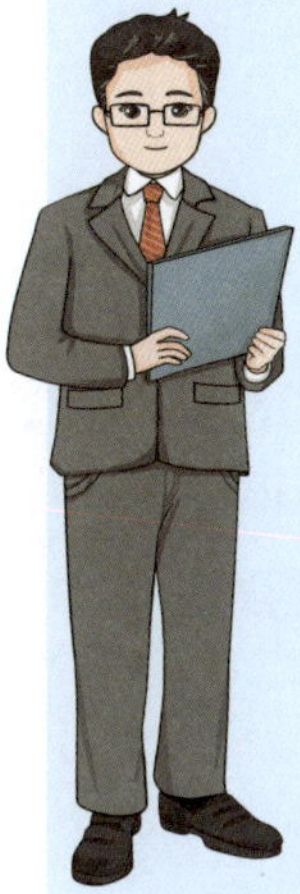

龄时完全萌出。部分婴儿早至 3~4 月龄开始长牙，晚至 15 月龄才开始长牙。影响牙齿萌出的因素有以下几种。

生理因素

1. 个体差异 宝宝无其他不适，在 3~15 月龄开始长牙。早产儿或出生体重偏低的宝宝，其身体各系统发育相对不完善，乳牙萌出时间较足月儿会有所延迟。

2. 遗传因素 如果父母小时候出牙较晚，宝宝也可能会出现乳牙萌出延迟的情况。

3. 性别和种族差异 研究发现，亚洲孩子的出牙时间较非洲、欧洲的孩子晚一些，男孩较女孩晚一些。

营养因素

1. 营养摄入不足 牙齿的生长发育需要多种营养素，如蛋白质、钙、磷、维生素 D 等。如果宝宝在宫内或出生后营养摄入不足，可能会导致牙齿发育迟缓。

2. 饮食习惯 一直给宝宝喂养糊状食物，缺乏咀嚼刺激，可能会延迟乳牙的萌出时间。

疾病因素

某些疾病，如甲状腺功能减退、垂体功能减退、外胚层发育不良、佝偻病等疾病，会导致乳牙萌出延迟。尤其是下颌乳中切牙到 16 月龄时仍未萌出；或者牙齿萌出不对称、两侧萌出时间相差≥ 6 个月，需要就诊排查疾病因素。

健康加油站

牙齿萌出延迟到底要不要补钙呢

如果宝宝除了出牙晚，还伴有其他异常症状，如囟门大、头发稀少、出汗多、爱哭闹、身高和体重增长缓慢等，可能存在缺钙情况，建议在医生的指导下补充钙制剂和维生素 A、维生素 D，同时还需要注意其他营养素的补充。

如果宝宝 1 岁时牙齿未萌出，且平时奶量少，每天奶量少于 400 毫升，可以适当补钙。

（宋燕燕）

20. 宝宝口腔的白色附着物是奶渍吗

许多家长都注意到几个月的小婴儿舌头经常白白的，舌苔很厚，偶尔整个口腔都有白色豆腐渣样物附着，这都是正常的吗？要不要清理掉，对宝宝有没有危害呢？

专家说

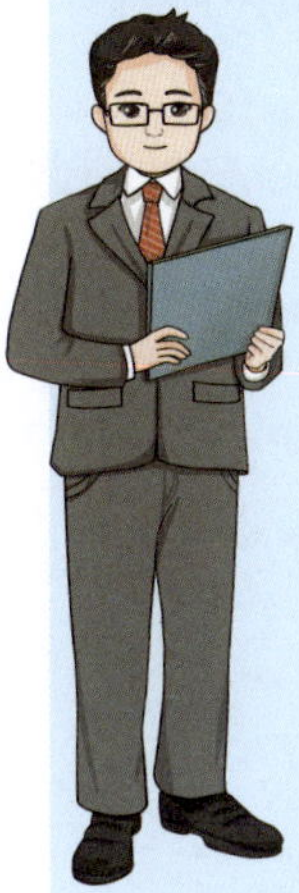

如果宝宝的口腔黏膜上有少量的白色附着物，可能是奶渍残留。

1. 辨别方法 用干净湿纱布或棉签轻轻擦拭，如果能轻易擦去，且擦后口腔黏膜光滑无损，即为奶渍。

2. 形成原因 宝宝喝奶后，部分奶液残留在口腔黏膜上、舌面上，形成白色附着物。这是6月龄内宝宝比较常见的现象，小月龄宝宝口腔功能不完善，不会自清洁口腔，也没有固体食物的摩擦。

3. 处理方法 在喂奶后给宝宝喂些温水，帮助清洁口腔，或者用干净湿纱布轻轻擦拭清洁口腔（每日1次或2次）。

如果宝宝的口腔黏膜上有越来越多的白色附着物，可能是鹅口疮。

1. 辨别方法 口腔黏膜表面覆盖白色乳凝块样小点或小片状物，形似豆腐渣，但不易擦去。若强行擦除，会露出下方红色黏膜，甚至可能出血，宝宝可能会因疼痛而拒绝进食和吞咽，或不明原因哭闹。

2. 形成原因 该症状由白念珠菌感染引起，多见于新生儿和婴幼儿。当宝宝免疫力低下、口腔卫生不佳，或使用抗生素导致菌群失调时，易引发此病。还可能因哺乳者乳头不洁、宝宝的奶瓶等生活用具不洁导致。

关键词

口腔 白色附着物

3. 处理方法 可在医生指导下，用 2% 碳酸氢钠溶液清洁口腔，局部涂抹制霉菌素等药物。同时，要注意餐具、奶瓶、奶嘴的消毒，喂奶前要洗手，哺乳期母亲喂奶前应用温水清洗乳晕等，以保持宝宝口腔卫生，防止交叉感染。

（宋燕燕）

关键词

牙齿发黑 色素沉着

21. 为什么宝宝每天刷牙，牙上仍有黑色物

每天都给宝宝刷牙，为什么牙齿还会变黑？应该怎么办呢？

专家说

牙齿发黑，可能有以下原因：色素沉着、龋齿、牙釉质发育不全等先天性异常。

色素沉着

1. 表现 色素沉着的黑点是在牙齿表面浮了一层色素，未渗入牙齿内部，牙齿内部无龋坏。这些黑点一般出现在牙面不易清洁的位置，如牙龈缘、窝沟处，前牙位置比较常见。坚持认真刷牙，这些黑点会逐渐减轻。

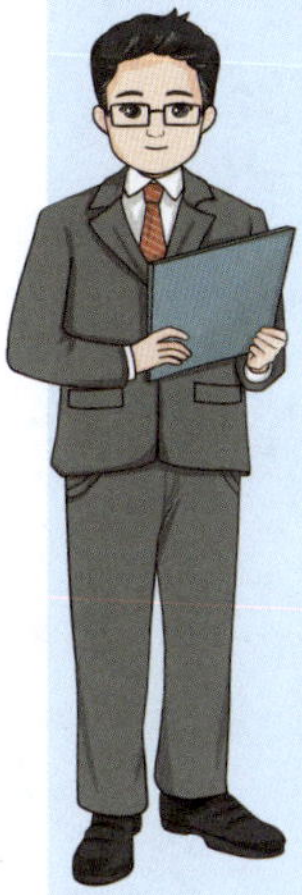

2. 原因 宝宝吃了颜色较深的食物，如巧克力、胡萝卜、可乐、酱油等，这些食物中的色素易沉积在牙齿表面。此外，口腔中的产色细菌与唾液发生反应，也可能导致牙齿出现色素沉着。

3. 处理方法 减少高色素食物的摄入，进食后及时漱口。每天早晚给宝宝刷牙，对于刷牙难以清洁到的部位，如牙缝，可借助牙线。如果色素沉着较严重，可到口腔医院进行专业的清洁，用抛光工具将附在牙齿表面的色素擦拭干净。

龋齿（俗称“蛀牙”）

1. 表现 龋齿的黑点是从牙齿里面透出来的，与牙体合二为一。龋齿的牙齿因受到龋致病菌腐蚀，质地变软，甚至在牙齿上出现缺损，形成龋洞。宝宝可能会出现怕酸、怕冰、怕甜等牙齿敏感症状，严重时还会疼痛。

2. 原因 乳牙的矿化程度比较低，抗酸力弱，即使宝宝未食用甜食，也可能因口腔卫生不佳，细菌分解食物产生酸性物质，侵蚀牙齿，形成龋洞，使牙齿看上去发黑。

3. 处理方法 家长应尽早带宝宝去口腔科就诊，治疗蛀牙。

牙釉质发育不全

1. 表现 牙釉质较软、易碎，牙齿表面不光滑，呈毛玻璃样白垩色、黄色、黑色。

2. 原因 钙、磷等营养物质摄入不足，或为某些疾病综合征的表现。

3. 处理方法 需要及时就医，根据医生建议进行相应治疗。

（宋燕燕）

五

呼吸消化侦探团

22. 宝宝胸口凸起，是长了什么吗

关键词

前胸骨骼畸形

宝宝的前胸骨骼不对称、有凹陷有凸起，是怎么回事呢？应该怎么办？

专家说

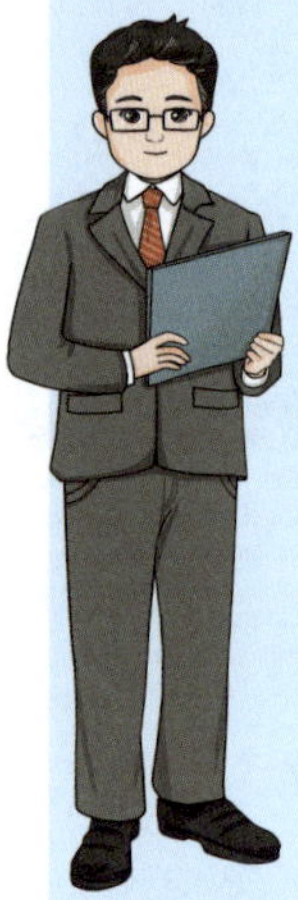

宝宝出现前胸骨骼不对称，或者胸骨前凸、两侧胸壁低平的情况，可能有以下几种原因。

先天因素

1. 先天性骨骼畸形 如先天性脊柱侧凸或肋骨畸形，会导致两侧胸骨发育不平衡，出现一高一低。单侧鸡胸也是一种先天性胸廓畸形，表现为一侧胸廓肋骨的隆起，有时可伴有对侧胸廓肋骨凹陷，而胸骨向前突出的畸形反而不明显。

2. 先天性脏器异常 一些患有先天性心脏病的孩子、一侧肺部发育不良的孩子，容易出现双侧胸骨不对称的情况。

后天因素

1. 营养不良 儿童缺钙、磷或维生素 D 会引发佝偻病，出现鸡胸症状，如果胸骨发育存在不对称的情况，很可能是单侧鸡胸。

2. 不良姿势 长期保持不良姿势可能导致骨骼畸形，进而影响胸骨对称性。

3. 外伤 如肋骨骨折等外伤，也可能导致胸骨出现凹陷或凸起。

处理建议

1. 及时就医检查 建议尽快带宝宝前往医院的保健科、心胸外科就诊，医生会通过查体、血液、X 线片等检查，明确具体病因。

2. 补充营养 如果是营养不良引起的（如缺钙或维生素 D），需要在医生指导下给宝宝补充钙剂和维生素 D，同时调整饮食，多饮奶制品。

3. 物理治疗 对于一些轻度的骨骼畸形，如轻度鸡胸，可以通过增强扩胸锻炼等方式进行矫正。在日常生活中，注意让宝宝保持正确的坐立行走姿势，避免不良姿势对骨骼的影响。

4. 手术治疗 如果宝宝的胸骨凹陷或凸起情况严重，对心肺功能及心理健康造成不利影响，则需要考虑器具矫止或手术治疗。

5. 定期随访观察 在治疗过程中，要定期带宝宝到医院复查，观察病情变化和治疗效果，根据医生的建议调整治疗方案。

（宋燕燕）

23. 宝宝肚子圆鼓鼓的，是**消化不良**吗

关键词

消化　腹胀

宝宝的肚子经常圆鼓鼓的，是不是胀气或者消化不好？要不要吃益生菌呢？

专家说

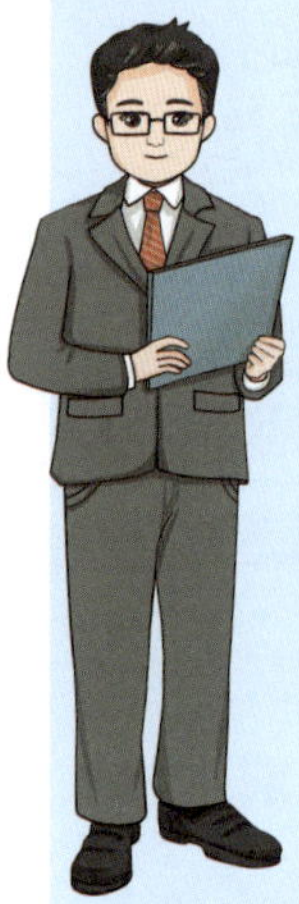

生理原因

1. 腹壁肌肉未发育成熟　宝宝的腹壁肌肉尚未发育完善，腹肌力量不足以承担脏器重量，加上吃奶后胃部的充盈，因而腹部会比较突出，所以宝宝的肚子看起来鼓鼓的。这是正常的生理现象，通常不需要特殊处理。

2. 腹式呼吸为主　宝宝主要是用腹式呼吸，所以肚子会上下起伏，这样一来就显得圆鼓鼓的。随着宝宝的发育，他们会从腹式呼吸转变成胸式呼吸，到那时“小肚子”就不再鼓鼓的了。

消化问题

1. 消化不良　婴儿消化系统尚未成熟，如果进食过多或食物不易消化，就可能导致腹部胀气。此时，宝宝可能会出现食欲减退、腹胀、呕吐、腹泻等症状。可以调整饮食，避免过量喂食，选择易消化的食物，也可以吃益生菌。

2. 乳糖不耐受 宝宝乳糖不耐受时，喝含有乳糖的奶后会出现胀气，此时，可按照医生建议，使用乳糖酶或喝不含乳糖的奶粉。

其他疾病

1. 先天性疾病 如先天性巨结肠等，肠道功能异常、肠蠕动减少，引起腹胀。

2. 腹部肿物 如果宝宝肚子一直圆鼓鼓的，伴有腹痛、腹胀等，需要检查腹部彩超等。

健康加油站

护理建议

1. 正确喂养 喂奶时要确保宝宝含住整个乳晕或奶嘴，避免衔乳不当而吞咽过多空气。喂奶后及时拍嗝。吃奶后1小时可顺时针按摩宝宝腹部做排气操，促进气体排出。宝宝的饮食应清淡、质软、新鲜，避免过度喂养。

2. 腹部保暖 注意宝宝腹部的保暖，避免腹部着凉影响胃肠蠕动，导致气体滞留。

3. 观察症状 如果宝宝肚子圆鼓鼓的情况持续存在，并伴有其他异常症状，如呕吐、腹泻、哭闹不止、摸到包块等，应及时就医检查。

（宋燕燕）

24. 为什么宝宝有时候 呼吸很急促

关键词：呼吸频率　呼吸急促

一次呼吸包括吸气与呼气，新生儿呼吸频率为 40~60 次 / 分，随着宝宝成长，呼吸频率会慢慢下降，儿童为 20~30 次 / 分，成人约为 15 次 / 分。

专家说

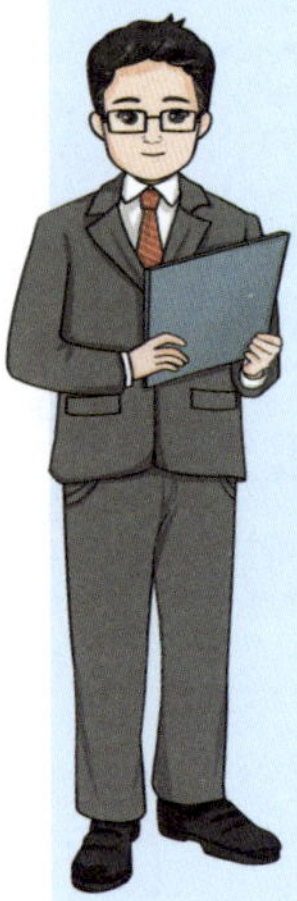

宝宝有时候呼吸急促，可能是由以下几种原因引起的。

生理性原因

1. 呼吸节律不规整　新生儿（出生至 28 天内的婴儿）的呼吸中枢尚未完全发育成熟，呼吸节律可能不规整，停几秒又开始快速呼吸几秒。这种情况下，宝宝的呼吸急促通常是短暂的，且没有其他伴随症状。

2. 情绪或活动影响　当宝宝饥饿、情绪激动或者活动量大时，也会出现呼吸急促的情况。这种呼吸急促是正常的生理反应，随着宝宝情绪的平静或活动的减少，呼吸会逐渐恢复正常。

病理性原因

1. 呼吸道感染 如肺炎、感冒鼻塞等，会导致呼吸道分泌物增多，气道狭窄，从而引起呼吸急促。宝宝可能会伴有发热、咳嗽、咳痰等症状。

2. 先天性疾病 早产儿肺部发育不全、先天性心脏病等。

有以下表现则为异常

1. 呼吸频率过快 2 月龄内的小婴儿，超过 60 次 / 分。2 个月至 1 周岁前的儿童，超过 50 次 / 分。1~4 岁的儿童，超过 40 次 / 分。5~8 岁的儿童，超过 30 次 / 分。

2. 呼吸费力 在休息的情况下，宝宝的呼吸应平顺、有规则，并且有一定的深度。如果宝宝出现呼吸费力的表现，如肋骨下缘与腹部交接处凹陷、胸骨上方与颈部交接处凹陷。

就医建议

如果宝宝只是暂时性呼吸急促，比如刚入睡时、喝奶前后，则是正常的生理现象。如果伴有发热、咳嗽、口唇发绀、鼻翼扇动、精神萎靡或烦躁等，则需要立即就医。

（宋燕燕）

25. 为什么宝宝的**肚脐**有时会**明显凸出**

关键词

肚脐　脐疝

宝宝肚脐的地方经常凸起，是异常吗？需要处理吗？

专家说

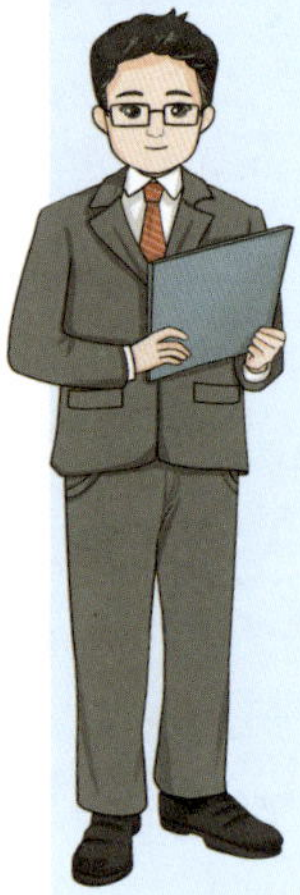

宝宝肚脐凸起来，通常有以下几种原因。

脐疝

1. 原因　这是最常见的原因。宝宝出生时脐部腹壁肌肉发育未完善，脐环未完全闭合，当腹腔压力增高时，如宝宝哭闹、咳嗽、便秘等，腹腔内容物便会通过脐环突出形成脐疝，导致肚脐凸起。而当宝宝安静平卧，腹压降低时，疝内容物可回纳，肚脐就不会凸起。

2. 特点　脐疝的凸起部分通常质地较软，且在宝宝哭闹、用力时明显，在安静状态下可缩小或消失。一般情况下，脐疝在 2 岁内有自愈的可能，家长可先观察，同时注意减少宝宝长期处于高腹压状态，如避免其长时间哭闹、及时治疗咳嗽和便秘等。

脐部其他疾病

1. 脐炎　脐炎是脐周围感染、化脓，是消毒护理不当、不注意卫生所致。表现为肚脐周围组织发红、肿胀、渗液，严重可出现发热、剧烈疼痛、感染扩大。需要局部彻底清洁、消毒，外用抗生素等治疗。

2. 脐茸 脐茸是小儿脐部的一种先天性病变，由卵黄管退化时残留于脐部的肠黏膜异常增生所致。通常在婴儿脐带脱落后出现，表现为脐部的樱红色、表面光滑湿润的息肉样增生物，大小不一，小者如米粒，大者直径可超过 5 厘米。脐茸可能会分泌少量无色、无臭的黏液。脐茸患儿需到外科就诊，根据大小选择电灼治疗或手术切除。

3. 脐息肉 脐息肉主要是由残留的肠黏膜引起，多以局部息肉状外观为主，通常颜色比较鲜红，质地柔软。肠息肉有时会出现黏液、浆液和少许粪便等，需要加强护理和积极治疗。

脐部护理注意事项

宝宝的脐带残端在出生后 1~2 周自然脱落。平时脐部需要保持清洁干燥，防止尿液或粪便污染。脐部无红肿感染的情况下，可以洗澡，洗澡后应擦拭干水分，保持干燥。每日用复合碘消毒棉签擦拭 1 次，从脐窝中心由内到外，螺旋擦拭。需要轻提脐带残端，以彻底擦拭消毒脐带根部和脐窝。

（宋燕燕）

26. 宝宝出生后腿不直有问题吗

关键词

宝宝腿弯曲 『O型腿』 佝偻病

宝宝出生后发现腿很弯，有没有问题呢？

正常情况下，宝宝都会经历：“O 型腿”→正常腿型→“X 型腿”→正常腿型的过程。1 岁半以前宝宝的腿通常都是弯的，最常见的原因是生理性弯曲。

专家说

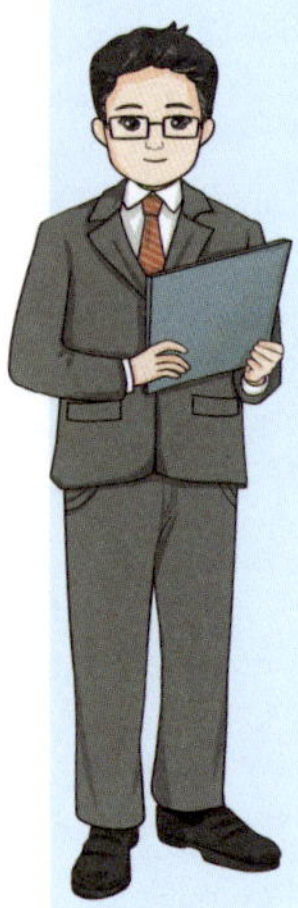

宝宝出生时腿很弯的原因

1. 胎儿时期姿势影响 宝宝在母体内空间有限，通常处于蜷缩状态，双腿自然弯曲。出生后，这种姿势会延续一段时间，表现为小腿弯曲，甚至全腿弯曲、脚部内翻或外翻。

2. 骨骼发育特点 新生儿骨骼中的软骨尚未完全钙化，骨质柔软且可塑性强，骨骼容易呈现弯曲状态。

3. 生长发育规律 大多数新生儿出生时腿部呈“O 型”，1 岁半以前的婴儿期腿形多为“O 型腿”，随着生长发育，腿部会逐渐变直。

病理性表现

如果宝宝的腿弯曲程度较严重，或者伴随其他异常表现，可能是病理性“O 型腿”或“X 型腿”、下肢畸形，需要关注以下几点。

1. 伴随其他发育异常 如果宝宝有其他发育异常，如身材矮小、头面部畸形或家族中有骨骼畸形史，可能需要进一步检查明确病因。

2. 伴随症状 如果宝宝出现生长发育迟缓、烦躁难安抚、多汗、易惊等症状，可能是维生素 D 缺乏引起的佝偻病。

3. 运动异常 生理性腿部弯曲时，腿部活动正常、无异常姿势、腿部运动协调有力。如果宝宝随着年龄的增长，腿部弯曲无改善，且出现异常的腿部姿势或活动受限，比如 4 月龄学翻身时腿部活动不协调，双腿长度、粗细不一致，则提示可能为疾病因素。

（高建慧）

27. 为什么宝宝脚底 没有足弓

宝宝脚平平的、没有明显足弓，通常是正常的生理现象。

关键词

扁平足　足弓

专家说

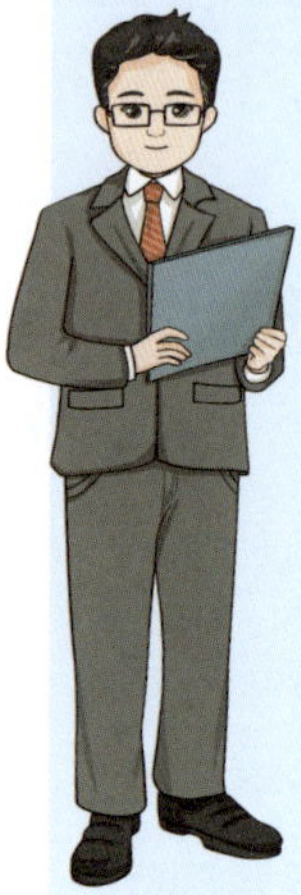

宝宝出生时，足弓尚未完全形成，足部骨骼多为软骨，且足底脂肪较厚，导致脚掌看起来比较平。在3岁以前，大多数儿童的足弓都不明显，呈现“生理性平足”。随着年龄增长，足底脂肪逐渐减少，足弓会逐渐显现。

足弓发育规律

1. 0~3岁　足弓因足底脂肪较多，骨骼尚未完全骨化，大部分呈现平足外观。

2. 4~10岁　足弓开始快速发育，5~6岁是足弓发育的关键时期，9~10岁足弓形态基本形成。

3. 10岁以后　足弓逐渐稳定，到12~13岁（女生）或15岁（男生）足弓发育成熟。

扁平足又被称作“平板脚”“平足”“扁平外翻足”等。主要是由于足底内侧足弓弯曲弧度变小，在直立姿势下，足弓下降甚至消失，足部呈鸭掌样的一种现象。从遗传学角度讲，父母患有扁平足，宝宝遗传扁平足的概率非常高。

扁平足患儿走路姿势异常，久站、走远路易脚痛，长期会导致腰痛、膝盖痛、脊柱侧凸。

健康加油站

预防扁平足的注意事项

1. 适当运动 运动可刺激足部骨骼、韧带，促进足弓发育。不穿厚底鞋。避免体重增长过快、肥胖，不长期负重行走，以防足弓压力过大。

2. 就医及治疗 4 岁以后，如果孩子跑不快、易摔倒，足部疼痛，7 岁以后仍足部扁平，就需要到门诊就诊。可通过跟腱牵伸、矫形支具和矫形鞋垫进行治疗矫正。

（高建慧）

关键词

阴囊 鞘膜积液 疝气

28. 为什么宝宝 阴囊一侧会变大

宝宝两侧阴囊不一样大，有时一侧大，是怎么回事呢？

专家说

宝宝阴囊一侧变大可能有多种原因，以下是一些常见的情况。

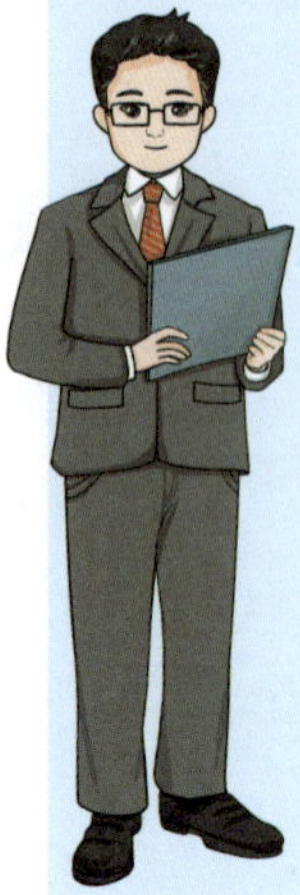

鞘膜积液

这是常见的原因之一。正常情况下，宝宝出生后腹腔与阴囊之间的鞘状突应闭合，若未闭合，腹腔内的液体可能会流入阴囊，导致阴囊肿大。鞘膜积液通常无疼痛，外观呈卵圆形或梨形，触之有弹性。大多数情况下，1 岁以内的宝宝有自行吸收的可能，若超过 1 岁仍未吸收，可能需要手术治疗。

腹股沟斜疝

腹股沟斜疝是腹腔内的肠管或网膜通过未闭合的鞘状突进入阴囊，导致阴囊肿大。这种情况下，宝宝在哭闹、用力排便或活动后，阴囊肿大更为明显，而在平卧休息时，肿大可能会减轻或消失。腹股沟斜疝一般不会自愈，通常需要手术治疗。

睾丸扭转

睾丸扭转是指睾丸和精索发生扭转，导致睾丸的血液循环受阻，引发阴囊迅速肿大，通常伴有剧烈疼痛。好发于 1 月龄内的宝宝以及青春期前后的青少年。这是一种紧急情况，需要尽快就医，通常需要在发病 6 小时内进行手术复位，以避免睾丸坏死。

隐睾

隐睾是指睾丸未能下降到阴囊内，导致一侧阴囊看起来较小或空虚。这种情况下，阴囊一侧可能看起来较小，而另一侧正常或较大。未下降至阴囊的睾丸停留在腹腔或腹股沟，这些位置不利于睾丸的发育。因此，若阴囊未触及睾丸，则需要及时就诊。

其他原因

其他可能原因包括睾丸肿瘤、外伤、阴囊皮炎等。这些情况相对少见，但同样需要医生的专业评估。

如果发现宝宝阴囊一侧变大，建议尽快带宝宝到医院就诊，进行详细的检查（如超声检查）以明确病因，并根据医生的建议进行相应的治疗。

（高建慧）

关键词

歪头 斜颈

29. 为什么宝宝经常 头偏向一边

宝宝的头总歪向一侧，很可爱，但如果长期歪向一边，可能导致日后斜颈、斜视等，需要引起家长的警惕。

专家说

宝宝颈部经常偏向一边可能有多种原因，以下是一些常见的解释和建议。

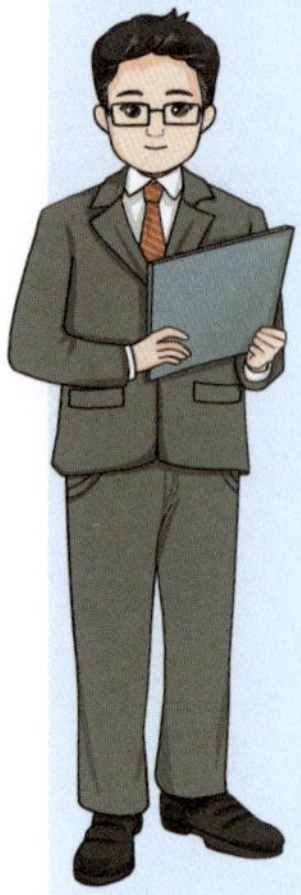

生理性原因

1. 睡姿习惯 如果宝宝长时间保持同一睡姿，可能导致颈部肌肉习惯性偏向一侧。

2. 哺乳姿势 若总是用同一侧哺乳，宝宝可能会习惯性地将头偏向该侧。

3. 环境因素 如果床头某一侧有明显的刺激源（如灯光、声音），宝宝可能会倾向于将头转向这一侧。

病理性原因

1. 肌性斜颈 这是最常见的原因，通常是一侧胸锁乳突肌发育异常或挛缩导致。宝宝的头会偏向患侧，而面部转向健侧。

2. 骨性斜颈 可能是由颈椎发育异常引起的，需要通过影像学检查来明确。

3. 眼性斜颈 如果宝宝存在视力问题（如斜视、眼睑下垂），可能会通过歪头来改善视觉效果。

4. 耳性斜颈 听力问题也可能导致宝宝歪头。

健康加油站

宝宝脖子经常偏向一边的处理建议

1. 调整睡姿、抱姿 定期改变宝宝的睡姿，避免长时间偏向一侧。日常抱宝宝和宝宝互动时，引导宝宝主动看向另一侧。

2. 改善哺乳姿势 哺乳时尽量两侧轮流进行。

3. 颈部按摩 可以在医生的指导下进行颈部按摩和拉伸。

4. 医学评估 如果怀疑是病理性斜颈或日常矫正后斜颈无改善，建议及时就医，进行颈部超声或其他检查。如果宝宝颈部偏向一边的情况持续存在，或者伴有其他异常表现（如颈部肿块、活动受限等），建议尽快就医，明确病因并进行针对性治疗。

（高建慧）

关键词

臀纹 腿纹 不对称

30. 宝宝臀纹或腿纹不对称是什么问题

带宝宝去做保健，医生会说宝宝腿纹或臀纹不对称，建议做超声检查，这么小的宝宝可以做超声检查吗？如果有问题，后果严重吗？

专家说

保健医生检查宝宝下肢，发现宝宝腿纹或臀纹不对称，通常有以下原因。

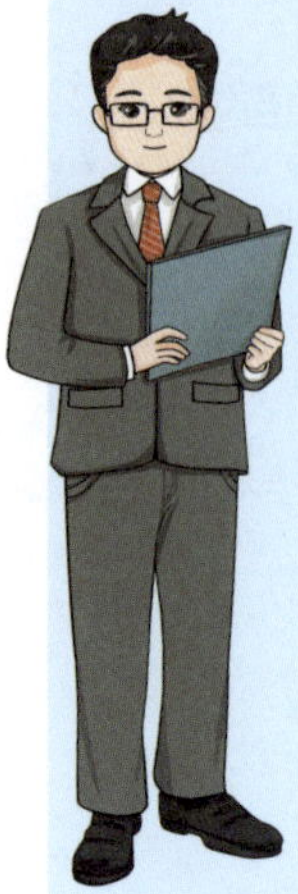

发育差异

1. 原因 宝宝在发育过程中，两侧腿部的肌肉、脂肪或骨骼发育可能不完全一致，导致腿纹不对称。

2. 表现 通常这种不对称是轻微的，且随着时间推移可能会逐渐改善。

3. 解决方法 一般不需要特殊处理，随着宝宝的生长发育，这种不对称可能会自然消失。

姿势问题

1. 原因 宝宝睡觉喜欢长期偏向一侧，可能导致腿部受力不均，进而出现腿纹不对称。

2. 表现 腿纹不对称可能在宝宝改变姿势后有所改善。

3. 解决方法 调整宝宝的姿势，避免长时间保持同侧睡眠。例如，鼓励宝宝多翻身、多活动下肢。

髋关节发育不良

1. 原因 髋关节发育不良或脱位可能导致腿纹不对称。这种情况通常与先天性因素或发育过程中的异常有关。

2. 表现 除了腿纹不对称，宝宝可能还伴有以下症状，一侧腿部活动受限或力量较弱；一侧髋关节发出“咔嗒”声；行走时出现跛行或步态异常（较大宝宝）。

3. 解决方法 如果怀疑髋关节发育不良，建议尽快带宝宝到医院进行检查。医生通常会通过超声检查或X线片来确诊（超声检查无辐射，是安全有效的检查手段，不会对宝宝造成损伤。X线片的辐射剂量通常很低，医生会根据病情需要开具检查），并根据情况采取相应的治疗措施（如使用髋关节支架或进行手术）。

其他因素

1. 原因 如先天性骨骼或肌肉异常、神经肌肉疾病等。

2. 表现 可能伴随其他异常表现，如肢体疼痛、肌肉张力异常、关节活动受限等。

3. 解决方法 需要专业医生进行全面评估和诊断。如果宝宝腿纹或臀纹不对称的情况持续存在，或者伴随其他异常表现（如活动受限、疼痛、跛行等），建议尽快咨询保健或骨科医生，进行检查，以排除潜在的健康问题。早期发现和干预可以有效改善预后。

（高建慧）

第二章

1~2 岁：幼儿体检与呵护

一

体检要点细探寻

1. 孩子有**语言发育迟缓**的问题吗

关键词

语言发育迟缓 发音不清 理解能力

语言是人类沟通的重要工具，也是儿童认知发展的重要组成部分。早期发现和干预对于改善宝宝的语言发育问题至关重要，以下是一些判断宝宝是否存在语言发育问题或落后的重要特征。

专家说

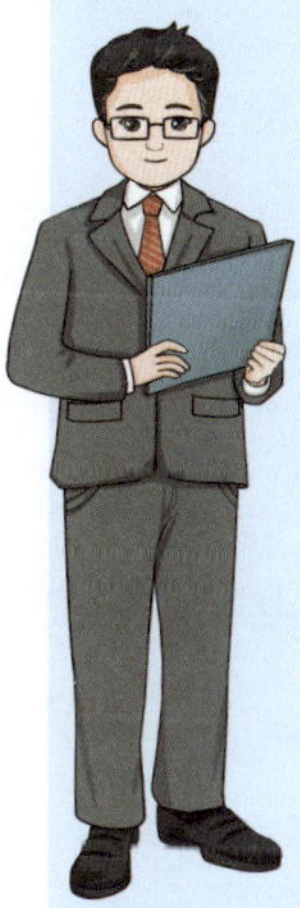

儿童的语言发育按照一定的时间表和规律进行，家长需要密切关注孩子的语言发育情况。如果出现下列情况，宝宝可能存在语言发育问题或语言发育迟缓，需要及时到专业医疗机构进行全面评估，包括听力检查、语言能力测试、神经心理发育评估等，以便尽早干预。

言语表达滞后

如果宝宝到了 2 岁，词汇量依然很少，甚至只能说出一两个词，且长时间没有明显增长，这可能意味着语言发育存在问题。例如，同龄的孩子已经能用简单的词汇表达自己的需求，像“要糖”“抱抱”，但自家宝宝却还停留在只会叫“爸爸”“妈妈”的阶段，家长就应该引起重视。

交流互动困难

语言不仅是说话，还包括与他人交流的能力。正常情况下，宝宝在 1 岁左右会模仿大人的语调和表情进行交流，1 岁半到 2 岁能理解简单的交流互动，如“把球给我”“过来”。如果宝宝到了这个年龄，对家长的指令毫无反应，或者在与人交流时眼神回避、表情呆滞，很少有互动行为，这可能是语言发育迟缓的信号。

发音不清且无改善

宝宝在学说话的过程中，发音不准确是很常见的现象，但随着年龄的增长，发音应该逐渐变得清晰。如果宝宝到了 3 岁，发音含糊不清，把“苹果”说成“波波”，“哥哥”说成“的的”，并且长时间没有改善，这也提示宝宝存在语言发育问题。

理解能力差

语言理解是语言发育的重要组成部分。2 岁的宝宝通常能理解简单的故事情节，知道一些常见物品的用途，如知道“杯子是用来喝水的”。如果宝宝到了这个年龄，无法理解物品的基本用途、难以遵循基本的口头指示，这也提示宝宝语言发育迟缓。

（刘军廷）

2. 为什么孩子看起来小但**生长发育**正常

关键词：生长发育　个体差异　生长曲线

在育儿过程中，很多家长会因为宝宝的身高、体重不如其他孩子而感到焦虑。但有时候，宝宝看起来比同龄孩子小，医生仍认为其生长发育正常。评价宝宝生长发育水平，要根据遗传和环境因素，并参照标准综合评判。

专家说

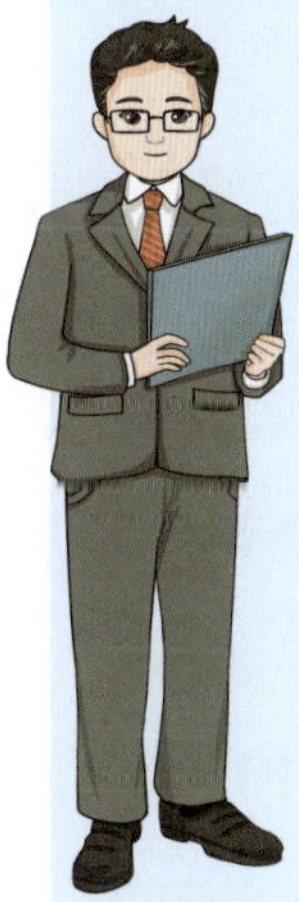

生长发育受多因素影响

宝宝的生长发育是一个复杂的过程，受到多种因素的影响，包括遗传、营养、环境、睡眠等。每个宝宝都是独一无二的，他们的生长速度和模式也会有所不同。生长曲线是评估宝宝生长发育的重要工具，它通过记录宝宝的身高、体重等数据，并与同龄同性别儿童的标准数据进行对比，来判断宝宝的生长是否在正常范围内。只要宝宝的生长数据在生长曲线的正常区间内，即使与同龄孩子相比偏小，也属于正常现象。

综合评估生长发育指标

生长发育指标是衡量宝宝健康状况的重要依据。除了身高和体重，还包括头围、胸围等。综合评估这些指标能更全面地反映宝宝的生长发育情况。例如，一个宝宝的身高可能稍矮，但他的头围和胸围发育良好，且智力发育正常，那么医生会认为其生长发育是正常的。

个体差异是宝宝生长发育中一个不可忽视的因素。有些宝宝从出生就比较瘦小，但这并不一定意味着他们不健康。只要宝宝的生长发育指标在正常范围内，且没有其他异常症状，家长就不需要过于担心。

健康加油站

促进宝宝健康成长小贴士

宝宝的生长发育是一个渐进的过程，家长需要保持耐心和信心。以下是一些有助于宝宝健康成长的小贴士。

1. 合理营养 保证宝宝摄入均衡的营养，包括碳水化合物、蛋白质、脂肪、维生素和矿物质等。多样化的饮食可以满足宝宝身体发育的需求。

2. 充足睡眠 睡眠对宝宝的生长发育至关重要。确保宝宝每天有足够的睡眠时间，并保持良好的睡眠质量。

3. 适当运动 鼓励宝宝进行适当的运动，如爬行、走路等。运动可以促进宝宝的骨骼和肌肉发育，增强体质。

4. 定期体检 定期带宝宝进行体检，及时了解宝宝的生长发育情况。医生可以根据宝宝的具体情况，给出专业的建议和指导。

5. 心理关怀 给予宝宝充分的爱和关怀，营造一个温馨、和谐的家庭环境。良好的心理状态对宝宝的生长发育同样重要。家长要相信宝宝的潜力，给予他们足够的支持和关爱，让他们在健康的环境中茁壮成长。

（刘军廷）

关键词

孤独症谱系障碍 检查

3. 担心孩子患**孤独症**，该做哪些检查

孤独症（又称“自闭症”）是一种神经发育障碍，核心症状包括社会交往障碍、沟通能力受损，以及存在刻板、重复行为。发病原因目前在医学上还没有完全明确，治疗以行为干预和教育干预为主，药物干预为辅。通过早发现、早干预，孤独症儿童的症状可以在一定程度上得到改善，帮助他们更好地融入社会。

专家说

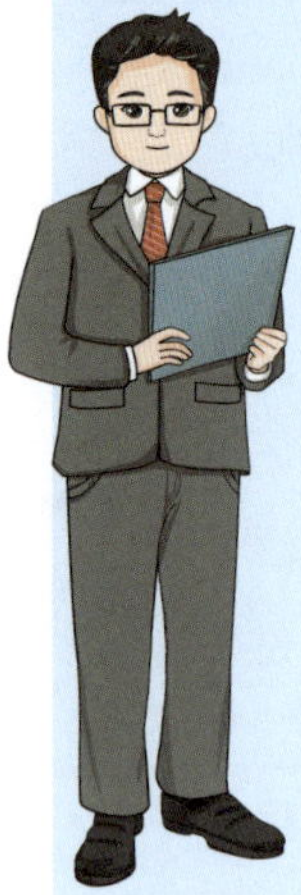

初筛通常在社区卫生服务中心或乡镇卫生院，结合基本公共服务儿童体检项目进行。这些机构会使用一些简单的筛查工具，适用于0~3岁的婴幼儿。如果初筛结果呈阳性，建议转诊至上级医疗机构进行复筛。

复筛机构会使用更详细的筛查量表，如幼儿孤独症筛查量表（CHAT-23）或克氏孤独症行为量表（CABS），这些量表适用于2~15岁的儿童。这些量表可以帮助进一步识别可疑的孤独症谱系障碍儿童。复筛阳性者将被转介至具有诊断能力和资质的医疗机构进行确诊。

确诊过程经历的步骤

1. 病史询问 详细了解儿童的生长发育史，重点询问社交沟通、言语、认知能力、运动等方面的发育情况，以及现病史、既往史、父母孕育史和家族史等。

2. 行为观察 在特定环境和活动中，观察儿童的社会交往、语言和非语言交流、对人的反应、对环境与玩具的反应、目光对视、注意状态、自发言语表达和特殊言语表现、情绪调节、特殊行为和兴趣、躯体活动和运动协调等方面的行为表现。

3. 体格检查与神经系统检查 测量头围、身高、体重，观察面部特征及全身皮肤，检查有无先天畸形、视听觉障碍，以及神经系统有无阳性体征等。

4. 量表测评 使用儿童孤独症评定量表（CARS）等进行测评。CARS 量表共 15 个项目，每个项目 4 级评分。评估总分 <30 分为非孤独症，≥ 30 分为孤独症。

5. 辅助检查 根据需要选择必要的辅助检查，如电生理检查（脑电图、诱发电位）、影像学检查（头颅 CT 或磁共振）、遗传学检查（染色体核型分析和基因检测）以及代谢病筛查等，以排除其他潜在疾病或寻找相关致病因素。

（李 涛）

关键词

腹痛 超声检查

4. 孩子**腹痛**需要做**超声检查**吗

腹痛是孩子成长过程中常见的症状之一，可能由饮食不当、感染、消化问题或其他疾病引起。

专家说

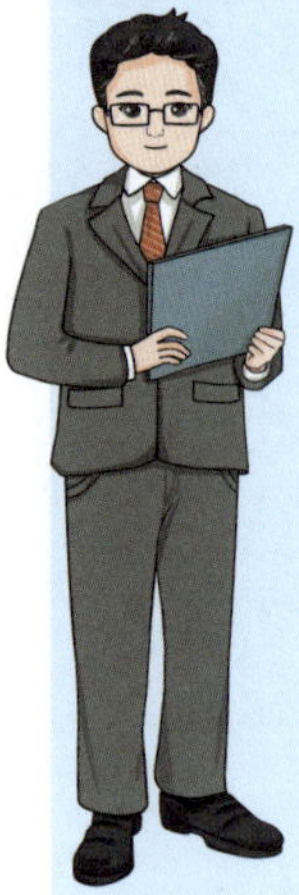

孩子腹痛的常见原因

1. 饮食不当　如吃得过多、过冷或食用不洁食物，可能引起轻微腹痛。

2. 便秘　大便干硬、排便困难也可能导致腹痛。

3. 肠胃炎　多由病毒或细菌感染引起，常伴有腹泻、呕吐和发热。

4. 肠套叠　多见于婴幼儿，表现为阵发性剧烈腹痛，可能伴有果酱样大便。

5. 阑尾炎　疼痛多从肚脐周围开始，逐渐转移到右下腹，常伴有发热和呕吐。婴幼儿阑尾炎相对少见。

超声检查适用情况

超声检查是一种安全、无创、有效的检查方法。通过超声波成像观察腹部器官的情况，从而可以帮助医生明确病因，如排查肠套叠、阑尾炎等急腹症，或者排除严重问题，如肿瘤、囊肿或其他器质性病变。并不是所有肚子痛的孩子都需要做超声检查，当孩子疼痛剧烈或持续不缓解，如哭闹不止、无法正常活动；伴随发热、呕吐、腹泻、血便等情况，或者体检发现腹部压痛、包块或腹胀明显时，医生一般会结合病史开具超声检查。

孩子腹痛，家长的应对措施

当孩子腹痛时，家长可以记录疼痛的部位、程度、持续时间以及是否伴有其他症状，如由饮食不当引起的轻微疼痛，可适当调整饮食，观察是否缓解。如果疼痛剧烈、持续不缓解或伴有其他异常症状，应及时带孩子去医院就诊。根据医生的建议，进行必要的检查，如超声检查，以明确病因。

（刘军廷）

二

营养体格共护航

5. 孩子**大便多**、**偏稀**、**有泡沫**是什么原因

关键词：大便稀　泡沫

宝宝 1 岁后开始逐渐尝试家庭食物，但是大便还是很稀，有时候还有泡沫，家长会给宝宝服用益生菌或调理脾胃的药物，不过效果不太明显。

专家说

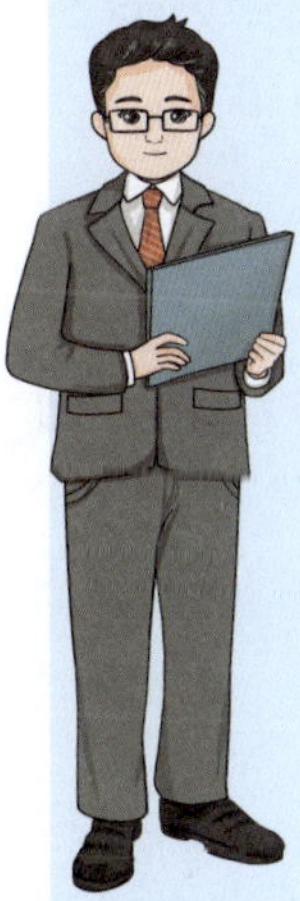

大便主要由水、未消化的食物残渣、食物纤维，以及消化道脱落的上皮细胞、消化道分泌物等组成。大便的颜色、量、软硬度、外形、气味等可能体现儿童的部分健康状况。正常情况下，幼儿的大便成分基本与成人相似，即约 75% 为水，25% 为固体成分。每天排便 1~2 次，部分正常儿童排便次数频率从每天数次到每周 3 次不等。

短期大便异常需排查腹泻

如果儿童短期内大便次数明显超过平日习惯频率，大便性状很稀或水样便，需要排除消化不良或感染引起的腹泻。如果儿童大便一直很稀，甚至有泡沫，可能与以下因素相关。

功能性腹泻特点与应对

功能性腹泻是指持续或反复出现排稀便或水样便，但不伴有腹痛或腹部不适症状的综合征。这类儿童往

往不伴有生长迟缓。饮食因素是功能性腹泻的主要发病原因，多和摄入含山梨醇多的水果或饮料有关。山梨醇天然存在于某些水果中，如苹果、杏、枣、桃子、李子和无花果。功能性腹泻需要与肠道器质性疾病引起的腹泻相鉴别，如果确诊功能性腹泻，儿童需要减少或停止摄入含山梨醇的果汁或水果，还可以服用益生菌作为辅助治疗手段，以帮助调节肠道菌群及恢复肠道微生态平衡，改善功能性腹泻的症状。

乳糖不耐受会导致腹泻

食物不耐受也会出现腹胀、腹泻、腹痛等症状，其中常见的是乳糖不耐受。乳糖不耐受是由于肠道缺乏乳糖酶，无法将乳品中的乳糖分解为葡萄糖和半乳糖，未经消化的乳糖进入结肠，结肠的细菌分解代谢乳糖，引起发酵，产生乳酸、丙酸等有机酸以及氢气、甲烷和二氧化碳等混合气体，刺激肠道产生腹泻。对于乳糖不耐受的儿童，建议限制含乳糖食物（如乳制品），补充乳糖酶，可以食用经过发酵的酸奶，长期补充益生菌可以改善乳糖不耐受症状。

食物过敏会导致腹泻

食物过敏也会出现拒食、呕吐、腹痛、慢性腹泻、胃肠道出血等症状，需要回避过敏食物并在医生指导下采用食物替代品。

（朱　玲）

6. 孩子肤色较黄是营养不良吗

关键词

肤色黄　高胡萝卜素血症

有的父母发现宝宝皮肤和别的孩子比起来发黄，怀疑缺乏某些营养素。

专家说

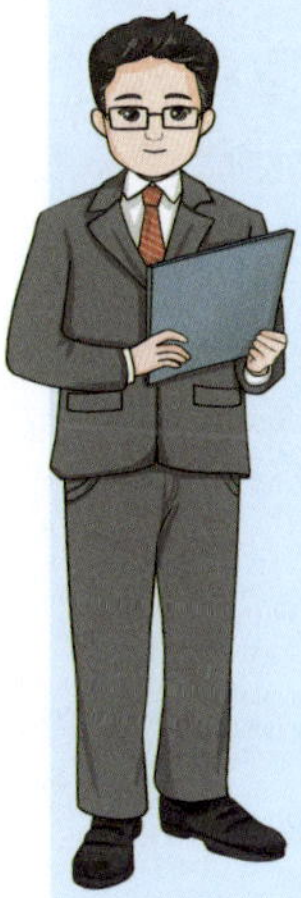

孩子肤色较黄可能与以下几个因素相关。

遗传

宝宝的肤色和遗传有一定关系，人类肤色遗传是由两对以上的基因控制的，孩子的皮肤颜色会“中和”父母的肤色。

高胡萝卜素血症

宝宝肤色黄和过量摄入胡萝卜素也有一定的关系，医学上称为高胡萝卜素血症。如果家长给孩子过多食用含有胡萝卜素的食物（如南瓜、胡萝卜、红心红薯、橘子、橙子、芒果等黄红色蔬菜水果），导致血液中胡萝卜素水平过高，胡萝卜素就可以沉积在皮肤的角质层，导致皮肤发黄。由于胡萝卜素由皮脂腺分泌，黄色容易出现在汗腺最丰富的皮肤部位，如鼻翼、手足掌心，特别是在电灯这样的人造光源下黄色更明显。一般情况下，减少富含胡萝卜素的食物摄入后，皮肤黄色会逐渐消退。

缺铁性贫血

铁缺乏和缺铁性贫血也会影响宝宝肤色。铁缺乏会影响血红蛋白的合成，进而造成缺铁性贫血，宝宝会出现皮肤逐渐苍白或发黄的情况，以口唇、指（趾）甲床及口腔黏膜苍白最明显。这些宝宝常有挑食、偏食的情况，摄入瘦肉等含铁丰富的食物较少，结合血清铁蛋白、血常规检查可以确诊铁缺乏和缺铁性贫血，需要在医生指导下规范治疗。

其他疾病

还有一些疾病会影响胡萝卜素的转化，导致血液中胡萝卜素水平增高，引起皮肤发黄。例如肝脏疾病、糖尿病、甲状腺功能减退、肠道寄生虫、肾病综合征等，需要到医疗机构排除以上疾病。

（朱　玲）

7. 为什么宝宝的**头发**一直**稀疏**，长得很慢

有的父母发现宝宝头发特别少，生长也不匀称，和别的孩子比起来长得很慢，梳头或洗头时脱发明显，想知道是否可以通过增加理发频率或补充营养素来改善发质。

专家说

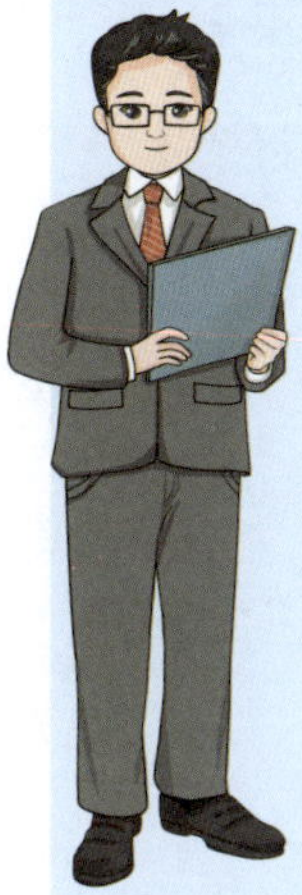

宝宝头发生长 90% 是由基因决定的，包括头发的多少、色泽、曲直都与遗传有关系。新生儿出生后，大部分胎毛会在 6 个月内脱落，然后逐渐被成熟的毛发代替，一直到 3 岁不断有不规则的脱发，这是正常的新陈代谢。每天脱发在 100 根以内属于生理性脱发，家长不用过度担心。

枕秃导致头发稀少

宝宝头发稀少最常见的是枕秃，多发生于宝宝枕部，呈片状或圈状头发稀疏或脱落，这与使用过硬的枕头、头部多汗、睡眠中摇头等有关，与钙、维生素 D 摄入不足没有确切的关系。

营养影响头发生长

当然，宝宝头发的生长还与营养有关。头发的末端是毛囊，人类毛囊的形成大约在妊娠第 3 个月开始，出生时人就有固定数量的毛囊，毛囊通过与人体的血液循环系统相连来获得营养。头皮异常可引起毛囊异常，如头皮皮脂腺过度分泌油脂、头皮的微循环灌注障碍等问题，都可能导致脱发。当宝宝出现蛋白质、铁、锌、维生素 A 等营养素缺乏时，会影响头皮和毛囊的营养供应，导致宝宝出现毛发生长缓慢或脱发的问题。

关键词

头发稀疏　脱发

疾病致头发生长异常

宝宝头发的生长还与疾病有关。例如因为炎症性疾病侵害毛囊或感染累及毛囊导致毛囊损伤而出现局限性脱发，常见的有毛囊自身免疫性疾病引起的斑秃、真菌感染引起的白癣等。还有一些宝宝是因为外胚层发育不良、毛干结构缺陷或其他遗传缺陷引起先天性弥漫性脱发，甲状腺功能减退、垂体功能减退也可使宝宝头发生长缓慢和稀疏。

如果家长发现宝宝有头发生长缓慢的问题，需要在医疗机构进行相关的检查以明确病因，不要盲目自行处理。

（朱　玲）

8. 孩子身高和体重落后同龄人是什么原因

体重是反映儿童生长与近期营养状况的重要指标，身长 / 身高受人种、遗传和环境的影响较为明显，受营养的短期影响不明显，但与长期营养状况有关。每个儿童都有自己的生长“轨道”，其生长水平、生长速度等都不完全相同，家长不要简单地将自己孩子的情况和其他儿童比较。

专家说

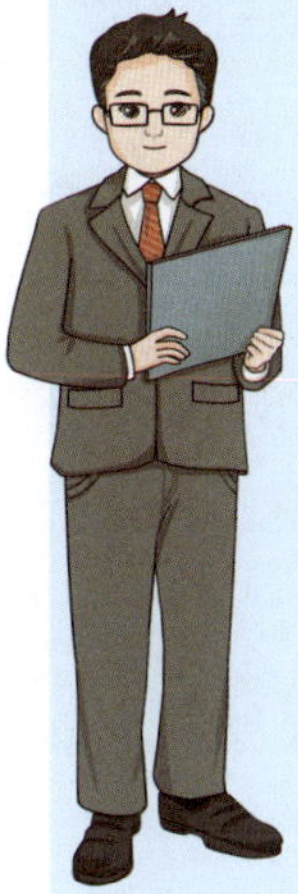

体重与身高

1. 体重　体重是人体各部分（包括器官、系统、体液等）的重量总和，是反映营养状况最常用的指标。儿童体重增长是非等速增长，0~1 岁是生后体重增长最快的时期，1~2 岁体重增加 2.5~3.0 千克，2 岁时体重约为出生时的 4 倍，2~3 岁体重增加 2.0 千克。

2. 身长 / 身高　身长 / 身高是头顶至足底的长度，1~2 岁的儿童可以仰卧位测量身长，3 岁以上儿童可以立位测量身高。生后第一年身长增长最快，1 周岁达 75 厘米，第二年身长增长速度减慢，平均增加约 12 厘米，2 岁后到青春期前生长速度趋于平稳，每年增长 6~7 厘米。

体格生长评价方法

儿童的体格生长受到遗传、营养、疾病、环境等多种因素影响，家长要想了解儿童体格发育情况怎么样，需要定期到医疗保健机构准确地测量体重和身长 / 身高，然后由医务人员进行客观的评价（生长水平、生长速度和匀称度）。目前常用的评价标准是 2006 年世界卫生组织儿童生长标准和 2005 年中国儿童生长标准。

生长水平与生长速度

1. 生长水平　生长水平是指将某名儿童在特定年龄时点所测得的体重或身长 / 身高，与标准值（参考值）比较，从而确定该儿童在同年龄同性别人群中所处的位置。具体而言，第 3 百分位以下为下等，第 3~25 百分位为中下等，第 25~75 百分位为中等，第 75~97 百分位为中上等，第 97 百分位以上为上等。

2. 生长速度 生长速度是指对体重或身长 / 身高进行定期连续测量所获得的该指标某一时间段中的增长值，生长速度过快或过缓都需要由医务人员进行相关检查。

正常儿童均有其独特的生长“轨道”，生长参照标准的均值或第 50 百分位并非儿童应达到的目标，家长切勿盲目攀比。对于 1~3 岁的幼儿，建议每 3~6 个月进行准确的体格测量和评价，了解儿童的生长水平和生长速度，发现生长异常及时就医，而不是随意给儿童服用“促进长高”的药物或保健品。

儿童期体格生长的一般规律

体格生长指标	婴儿期			幼儿期		学龄前期	学龄期	青春期	
	出生	3~4月龄	12月龄	2岁	2~3岁			男	女
体重/千克	3.2~3.3	2倍出生体重	3倍出生体重	4倍出生体重	2~3千克/年	2.0千克/年	2.0千克/年	4~5千克/年	
身长(高)/厘米	49~50	62~63	75~76	87~89	8~9厘米/年	6~8厘米/年	5~7厘米/年	共增长28厘米	共增长25厘米
头围/厘米	33~34	40~41	46~47	48~49	3~18岁：共增长约5厘米				

儿童体重、身长（高）估算公式

年龄	体重/千克	年龄	身长(高)/厘米
出生	3.25	出生	50
3~12月龄	[年龄(月)+9]÷2	1岁	75
1~6岁	年龄(岁)×2+8	2~6岁	年龄(岁)×7+75
7~12岁	[年龄(岁)×7-5]÷2	7~10岁	年龄(岁)×6+80

（朱　玲）

三

智力语言巧培育

9. 孩子1岁多不会说话怎么办

在宝宝成长的过程中，语言发展是一个备受家长关注的里程碑。儿童语言发展是指儿童在不同年龄阶段所达到的语言能力水平，包括理解语言和使用语言的能力。了解儿童的语言发展阶段，有助于家长判断孩子的语言发育情况是否在正常范围内。

专家说

正常语言发展进程

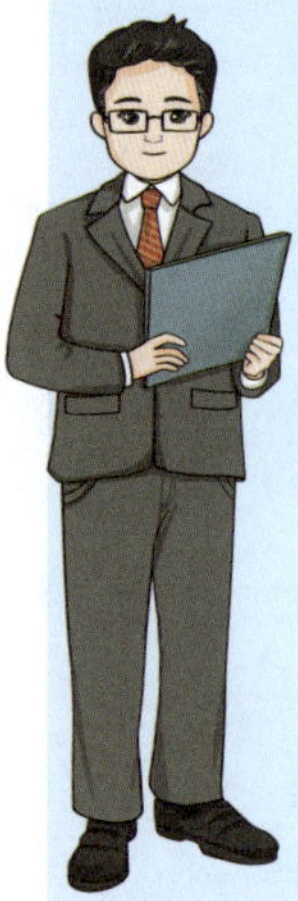

0~6 月龄婴儿主要通过哭声、笑声以及一些简单的咕咕声来表达自己的情绪和需求，开始对周围的声音产生反应，能区分熟悉和陌生的声音。7~12 月龄孩子开始咿呀学语，发出一连串无意义的音节，如“baba”“mama”等，能听懂一些简单的指令，如“拜拜”“拍手”等，并做出相应的动作。12~18 月龄多数孩子会说出第一个有意义的词语，通常是“爸爸”“妈妈”等家庭成员称呼或者是日常生活中常见的事物名称，如“狗狗”“车车”。18~24 月龄孩子的语言能力显著提升，开始将两个或多个词语组合在一起，形成简单的短语，同时对语言理解能力进一步增强。

孩子 1 岁多不说话的原因

1. 个体差异　儿童在语言发展速度上存在个体差异，有些孩子开口说话较早，而有些孩子则相对较晚。

2. 缺乏语言刺激　语言发展需要丰富的语言环境和足够的语言刺激。

3. 听力问题　听力是语言学习的基础，如果孩子存在听力障碍，无法正常接收外界的声音信号，就会影响其语言发展。

4. 口腔肌肉发育不完善　说话需要口腔、舌头、嘴唇等部位的肌肉协调运动。

5. 发育迟缓或其他疾病　少数情况下，1 岁多不会说话可能是由发育迟缓、孤独症谱系障碍等疾病引起。这些疾病除了影响语言发展，还可能伴有其他异常表现，如社交障碍、行为刻板、运动发育落后等。

孩子 1 岁多不会说话，并不一定意味着存在问题，但也需要家长给了足够的关注。通过营造良好的语言环境、增加亲子互动等方式，大多数孩子的语言能力会逐渐得到发展。如果对孩子的语言发展情况存在疑虑，建议及时咨询专科医生意见，以便早期发现问题并采取相应的措施。

（钟　燕）

10. 孩子说话总结结巴巴，是口吃吗

关键词

说话结巴　语言中断不连贯

口吃是一种说话结结巴巴、中断不连贯的说话异常的表现，主要在儿童期发病，症状包括重复、声音延长、卡顿等。口吃通常始于2~6 岁的儿童，虽然有一部分儿童有自愈的可能，但也有 25% 的学龄前儿童将延续到学龄期或成人，孩子成长过程中可能会遇到更多挫折，从而影响孩子的生活、学习等。

专家说

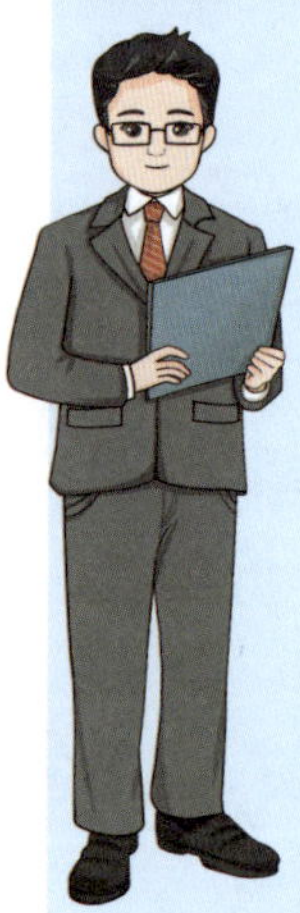

口吃的表现

说话时出现重复（如我我我想去玩）；延长（如我——想去玩）和卡顿（如我……我想去玩），还可能伴有四肢和 / 或面部肌肉的紧张及异常动作，在兴奋、紧张或焦虑的情况下，口吃现象会加重。

口吃的原因

1. 家族史　父母或其他家族长辈在幼儿期甚至成年后有口吃现象，孩子出现口吃的概率会增加。

2. 性别因素　男孩比女孩更容易发生口吃，男孩与女孩发生口吃的比例是 3 : 1 至 4 : 1。

3. 肌肉的协调性　有些孩子讲话时发声肌肉运动的先后次序不协调，也会影响语言的流畅性。

4. 环境和情绪压力 孩子受到严厉批评、惊吓或心理压力时，也可能出现短暂的结巴。

口吃的影响因素

孩子口吃是否持续存在与孩子出现口吃的年龄、口吃持续时间以及是否伴有其他原因导致的言语或语言发育障碍有关，一般来说孩子出现口吃的年龄越大，持续时间越久，那么他不经过干预摆脱口吃的概率会比较低。

孩子说话结结巴巴绝对不是他们故意而为之，家长可以陪伴孩子读绘本或讲故事营造轻松平等的亲子关系，用心倾听孩子说话，把注意力放在孩子说话的内容上，而不是说话的方式，在与孩子日常交流中言传身教，适当放慢语速，等孩子说完话后家长再回应。

（钟　燕）

关键词

舌系带　构音障碍

11. 孩子吐字不清是为什么

大舌头指的是舌体发育正常，但在发音时舌、唇、齿等发音器官配合不协调，导致某些字词发音不准确，听起来含糊不清。舌系带是我们张开口翘起舌头时在舌和口底之间的一薄条状组织，舌系带短是一种先天性发育异常，因为舌系带短而限制了舌头活动。

专家说

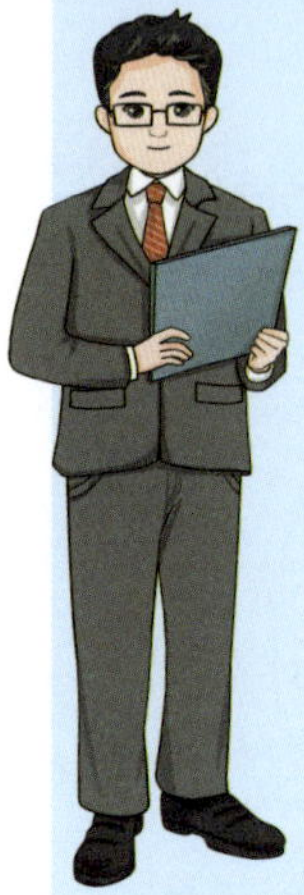

舌系带过短常常没有明显的临床症状，较严重的才会出现伸舌受限，部分患儿可能会有母乳喂养困难、创伤性溃疡（因过短的舌系带与两个下门牙摩擦发生溃疡）、错𬌗等。舌系带过短如果是轻度，几乎不会妨碍到语音的学习，如果太过严重，会影响到“r”的发音。但即使舌尖运动有些限制，很多时候还是可以通过活动下颌来代偿舌尖运动的不足。因此，单纯把舌系带剪掉并不会让小孩的发音变清晰。导致儿童说话不清楚的原因可分为以下几类。

功能性构音障碍（较常见）

找不到明确的构音障碍原因，构音器官无异常，排除听力问题，说话过程中发音位置、气流、方式、时间等错误导致语音不清，发音错误呈现固定化。

器质性构音障碍

由于构音器官形态异常而出现构音障碍，如先天性唇腭裂、先天性面瘫、齿列咬合异常、先天性腭咽闭合不全等。

运动障碍性构音障碍

这是一种由神经系统损伤引发的运动性言语障碍。发音器官肌肉无力、瘫痪，或肌张力异常、运动不协调等，均可导致发声、发音、共鸣、韵律等方面出现异常。该病症常见于脑外伤、脑卒中、脑瘫、重症肌无力等患者。

因此，如果孩子说话不清楚的情况持续存在，建议前往儿童保健科或儿童语言康复门诊进行全面评估，以明确原因并采取针对性的治疗或干预措施。

（钟　燕）

关键词
语言发育迟缓　语言表达

12. 2 岁多的孩子**无法表达想法**怎么办

儿童语言发展是指儿童从出生到成熟过程中，语言理解和表达能力发展的连续过程，包括从最初的哭声、咿呀发音到牙牙学语，再到说出第一次词，逐渐发展到使用简单句子和复杂语言的能力。

专家说

2 岁多的孩子能理解较为复杂的指令，对常见的颜色、形状、数字等概念具备一定认知和理解能力。听简单的故事时，能理解故事的大致情节和主要角色，知道故事中的人物在做什么，并且可以回答与故事相关的简单问题。在语言表达方面，可以说出完整的简单句，句子长度一般为 3~5 个词，能够用简单的语言描述刚刚发生的事情或者自己正在做的事情，会主动

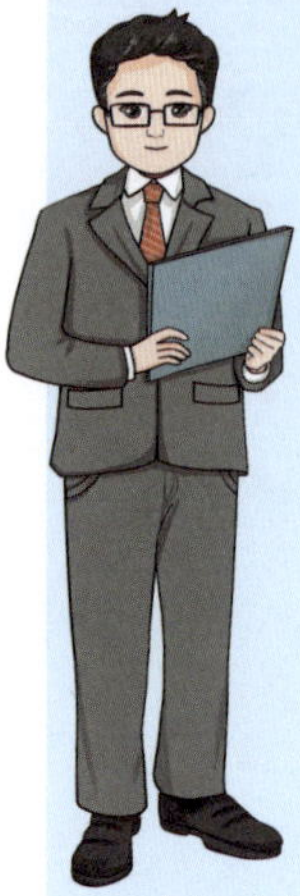

与他人交流，喜欢和家人、小伙伴聊天，提出问题。若孩子 2 岁多时仍无法表达自己的想法，不能与别人主动交流，且不能理解和回答简单的问题，这可能是儿童语言发育迟缓的预警信号。

提升孩子表达能力的方式

1. 观察喜好 和孩子同看、同说、同玩。在日常生活中，通过观察了解孩子在关注什么，想要玩什么，想要怎么玩。根据孩子的喜好，玩他们选择的玩具与孩子互动。关注孩子感兴趣的事和物，并与孩子进行交流，努力成为孩子的玩伴。

2. 增进互动 与孩子面对面玩，家长每天花 20~30 分钟与孩子单独玩耍，玩的时候面对面坐，与孩子在同一视线水平，以便在玩耍过程中与孩子有良好的对视，有利于观察孩子，更利于孩子理解你的语言，增加互动。

3. 引导沟通 玩耍过程中不逼迫孩子讲话，玩耍过程中引导孩子沟通，尽量不使用“要不要”或“是不是”这类词语，而是使用具体的名称进行发问，让孩子来回答并选择。

4. 语言简短 玩耍过程中家长尽量语言简短并反复强调关键词。家长在孩子的语言内容中不断增加新的内容。

（钟　燕）

四

运动发育促成长

13. 为什么有些孩子运动能力不如同龄孩子

关键词：运动发育问题　运动能力差　发展性协调障碍

在孩子的成长过程中，家长们常常会将自家孩子与同龄孩子在运动能力方面进行比较。当看到别人家孩子在运动场上奔跑、跳跃、投掷样样在行，而自家孩子却似乎“慢半拍”，跑步易摔倒、跳绳总卡住，家长们难免会感到焦虑和困惑。实际上，孩子运动能力的差异背后有着复杂的成因，涵盖遗传、心理、环境等多个方面。

专家说

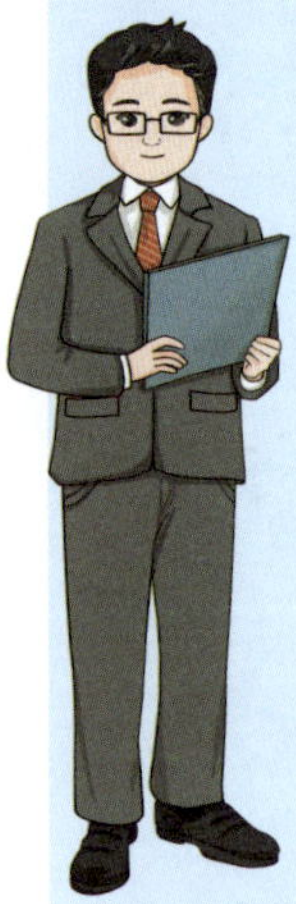

遗传与生理基础差异

基因在很大程度上决定了孩子运动能力的“天花板”，肌肉纤维类型、骨骼结构以及神经传导速度等，都受遗传因素的影响。如果家族中有运动协调性差或者肌肉疾病史，孩子先天运动能力弱的可能性就会增加。此外，早产、低体重、出生时缺氧窒息等围生期问题，也可能引发脑损伤或者肌肉发育异常，进而影响运动功能。同时，孩子个体的发育速度存在差异，有些孩子骨骼、肌肉发育较早，力量、协调性和耐力等运动素质相对较好；而有些孩子则发育稍晚，导致他们在运动中表现得较为笨拙。

家庭环境与生活习惯差异

过度保护或者过度强调学业，会剥夺孩子探索运动的机会。长期限制婴儿爬行、跑跳，可能导致他们因缺乏练习而运动发育迟缓。家庭环境中，若缺乏运动氛围，父母不爱运动，且未为孩子提供足够的运动空间和器材，孩子就很难接触和参与运动。同时，学校若不重视体育教育，孩子也难有充足的机会锻炼运动能力。此外，蛋白质、钙、维生素 D 等营养素的缺乏会影响骨骼和肌肉发育，肥胖或者久坐不动的生活方式则会导致体能下降，进一步加剧运动困难。

孩子的心理状态差异

若对运动缺乏兴趣，或者在运动中有过不愉快经历，比如被嘲笑、受伤等，他们可能会抵触运动，导致运动能力得不到锻炼和提升。自信心也是关键因素，总是觉得自己不如别的孩子，会缺乏尝试和努力的动力，进而影响运动表现。

特定疾病导致的运动困难

比如发展性协调障碍（developmental coordination disorder，DCD），5%~10% 的儿童存在这种神经发育问题，常被误解为“笨”或“懒”，表现为动作计划困难、协调性差，但智力正常，在系鞋带、书写、跳绳等精细或粗大运动中会显著落后。此外，脑性瘫痪会导致运动功能障碍，肌肉疾病如肌营养不良或代谢性疾病，会直接影响肌力。请及时就医，早期干预是改善预后的关键。

家长们要明白，运动能力的差异并非孩子的过错，应避免过度焦虑或责备孩子。即使孩子进步缓慢，但每一次尝试都值得鼓励，其运动潜力终将逐步释放。

（张海栋）

14. 为什么有些孩子 1 岁仍无法独立行走

如果孩子 1 岁还不能独立行走，多数家长都会感到担心。大多数孩子在 1 岁左右开始尝试独立行走，但这个时间并非绝对，多种因素会影响孩子学走路的进程。

专家说

个体发育差异是重要因素

每个孩子都是独一无二的，生长速度和发育节奏各有不同。世界卫生组织发布的运动发育曲线表明，婴幼儿独自行走的正常年龄在 10~18 个月。就像不同花朵开放时间各异，有的孩子 10 个月左右就能蹒跚学步，而有的可能要到 1 岁半左右。这是正常的个体差异，主要源于肌力、平衡能力或神经系统发育成熟度的不同，家长不需要过度担忧。

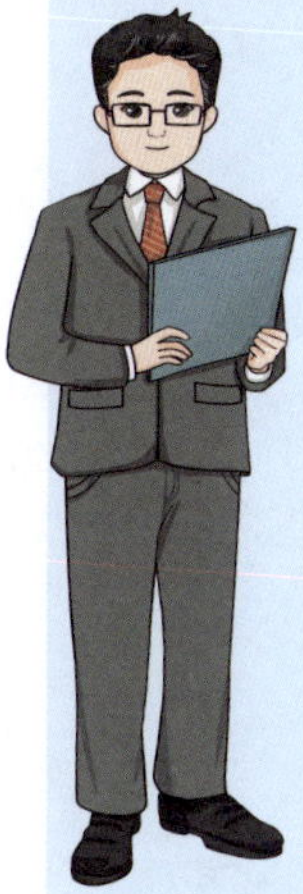

具体来讲，行走需要腿部肌肉有足够力量支撑身体，以及良好的平衡能力保持稳定。若孩子肌力不足，如腿部绵软、站立摇晃，或平衡能力欠佳，就难以独立行走，自然会延迟迈出第一步。同时婴儿出生后头12个月，大脑神经系统发育迅速，大脑皮层不断完善，神经元数量和连接增多，运动控制中枢的形成存在个体差异，影响孩子运动协调性，导致学走路时间不同。此外，营养对孩子学走路也很关键。维生素D缺乏会影响骨骼矿化，铁元素不足会降低肌肉耐力，这些情况进而会影响孩子学走路。

环境与心理因素也不可忽视

环境对孩子学走路影响重大。若孩子所处空间狭小，缺乏安全的练习机会，或家长过度保护，总是抱在怀里或放在婴儿车里，孩子肌肉得不到锻炼，学走路时间就可能推迟。与此同时，心理因素同样会影响孩子行走能力。有些孩子学走路时缺乏勇气或锻炼机会，这会导致他们难以独立行走。这时家长应给予更多鼓励支持，通过搀扶步行、扶墙行走等方式，帮助孩子建立信心，克服心理障碍。

家长要警惕潜在健康问题

虽然多数情况下孩子1岁不能独立行走并非异常，但一些潜在健康问题也可能导致这种情况，如12个月不会扶栏站立、18个月不会独走是粗大运动发育迟缓的警示性指标。再如神经系统疾病、骨骼发育异常、脑性瘫痪、甲状腺功能减退等。若孩子除走路晚外，还伴有肌肉僵硬或松弛、感觉迟钝、目光呆滞等其他异常表现，家长应及时带孩子就医检查。

孩子 1 岁仍无法独立行走由多种因素造成。家长要密切关注孩子整体发育情况，每个孩子都有自己的成长节奏，理解并尊重这种多样性，给予足够的耐心和引导，相信每个孩子都能在运动的道路上展现出独特的风采。

（张海栋）

15. 为什么有些孩子 2 岁仍不会双脚跳

在孩子的成长进程中，双脚跳作为大动作发育的关键里程碑，通常被视为幼儿身体发育的重要标志。然而，部分孩子在 2 岁时仍未掌握这一技能，这一现象常常引发家长的困惑与担忧。事实上，其背后原因复杂，涵盖多个层面。

专家说

每个孩子的成长轨迹犹如独特的乐章，有着自己的节奏。在运动能力发展方面，这种差异尤为明显。大部分儿童在 2 岁左右开始尝试双脚跳，2~3 岁能较

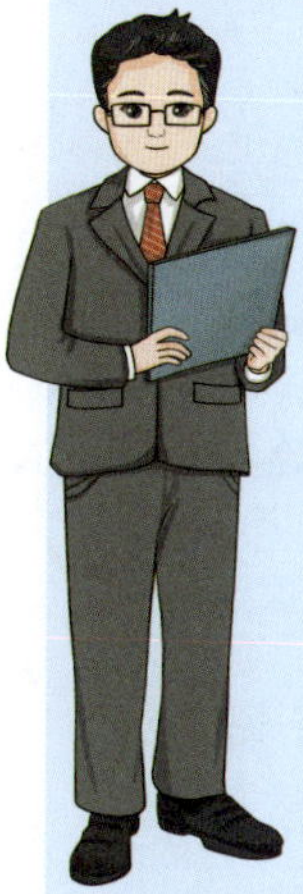

为熟练地双脚跳，最晚在 3.5~4 岁。有些孩子在 2 岁时已经能轻盈地双脚跳跃，而有些孩子则需要更多时间来积聚力量与技巧。这种差异就如同花园中不同花期的花朵，有的早早绽放，有的则在默默积蓄养分后才吐露芬芳。若孩子双腿对称有力、身体平衡性良好，且其他运动能力（如爬行、走路）正常，一般是个体发育节奏差异，属于正常的发育范畴。当然，在正常发育范畴内，孩子的生理因素、心理因素和家庭环境因素对双脚跳能力的影响较大。

生理因素

双脚跳这一看似简单的动作，要求神经系统发育到能精准控制双脚同时离地并协调落地的程度，同时腿部肌肉需足够强壮，以产生向上跳跃的动力。此外，良好的身体平衡感能确保孩子在跳跃过程中不易摔倒，协调性则让手臂与腿部默契配合，完成流畅的跳跃动作。

心理因素

孩子在尝试双脚跳过程中，若多次遭遇失败，可能产生挫败感，进而丧失信心，对继续尝试心生抵触，可能就不愿再跳。还有些孩子天生性格谨慎，对双脚离地这种看似“冒险”的动作充满畏惧，不敢轻易尝试。此外家长过于急切地要求孩子学会双脚跳，给孩子施加过多压力，孩子可能会更加紧张害怕，不利于技能学习。

家庭环境因素

比如家庭空间受限或玩具设施缺乏，无法助力孩子在安全环境中练习跳跃和有效增强腿部力量及平衡能力等，都可能会制约孩子双脚跳的能力。

潜在健康问题

如脑瘫、中枢神经系统发育延迟等神经发育问题，可能伴随肌张力异常或运动协调性显著落后。再如双下肢肌力低下、肌营养不良或佝偻病等肌肉骨骼问题，也会影响双脚跳能力。此外，再如发展性协调障碍或感觉统合功能失调的孩子会表现为平衡性差、易摔跤，这会影响他们完成双脚跳动作。

家长需要结合孩子整体发育情况，理性观察、科学引导，通过游戏化训练助力孩子成长。一旦发现异常迹象，应及时寻求专业评估，为孩子的健康成长保驾护航。

（张海栋）

五

视力口腔
严守护

16. 经常吃手，会造成咬合不良吗

关键词

吮指 咬合不良

咬合不良是指上颌和下颌闭紧时牙齿正中线不对齐，下颌牙齿一侧倒向里面。经常吃手要进行干预，否则容易影响孩子的其他活动，后期还可能引起牙齿咬合不良的问题。

专家说

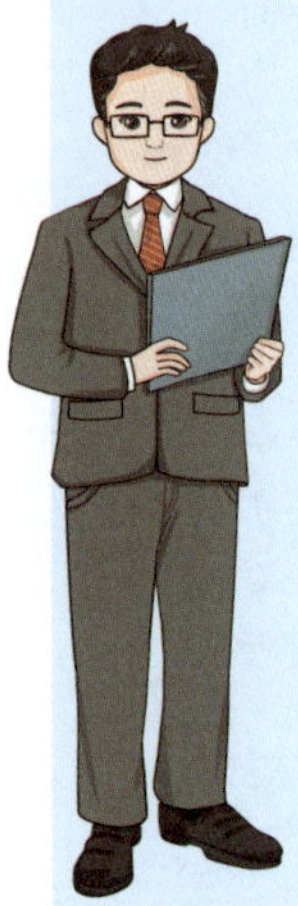

儿童咬合不良的危害

儿童咬合不良是目前儿科较为常见的一种口腔问题，儿童在出生后 6 个月 ~12 周岁都处于咬合发育和形成期，此阶段乳牙形成，并出现乳牙和恒牙的替换，所以儿童牙齿咬合情况是否正常直接关系到儿童的脸型发育，儿童严重咬合不良可能会影响到语言区的发育，同时也会表现出诸多的不良症状，影响患儿未来生活。

咬合不良的成因及不良习惯

近年来，牙齿咬合不良患儿越来越多，大多是由遗传、内分泌障碍、营养不良、替换牙障碍、其他疾病等情况引起的。咬合不良问题的危害较大，不正常的咬合同时会伴随出现较多的不良习惯，如吮指（吃手）、吐舌头、咬唇、口呼吸、睡眠磨牙症、偏侧咀嚼等，对患儿今后的生活质量有一定的影响。儿童吃手可能是由于不良生活习惯、缺乏微量元素、异食癖、情绪紧张、焦虑等。建议家长及时带其到正规医院就医，遵医嘱进行对症治疗。

儿童咬合情况评估

儿童需要定期进行口腔检查，检查内容包括牙列阶段、牙齿数目、健康状况及咬合情况评估。由于不同类型的错𬌗畸形开始治疗的阶段不同，因此首先需要关注的是患儿处于乳牙列、替牙列还是恒牙列阶段。患儿是否存在多生牙、先天缺牙或牙齿的形态异常，牙齿是否存在龋坏、外伤等，这些情况都会影响牙齿的存留、位置及排列。对上下颌牙列及咬合关系的评估，主要包括牙齿排列以及牙弓前后向、垂直向和宽度方面的检查。牙齿排列是否整齐，是否存在明显的牙齿错位，牙弓中是否存在间隙或拥挤，是牙列检查的第一步。牙弓前后向检查主要是对磨牙关系、尖牙关系、前牙覆盖的检查。牙弓垂直向检查主要是针对前牙覆合的检查。宽度检查主要是评价上下颌牙弓或单个牙齿是否存在宽度不调的问题，包括后牙反𬌗或锁𬌗。儿童一旦出现了不良的咬合情况，建议家长及时带其到正规医院就医，遵医嘱进行对症治疗，必要时采用咬合诱导等方法进行干预。

健康加油站

咬合不良的诊断标准参照《口腔颌面外科学（第2版）》，判断是否发生咬合不良，将上颌和下颌闭紧时牙齿正中线不对齐，下颌牙齿一侧倒向里面者诊断为咬合不良。咬合不良除了会影响患者的语言功能、饮食和美观，还会影响其口腔健康状况，尤其对牙周组织的健康危害较为严重。咬合诱导：当儿童出现不良咬合情况时，需要采用一系列干预牙齿和面部相关部位变化的措施，引导牙齿回到正常位置。错𬌗畸形是指牙齿在生长过程中，因口腔不良习惯、牙周病、替牙障碍等因素影响，造成牙齿排列不齐、颌骨大小形态位置异常、上下牙咬合关系异常、面部畸形等。

（崔明明）

关键词

蛀牙　预防

17. 怎样才能**防止蛀牙**

防止蛀牙最好的办法就是养成良好的卫生习惯。首先是每天早晨和晚上都要按时刷牙，刷牙的时间不要少于三分钟，最好还要使用牙线辅助，清洁牙齿缝隙。其次是晚上刷完牙之后，不要再吃东西了。平时吃完东西以后，要及时漱口，避免食物残渣在口腔内残留滋生细菌腐蚀牙齿。对于儿童来说，可以到医院做窝沟封闭预防蛀牙。

专家说

龋病是牙体疾病中最为常见的疾病，是牙体硬组织在以细菌为主的多种因素作用下发生的慢性进行性破坏的一种疾病。患龋病的牙齿称为龋齿，俗称“蛀牙”“虫牙”，是口腔科最常见的一种疾病。表现为牙体的脱矿、着色、龋洞等。牙齿硬组织遭到破坏后，缺乏修复和自愈能力，且在发病初期不易引起主观症

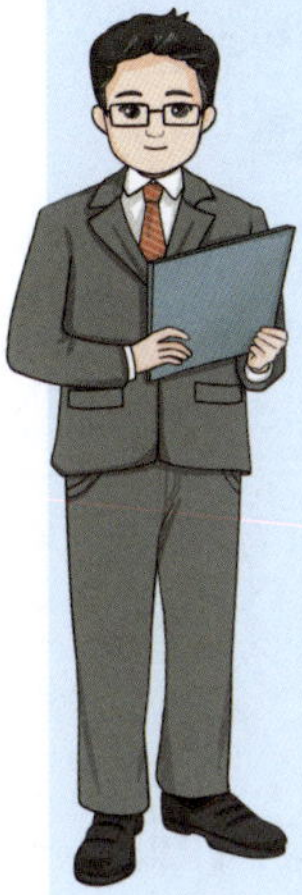

状。因此，一旦发现，往往病情已发展得比较严重。龋病任其发展，可能导致牙髓炎、根尖周炎、牙槽脓肿等，影响儿童身体健康。因此，早期检查、早期发现、早期治疗，具有重要的预防和保健意义。

如何预防蛀牙

1. 早期普及口腔健康知识　从生命早期即开始普及口腔健康知识，提倡孕前、孕中和孕后进行相关检查，告诉准爸爸和准妈妈影响牙体发育的遗传因素和营养因素等。婴儿萌出第一颗乳牙时，就应进行口腔专科检查，让家长获得一些科学喂养和保健知识。

2. 儿童刷牙要趁早开始　控制牙菌斑是防龋最重要的环节，最直接有效的方法就是刷牙。儿童长出第一颗乳牙开始父母就应该给孩子刷牙，这个阶段可以选用温开水浸湿消毒纱布、棉签或指套牙刷轻轻擦洗婴儿牙齿，每天 1 次或 2 次。3 岁以后，家长可以教儿童自己选用适合儿童年龄的牙刷，用最简单的“画圈法”刷牙。

3. 培养良好口腔卫生习惯　培养儿童养成良好口腔卫生习惯，每天饭后漱口，少吃甜食、零食，多吃新鲜水果蔬菜、蛋、奶、肉类等食品。

4. 儿童定期涂氟防龋齿　从儿童 3 岁开始，可以每年涂氟，每 6 个月涂一次，适量的氟化物可有效预防龋齿的发生。

5. 定期口腔检查与管理　定期进行口腔检查，建立口腔健康管理档案。儿童应该在第一颗乳牙萌出后 6 个月内，由家长选择具备执业资质的口腔医疗机构检查牙齿，请医生帮助判断孩子牙齿萌出情况，并评估其患龋病的风险，此后每 6 个月检查一次牙齿。早期发现龋齿尽快治疗尤为重要。由专科医生根据儿童口腔问题，采用窝沟封闭或预防性填充等方法进行干预，终止龋齿发展，保护牙髓活力，预防并发症。

健康加油站

窝沟封闭是采用一些特殊材料制成的窝沟封闭剂，对容易发生龋坏的点隙窝沟进行封闭，从而隔绝细菌和酸性物质对牙齿的侵蚀，达到预防窝沟龋的目的。窝沟封闭的最佳时机为乳磨牙在 3~4 岁，第一恒磨牙在 6~7 岁，第二恒磨牙在 11~13 岁。窝沟封闭之后应每 6~12 个月复查一次，若有脱落，应重新封闭。

（崔明明）

关键词 涂氟 氟牙症

18. 孩子应该从什么时候开始涂氟

小孩子一般 3 岁时开始涂氟。一般情况下，在专业医生指导下，小孩子从 3 岁左右开始，每 6 个月一次，每年两次全口使用氟化物，可以减少龋齿发生，达到牙齿保健效果。通常情况下，3 岁左右儿童大部分乳牙已经萌出，6 岁开始更换乳牙。在此期间，专业口腔医生可以每 6 个月给孩子使用氟化物。氟是维持牙齿和骨骼正常发育的重要元素。全口含氟治疗是给全口牙齿表面加氟，在牙齿表面形成一层保护膜，使孩子乳牙更结实。抑制细菌在牙齿表面黏附、生长繁殖，从而防止形成牙菌斑，预防龋齿。

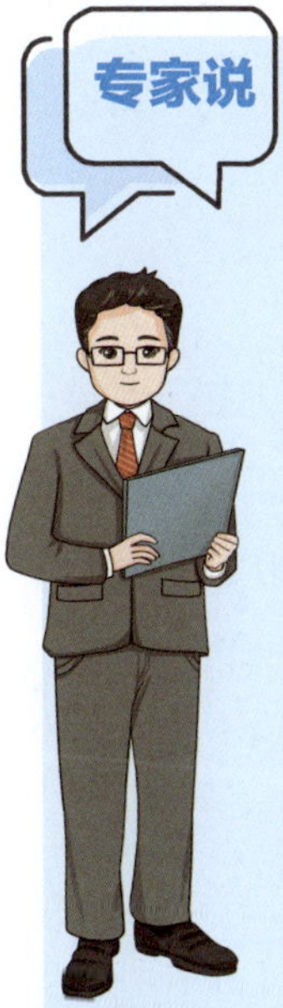

儿童龋齿的原因及现状

家长缺乏对儿童不良口腔习惯和行为的管理，以及过度放纵儿童嗜甜食等习惯，导致不良口腔卫生状况，使得儿童早期患龋率较十年前明显增高，因此世界卫生组织已经将龋齿列为重点防治的慢性非传染性疾病的第三位。学龄前儿童的口腔健康问题最为突出，国家卫生健康委员会发布的第四次全国口腔健康流行病学调查结果显示，我国 3 岁、4 岁、5 岁儿童乳牙患龋率为 50.8%、63.6%、71.9%，龋齿位居儿童疾病的首位。

涂氟护齿：早期干预筑防线

乳牙患龋状况随年龄增加而加重，鉴于我国儿童龋病流行率较高，有必要对儿童（特别是低龄儿童）龋病进行早期干预。为此，小孩涂氟一般从 3 岁开始，可接受由口腔专业人员实施的局部应用氟化物防护措施，每年两次，对龋齿高危儿童，可适当增加局部用氟化物的次数。在这个年龄段，小孩子处于乳牙生长后期及恒牙萌出前期，涂氟有助于预防龋齿。涂氟后可以在牙齿表面形成一层保护膜，从而使小孩的乳牙更加坚固，防止牙菌斑的产生，达到预防龋齿的目的。

涂氟注意事项

但需注意，氟化物并非涂得越多越好，过多摄入可能导致氟牙症，影响健康和美观。因此，家长要听从医生指导，安抚小孩配合医生，选择技术娴熟的医生，以免过量涂氟导致氟斑牙。同时，在日常生活中，家长应监督小孩养成良好的饮食和刷牙习惯，避免过多食用甜食，坚持每天早晚认真刷牙，这也能一定程度避免龋齿形成。

健康加油站

氟牙症是一种特殊类型的釉质发育不全，也是一种地方性的慢性氟中毒症状。少量氟对牙体有利，能增强牙釉质强度，但是过量氟会使牙胚的成釉形成和矿化发生障碍，导致釉质发育不全。临床表现为牙齿表面呈现白垩色、黄褐色斑块或条纹，严重者会出现点状、带状和窝状的实质缺损，甚至使牙冠形态发生异常。

（崔明明）

19. 孩子远视储备不足是近视吗

小孩子远视储备量不足不一定是近视了。远视储备量作为对抗发展为近视的缓冲区，是婴幼儿视觉发育正视化过程中的生理性远视状态。

保留合适的远视储备可以预防近视提前发生，而远视储备过早消耗会增加儿童未来发生近视的风险，可能会导致视力下降、视疲劳等症状。

专家说

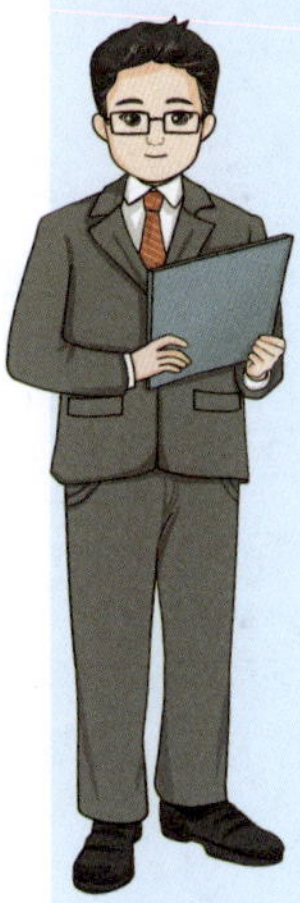

远视储备是指眼睛在发育过程中，因眼球的前后轴短于正常值而形成的远视状态。如果小孩子远视储备量不足，说明其眼轴长度相对较长，可能会导致视力下降、视疲劳等症状。

这种情况可能是遗传因素、不良用眼习惯等原因引起的。建议家长及时带孩子到医院进行检查，并咨询医生的意见。如果是由遗传因素引起的，可以采取佩戴框架眼镜或角膜接触镜的方式进行矫正。同时，还要注意保持良好的用眼习惯，避免长时间近距离看书、看电视等，以免加重病情。另外，还可以适当参加户外活动，多晒太阳，有助于预防近视的发生。

若采取上述措施后情况仍不见好转，或导致近视加速进展，建议去医院进行专业眼科检查，查找病因，根据不同情况针对性地提供有效干预治疗。

健康加油站

远视储备是眼睛的一种保护性因素，是正视化前与年龄及眼睛生长发育相适应的远视状态，依赖于眼轴长度、角膜及晶状体曲率等参数间的动态匹配，是近视防控中需要迫切关注的问题，通常采用等效球镜度表示。

关键词

远视储备量　近视

准确的远视储备检查基于睫状肌麻痹后验光所得的等效球镜度数。其原理是使用散瞳药物使眼球处于完全放松的状态，再行电脑验光及人工检影验光以确定远视度数。1% 硫酸阿托品眼用凝胶、1% 盐酸环喷托酯滴眼液和 0.05% 复方托吡卡胺滴眼液是临床上较为常见的睫状肌麻痹药物，但不同药物的适用人群以及对睫状肌麻痹的深度和持续时间不同。

散瞳验光的专业术语为睫状肌麻痹验光，它能使睫状肌放松，消除调节痉挛，使验光结果更客观、真实地反映孩子眼睛的度数，是国际公认的诊断近视的金标准。建议 12 岁以下儿童，尤其是初次验光，或有远视、斜弱视和较大散光的儿童，一定要进行散瞳验光。

（崔明明）

20. 孩子几岁起需要定期**检查远视储备**

孩子刚出生时，眼轴很短，平均约 16 毫米，处于远视眼状态，远视度数差不多是 300 度。这是生理性的，随着年龄的增长，眼轴逐渐变长，远视度数在逐渐降低，变成正视眼。在这之前的远视度数，就叫“远视储备”。近年来，婴幼儿群体过早接触电子产品、长时间用眼不当，加速眼球的正视化进程，导致远视储备量被过早消耗掉，进而使得正视早发与近视提前发生。

将预防近视关口前移，通过定期对远视储备量进行监测，对近视进行分级预警，对重点对象进行重点监督，对学习和生活中不良用眼习惯进行干预，对预防近视的发生、延缓近视的发展具有重要意义。

关键词：视力　远视储备　定期检查

专家说

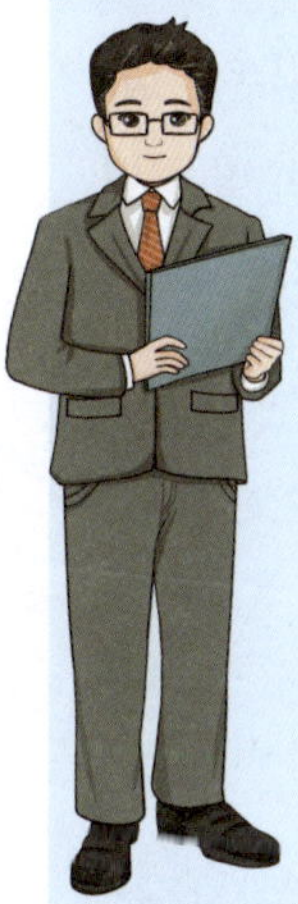

儿童眼球发育与远视储备形成

儿童眼球结构和视觉功能是逐步发育成熟的，新生儿出生时，眼睛发育未成熟，眼轴很短（平均只有16毫米），处于远视状态（生理性），差不多300度。随着生长发育，眼轴逐渐增长，远视屈光度数逐渐趋向正视（正视化过程）。3岁前生理屈光度为+3.00D，4~5岁生理屈光度为+1.50D~+2.00D，6~7岁生理屈光度为+1.00D~+1.50D，8岁生理屈光度为+1.00D，一般12岁屈光度为0。

远视储备量不足的影响

远视储备量不足指裸眼视力正常，散瞳验光后屈光状态虽未达到近视标准但远视度数低于相应年龄段生理值范围。如4~5岁的儿童生理屈光度为150~200度远视，则有150~200度的远视储备，如果此年龄段儿童的生理屈光度只有50度远视，意味着其远视储备消耗过多，有可能较早出现近视。

视力筛查工作的重要性

此阶段的儿童由于认知、表达能力有限等原因，大部分家长难以早期发现儿童视力异常，因此，视力筛查工作十分重要。2018 年，教育部会同国家卫生健康委员会等八部门制定《综合防控儿童青少年近视实施方案》，2011 年国家卫生健康委员会发布《0~6 岁儿童眼保健及视力检查服务规范（试行）》，规范中指出针对学龄前 4~6 岁儿童要定期进行视力检查，并结合实际开展专业眼科检查。同时，有条件的地区可以对 2~6 岁儿童每年定期进行至少一次屈光筛查，从 24 月龄开始可以定期监测远视储备量情况，排查远视、近视、散光及屈光参差。这里的屈光筛查结果一般是未散瞳验光的结果，不能作为临床诊断的金标准，可作为初步筛查可疑远视储备量不足的依据。若提示可能存在远视储备量不足问题，需要进一步散瞳验光，以得出更为精准的屈光状态。

屈光筛查异常后的处理措施

若屈光筛查异常，提示为可疑近视、远视、散光、屈光参差，可能导致弱视，需要进一步检查。对复查后仍为可疑的屈光不正或视力低常的儿童，根据实际情况进行睫状肌麻痹验光，得出准确屈光度，进一步确定是否配戴眼镜进行矫正。若屈光筛查出等效球镜度数 <+0.00D，提示可疑远视储备量不足，有发生近视的风险，需要进一步检查并改变儿童不良用眼习惯和行为。

健康加油站

远视储备量：新生儿眼球较小，眼轴较短，此时眼睛处于远视状态，这是生理性远视，称之为“远视储备量”。随着儿童生长发育，眼球逐渐长大，眼轴逐渐变长，远视度数逐渐降低而趋于正视。如 2 岁的儿童生理屈光度为 300 度远视，则有 300 度的远视储备。

屈光不正：当眼睛处于非调节状态（静息状态）时，外界的平行光线经眼的屈光系统后，不能在视网膜黄斑中心凹聚焦，因此无法产生清晰的成像，这种情况称为屈光不正，包括近视、远视、散光、屈光参差等。

（崔明明）

六

常见病就医指导

21. 为什么有些孩子 感冒时会说耳朵痛

关键词：感冒　中耳炎

感冒是儿童常见的上呼吸道感染类型之一。儿童的呼吸系统生理结构和免疫功能尚未发育成熟，容易受到细菌、病毒等侵犯导致感染。感染的病原体与成人有所不同，可能是病毒、细菌、支原体等单一感染，也可能是混合感染。家长要仔细观察孩子的行为表现，若孩子出现疑似中耳炎症状，应及时带孩子就医检查，尽早发现中耳炎。

专家说

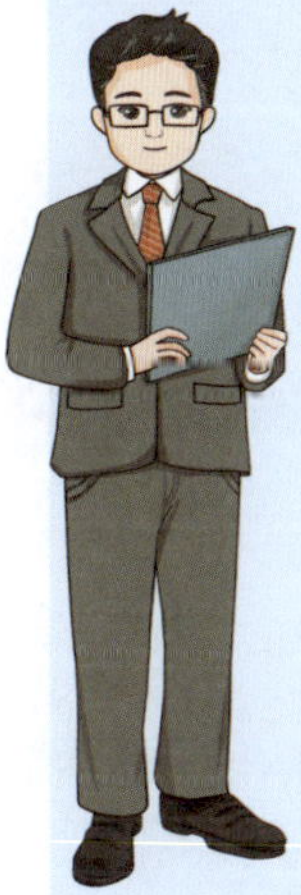

孩子感冒说耳朵痛的原因

小儿感冒时，经常出现发热、咽痛、咳嗽、鼻塞、流涕等表现，咽喉部有炎症时，咽喉部的疼痛感可以沿着神经放射，刺激到耳朵，导致耳朵痛。这时要积极控制咽喉部炎症，放射性耳朵痛可得到有效缓解。感冒时鼻咽部的黏膜会发炎肿胀，导致咽鼓管开口变窄或闭塞，使咽鼓管不能正常开放和关闭。孩子的咽鼓管较短、平直，加之弹性不足，鼻咽部的病原体就会经咽鼓管进入中耳腔，引发中耳炎或者炎症累及咽鼓管，导致中耳内的空气不能及时与外界交换，进而出现耳朵痛或不适，孩子会表现为摇头、挠耳朵和哭闹等行为。

预防感冒是避免耳朵痛的关键因素

在感冒高发的季节，尽量避免与感冒患者密切接触，让孩子勤洗手、戴口罩，防止被传染。如果小孩已经得了感冒，出现发热、咽痛、咳嗽、鼻塞、流涕等表现时需要引起重视，注意休息，及时治疗，并掌握正确擤鼻涕的方法。切记不要用双手同时挤压鼻子用力擤鼻涕，应先用手指轻压一个鼻孔，头略向手按压鼻孔的一侧倾斜，另一侧鼻孔轻柔地向外吹气，靠气流将另一个鼻孔内鼻涕轻轻擤出，两侧鼻孔交替进行。不正确的擤鼻涕方式，会使致病菌通过咽鼓管挤压到中耳腔内，引发中耳炎。中耳炎往往伴随着耳朵发闷、发堵及听力下降等症状。若中耳炎不及时处理，可能会使听力下降，严重者可使鼓膜穿孔。因此，中耳炎发生后需要及时就医，尽早治疗，并予以相应的护理。

（王文丽）

关键词：功能性便秘　养育照护

22. 孩子出现**便秘**该如何应对

便秘是儿童常见的消化不良症状，一般表现为排便次数减少，排便费力、费时，大便干硬、排便哭闹或恐惧，甚至肛裂、出血，不仅影响儿童的生长发育，也会增加家长的紧张焦虑情绪。孩子的便秘绝大多数是胃肠道功能不足导致的，称之为功能性便秘，与饮食、饮水量、运动量和生活环境改变有关。家长要学会科学的家庭养育照护方法，培养孩子的良好生活习惯。

专家说

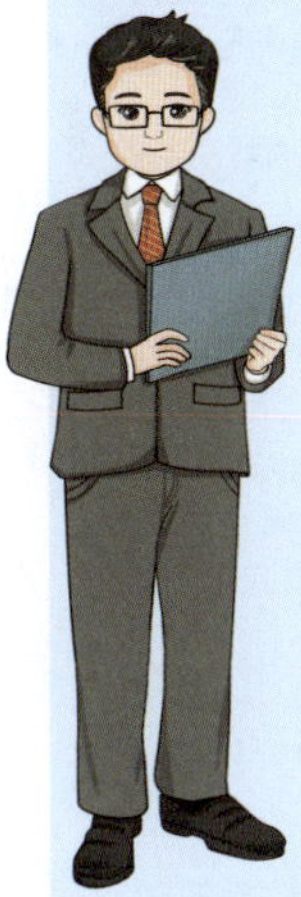

饮食不当

在孩子的家庭养育过程中，婴儿辅食添加过多过快，较大儿童的饮食结构不合理，饮食不节制，过度进食油腻、生冷及质硬难以消化的食物，都容易导致肠道功能失调引发便秘。家长需要及时调整饮食结构，粗细粮结合，侧重于膳食纤维的摄入，通过膳食纤维吸收水分，软化粪便，增加粪便量，刺激肠蠕动而排便。粪便含水量与其停留于结肠的时间长短、部位、移动时间及水分的摄入量有关，足量饮水对于缓解便秘至关重要。

运动不足

在日常生活中，隔代养育人往往过度保护、限制孩子的活动，运动量小，肠蠕动减慢及敏感度降低。家庭养育过程中应积极鼓励孩子进行户外活动，适当增加运动量，促进肠蠕动，从而产生便意，促进排便。

环境改变

部分孩子在入园入学早期，因生活环境发生改变，产生紧张焦虑情绪，不愿意在幼儿园或学校排便，或者害怕排便而憋便，长时间憋便，肠道会吸收大便中的水分，导致便秘。这种情况下，养成良好的排便习惯显得尤为重要。一般在孩子 2 岁后开始，或依据孩子自身的能力进行如厕训练，鼓励孩子在餐后 0.5 到 1 小时之内蹲厕，每天 2 次或 3 次，每次 5~10 分钟，避免久蹲。如厕训练过程中可能遭遇失败或出现倒退现象，如强忍大便不解，这都是正常的。家长应理解并给予心理支持与引导，不必焦虑或对儿童施加压力，只要循序渐进，每天坚持就能成功。

如果通过以上方法综合调节，孩子的便秘仍然得不到缓解，或者伴随肚子痛、呕吐等现象，应及时就医，排除其他潜在疾病。

（王文丽）

关键词 婴幼儿 便血 过敏性肠炎

23. 孩子**大便有血**该如何应对

婴幼儿过敏性肠炎是一种常见的肠道疾病，特别是在孩子出生后的几个月内发生率较高。引起婴幼儿过敏性肠炎的因素有很多，如免疫功能发育不成熟、肠道菌群失衡、家族遗传过敏性疾病等，常见原因是宝宝对某些食物蛋白质过敏，最常见的过敏食物是牛奶，称之为“牛奶蛋白过敏”。

专家说

由牛奶蛋白过敏导致的过敏性肠炎在母乳喂养和配方奶粉喂养的宝宝中均可发生。通常见于足月儿，多于出生后 2~6 周时出现症状，母乳喂养者平均发病时间晚于配方奶粉喂养者。宝宝一般状态良好，首发症状为血便，特征性表现为粪便中带新鲜血丝、血点

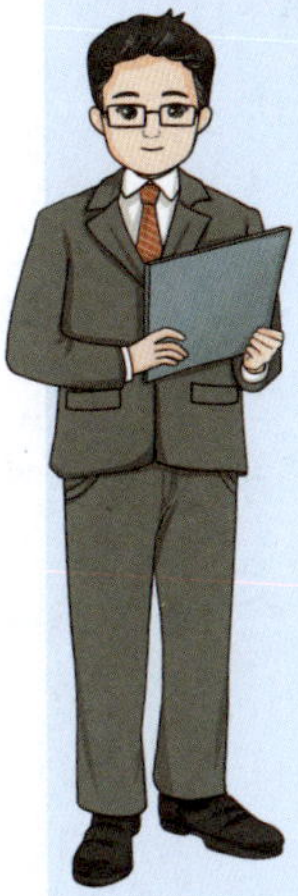

或血性黏液，亦可出现大便次数增多、变稀等。这种过敏性肠炎多于婴儿期后期自行缓解，严重贫血相对少见，但长期慢性出血可能导致轻度贫血。

有些牛奶蛋白过敏婴幼儿表现为反复出现或持续存在不明原因的哭闹、痉挛性腹痛、腹泻、便血、便秘、呕吐、反流、拒食等症状，或伴随生长发育障碍。需要早期识别和积极干预。回避牛奶蛋白和正确选择替代食物是主要处理措施。

纯母乳喂养

纯母乳喂养的宝宝，鼓励继续母乳喂养，母亲应完全回避牛奶及其奶制品并及时补充维生素 D 和钙剂，保证营养均衡。如果母亲严格饮食回避后，宝宝症状无明显改善，或者出现严重过敏症状，严重影响母亲身心健康，可考虑暂停母乳喂养，选择水解配方奶粉喂养。

配方奶粉喂养

配方奶粉喂养的宝宝，应依据宝宝过敏的程度选择恰当的替代喂养方式。轻中度牛奶蛋白过敏儿首选深度水解配方奶粉喂养，重度牛奶蛋白过敏儿以及经深度水解配方喂养后症状仍不能缓解的轻中度牛奶蛋白过敏儿则选用氨基酸配方。一般情况下替代喂养 3~6 个月。家长们切忌在宝宝过敏症状稍有改善时就进行转奶，容易引起过敏的反复发生，导致疗程更长，过敏恢复更慢。

（王文丽）

24. 孩子患**肺炎**是咳出来的吗

关键词

咳嗽　肺炎

咳嗽是机体的一种保护性反射，其作用是来清理呼吸道的异物和分泌物。肺炎是由不同病原体（细菌、病毒、真菌、支原体等）或其他因素引起的肺部炎症性疾病，主要表现有发热、咳嗽、气促、呼吸困难等。咳嗽是一种症状，肺炎是一种疾病，通常先有肺炎，后续出现咳嗽，所以肺炎不是咳嗽咳出来的。

专家说

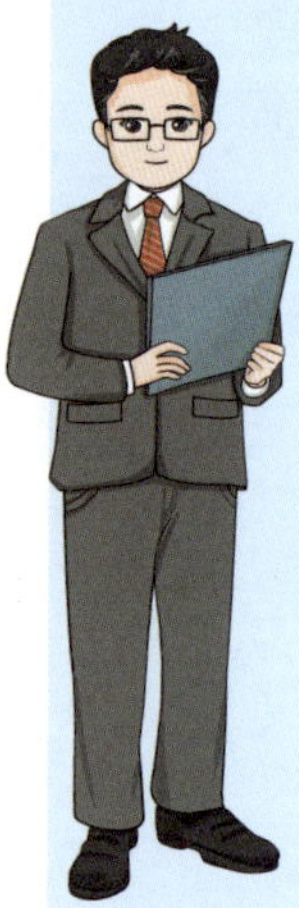

孩子咳嗽的常见原因

日常生活中，孩子经常会咳嗽。咳嗽的原因也有很多，比如孩子吃东西、喝水太快而发生的刺激性呛咳，这种单纯的咳嗽不能算作疾病。引起咳嗽的疾病最常见的是感冒，其次便是肺炎、哮喘、慢性阻塞性肺疾病以及胃食管反流等疾病。如果是肺炎导致的咳嗽，一般会伴有发热、咳痰症状，甚至有些患者还会出现呼吸困难的表现，建议及时到医院就诊，以免延误病情。

肺炎对儿童健康的威胁

肺炎是儿童时期重要的常见疾病，严重威胁孩子的健康。孩子会不会得肺炎，取决于孩子感染的病原体数量、种类、毒力强弱和孩子自身免疫力水平。儿童作为高危人群，日常注重预防可以有效减少肺炎的发生。

儿童肺炎的预防措施

1. 增强体质 加强锻炼，增强体质，避免感冒。

2. 接种疫苗 适龄儿童进行疫苗接种是减少肺炎发生的有效手段。接种肺炎疫苗，一般推荐 6 月龄至 5 周岁儿童接种 13 价肺炎疫苗；推荐 2 岁以上高危人群可接种 23 价肺炎球菌疫苗；针对 6 月龄及以上且无接种禁忌的儿童每年接种一次流行性感冒（简称“流感”）疫苗，减少流感的发生，从而也可减少流感的并发症。

3. 日常防护 家庭养育过程中，家庭成员应当注意手卫生，勤洗手，室内多通风，少去人多拥挤的地方，公共场所尽量佩戴口罩。打喷嚏遮掩口鼻，防止病原体传播给他人。

（王文丽）

关键词

女童 尿频 尿路感染

25. 为什么女童更容易发生尿路感染

尿路感染是儿童的常见病之一，对儿童的危害远远大于成人。儿童的尿道解剖结构和生理功能尚未发育成熟，病原微生物容易直接入侵泌尿系统，并在尿液中生长繁殖，导致尿道黏膜或组织发生炎症损伤。女童尿道口距离肛门比较近，更易受到细菌污染，罹患尿路感染。

专家说

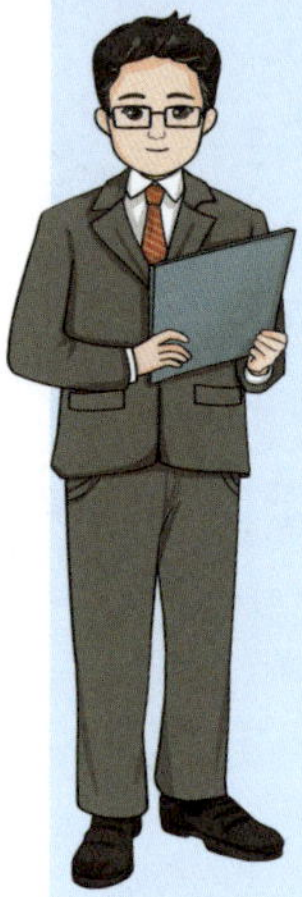

无论成人还是儿童，尿路感染的发生率女性普遍高于男性。女童膀胱容量较小，容易尿潴留，进而特别容易引发外阴炎，最终导致尿路感染。尿路感染按照细菌侵袭的部位不同，分为上尿路感染和下尿路感染。因为儿童时期感染局限在尿道的某一部位较少，又难以准确定位，所以常不加区别，统称为尿路感染。

尿路感染的临床表现

女童尿路感染临床表现隐匿多变，常常被忽视。大部分情况是家长发现女童内裤上有分泌物，或者是孩子总想上厕所，老有尿意，小便次数频繁，但每次尿量却很少，甚至孩子排尿时伴有疼痛感及灼烧感等，才来医院检查，明确这是得了“尿路感染”。

尿路感染的治疗和预后

如果初次尿路感染的治疗不彻底，容易出现上行尿路感染，导致尿路感染反复发作，不易治愈。改善儿童尿路感染预后的关键因素是及时发现、及早给予有效的规范治疗。一旦出现上尿路感染，患者必须及时就诊；通常下尿路感染口服抗菌药物治疗即可。急性尿路感染给予合理精准的抗生素治疗，多数患者可于数日内症状消失、治愈。

尿路感染的预防措施

女童的尿路感染重在预防，日常生活中要注意个人卫生，不穿紧身内裤，衣服要柔软、宽松、舒适，减少摩擦；注意小便姿势，小便后用柔软卫生纸擦拭尿道口及周围；大便后用清洁的卫生纸，由前方向后方擦拭；家庭中浴盆、毛巾等要固定，一人一盆一巾；孩子衣物要单独清洗，避免“大杂烩”；减少与家长共浴、盆浴，勤洗外阴以防止细菌入侵；及时发现和处理女孩处女膜伞和蛲虫感染；及时矫正尿路畸形，防止尿路梗阻和肾瘢痕形成。

（王文丽）

关键词

肛门 赘生物 痔疮

26. 孩子肛门处有赘生物，是痔疮吗

最常见的肛门赘生物是痔疮，直肠脱垂、肛周脓肿等也会表现为肛周有肿物或赘生物，需要到医院外科进行处理。

专家说

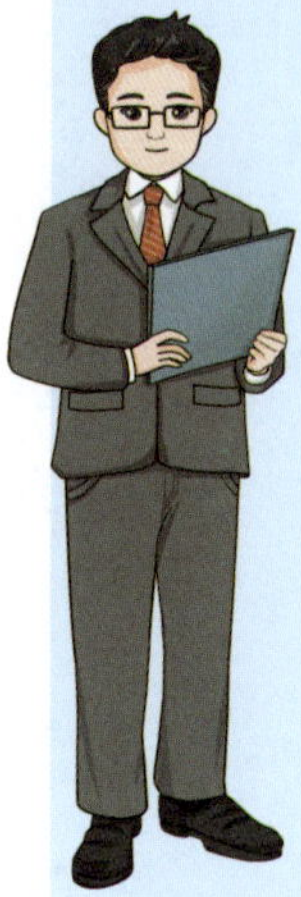

儿童痔疮的症状与诱因

儿童痔疮发病率较低，通常表现在排便、咳嗽或啼哭时，肛门口可见紫红色结节。结节起初不痛，仅有瘙痒或异物感，因此儿童常用手去抓肛门。排便时肛门口的紫红色结节增大，有时还可出血，血呈鲜红色，呈点滴状或喷射状，一般无痛苦。如果儿童挑食、偏食，特别是蔬菜水果摄入不足，大便干结导致排便困难，易引发痔疮。大便干燥、粗硬会擦伤痔疮黏膜或皮肤，排便还会伴有疼痛甚至出血。

儿童痔疮的预防与护理

对于这类痔疮，家长需要帮助孩子养成定时大便的习惯，到时间就去大便，如果没有大便也不要长时间坐在便盆上，特别是不要坐在便盆上看书或玩耍。平时注意保持肛门周围清洁，以免诱发或加重痔疮，平时可经常进行肛门热敷，勤换内裤，尤其是痔疮发作时，每天至少进行两次肛门热水坐浴，可促进肛门部血液循环。便秘是诱发痔疮的原因之一，日常饮食中宜多食用新鲜蔬菜、水果等富含纤维素和维生素的食物。便秘严重时需要到医院及时治疗，以免加重痔疮。

其他肛门疾病及应对措施

直肠脱垂早期症状是在幼儿用力排便后肛门口出现红色肿物，便后可自行回纳。对于症状较轻的幼儿可以训练其定时排便，切忌坐便盆时间过长，对于症状较重的幼儿，需要到医院处理。

肛门周围脓肿可在幼儿肛门局部发现肿物，幼儿可能会表述肛门周围疼痛，并伴有发热症状，需要到医院处理。

家长发现幼儿有肛门赘生物时，要及时就医，查找原因，对症治疗。特别是对于还不能明确表述的幼儿，如果发现排便时哭闹严重，更应及时就医。

（朱 玲）

关键词

鼻出血 鼻衄

27. 孩子总**流鼻血**该如何应对

鼻出血，又称“鼻衄”，是指鼻腔及其周围组织的血管破裂，血液向前经鼻孔流出或向后流入口咽部，是儿童来医院就诊的常见原因之一。鼻出血在任何年龄阶段均可发生，但在儿童和 50 岁以上的成年人中更常见。

专家说

儿童流鼻血的主要原因

1. 鼻腔局部疾病 如各类急性和慢性鼻炎引起的鼻黏膜病变，容易导致鼻出血。

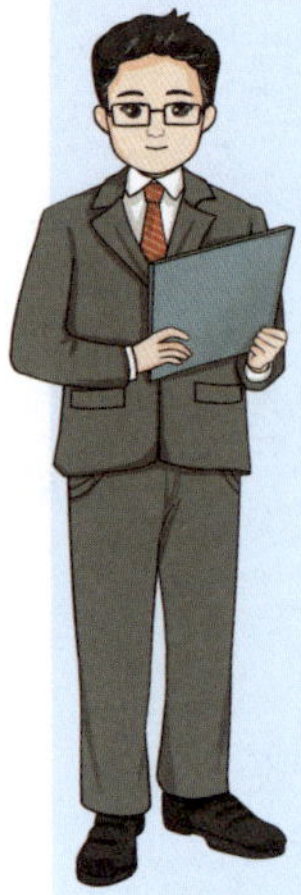

2. 儿童鼻部外伤 儿童活泼好动，在玩耍、运动中易遭受碰撞、跌倒等，造成鼻部外伤，进而引发鼻出血。

3. 鼻腔异物 儿童因天生好奇，可能将异物塞入鼻腔，表现为单侧的反复鼻出血及流脓鼻涕。

4. 全身性疾病 如白血病、血小板减少、维生素 C 缺乏、维生素 K 缺乏也可以引发鼻出血。

家长如何应对孩子流鼻血

1. 压迫止血 保持冷静，压迫止血。遇到孩子流鼻血，家长应首先保持冷静，让孩子坐下，身体稍微前倾，用示指和拇指将两侧鼻翼向鼻中隔方向挤压。

2. 填塞止血 常用的填塞物有棉球、吸收性明胶海绵、膨胀止血海绵、凡士林纱条。

3. 避免孩子抠鼻子 在止血过程中，要提醒孩子不要用手抠鼻子，以免再次刺激鼻腔黏膜导致出血。

4. 及时就医 如果鼻血在 10~15 分钟仍未止住，或者孩子频繁出现流鼻血的情况，建议及时就医，以排除其他潜在问题，如鼻腔异物、鼻腔炎症、血液疾病等。

总之，大多数孩子流鼻血是可以通过简单的家庭护理止住的，但如果情况反复或伴有其他异常，一定要及时就医检查。

（钟　燕）

28. 孩子后背的**青斑**，能**自然消退**吗

许多新手家长在发现孩子后背出现青斑时，往往忧心忡忡，迫切想知道这些青斑能否自然消退。实际上，孩子后背有青斑的原因多样，需要具体分析。

专家说

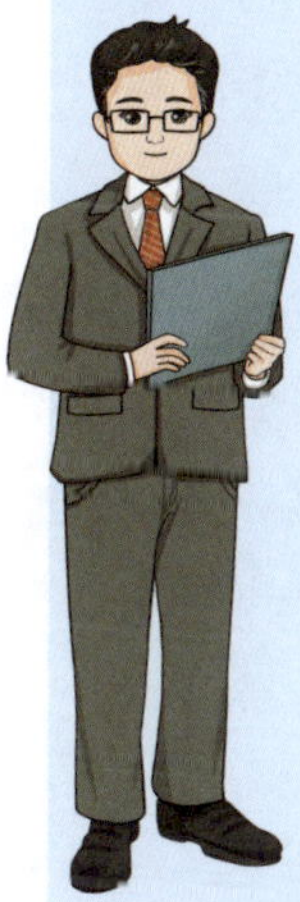

常见青斑类型有蒙古斑、胎记、皮下瘀斑、咖啡斑、血管瘤、太田痣和伊藤痣。

蒙古斑

蒙古斑是新生儿极为常见的青斑类型，在亚洲儿童中发生率高达 85%~95%。其形成与胚胎发育时黑色素细胞的分布异常有关。在胚胎发育早期，黑色素细胞从神经嵴向表皮移动，部分黑色素细胞未能顺利穿透表皮和真皮交界处，被困在真皮深部，出生后便呈现为皮肤上的青斑。蒙古斑多呈圆形、椭圆形或不规则形，边界不清，颜色多为淡青色、蓝灰色或蓝黑色，常见于腰骶部、臀部及背部，表面平滑。绝大多数蒙古斑会随孩子成长自然消退。多数在孩子 1~3 岁时开始逐渐变淡，一般 5 岁之前基本消失不见，少数会持续到成年。这是由于在孩子成长过程中，皮肤新陈代谢加快，细胞进行自我修复，真皮层的黑色素细胞逐渐被分解、吸收。

关键词

后背青斑　自然消退

胎记

胎记属于先天性皮肤色素异常，表现为青色或棕色斑块，成因复杂。部分胎记可能随孩子成长消退，部分则持续存在。

皮下瘀斑

皮下瘀斑通常因外伤导致皮下出血，或由凝血功能、血小板异常引发。这种青斑按压不褪色，可能伴有出血倾向、口腔出血等症状。分娩过程中受产道挤压也可能导致，其形状不规则，大小不一。皮下瘀斑若由外伤引起，通常在出生后几周内逐渐消退；由凝血等异常导致的可能持续存在。

咖啡斑

咖啡斑是遗传性皮肤色素斑，呈现为面部和躯干等部位的棕褐色或暗褐色斑块，一般会随孩子成长而增大、增多，一般不会自然消退。

血管瘤

血管瘤属于先天性良性肿瘤，表现为紫红色或蓝紫色肿块，部分会随孩子成长消退，部分则需要治疗，如海绵状血管瘤可能随孩子生长逐渐增大。

太田痣

太田痣表现为皮肤青褐色斑片，多分布在眼周、额头、脸颊等三叉神经支配区域，也可能出现在后背，颜色较深，边界相对清晰，通常不会自然消退。

伊藤痣

与蒙古斑外观相似，伊藤痣好发于肩颈、锁骨上区及上臂等部位，通常不会自然消退。

家长发现孩子后背青斑，应先冷静观察，密切关注青斑变化。若难以判断或青斑出现颜色突然加深、面积迅速扩大、表面破溃出血、瘙痒，或伴有疼痛、肿胀、出血倾向等异常症状，应及时寻求专业医生帮助。

（张海栋）

关键词

尿床 膀胱

29. 孩子**尿床**怎么办

“孩子快3岁了，怎么还在尿床？”不少家长为此焦虑。实际上，1~3岁孩子尿床非常普遍，超过40%的3岁儿童仍有夜间尿床现象。尿床并非孩子故意捣乱，更不是家长教育失败，而是成长路上的一朵小浪花。

专家说

1~3岁宝宝的膀胱容量只有成人的1/4，就像个还没吹大的小气球，装不了太多尿液。他们的大脑和身体还在学习“什么时候该上厕所”，特别是晚上睡得

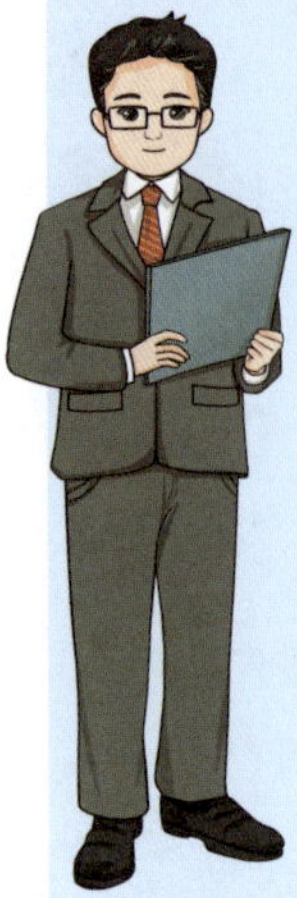

很香的时候，常常接收不到“膀胱满啦”的信号。有些宝宝和父母小时候一样容易尿床，也有些是因为睡前喝了太多水、奶。这时候千万别笑话孩子“羞羞脸”，家长越紧张，孩子越害怕上厕所，甚至故意憋着不敢说。

白天引导宝宝排尿方法

在白天，可以每隔 2 小时带宝宝坐小马桶试试，就算他说“不想尿”也没关系，拍拍他的背说：“我们和马桶打个招呼吧！”如果家长发现宝宝有夹腿、扭屁股的小动作，应马上带他去厕所，准备卡通马桶圈或者放喜欢的儿歌，让尿尿变成小游戏。晚上睡前 2 小时少喝水，但别完全不给喝，养成“刷牙→尿尿→听故事→睡觉”的固定流程，就像每天吃饭要拿碗筷一样自然。如果宝宝白天也总尿裤子、尿尿时哭着喊痛、尿味特别重，这些情况才要去看医生。

睡前引导宝宝排尿方法

到了晚上，可以给宝宝穿纸尿裤。如果宝宝不想穿，可以在床单下面垫块吸尿垫，尿湿了抽掉垫子就能继续睡。发现宝宝总在凌晨 2 点尿床，可以提前半小时轻轻拍醒他：“我们去给马桶‘喂水’了。”换尿湿的裤子时，用温水擦擦小屁股。别开大灯也别大声说话避免宝宝彻底醒了。记住不要定闹钟半夜叫孩子尿尿，3 岁前的宝宝需要完整睡眠；也不要相信“偏方”治尿床。

如果到第二天早上，发现纸尿裤干爽的，可以夸张地鼓掌："哇！你的小膀胱昨天加班存水啦！"如果不小心尿床了，就轻松地说："下次尿尿前可以像小火车一样叫醒妈妈哦。"对于绝大多数孩子，5 岁前偶尔尿床不用治疗，就像有的孩子 1 岁会走路，有的要 1 岁半才会走路，这是急不得的事情。家长越淡定，孩子进步越快。如果等到孩子 5 岁后还每周尿床 2 次以上，建议再去看医生。

（于亚滨）

关键词

包皮过长　包茎

30. 男童包皮过长都需要手术治疗吗

男宝宝出生时包皮与龟头天然粘连，就像给娇嫩的尿道口装了双层防护门。3 岁前包皮完全覆盖龟头属于正常生理现象，随着青春期发育，90% 的男孩包皮会自然回缩。

专家说

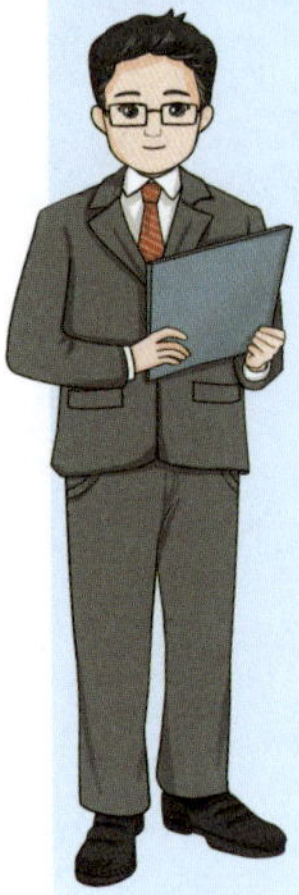

包皮并非无用的“包装纸”，具备重要生理功能。它是免疫前哨，腺体分泌的溶菌酶构成第一道防线；它是缓冲气垫，运动时保护脆弱部位免受撞击；它是灵敏的传感器，密布神经末梢增强性感知能力。并不是所有包皮过长都需要手术治疗。

包皮需就医的情况

1. 红牌警报　反复患包皮炎（年发作 >3 次）、排尿时包皮鼓起“小气球”。

2. 黄牌预警　5 岁后包皮口仍不能显露尿道口、存在病理性瘢痕。

3. 特殊情况　伴有尿道下裂等先天畸形。

以上三条中，只要满足一条，很可能就需要手术了。关于手术，还有一些重要的注意事项。在手术时机选择方面，学龄期（7~8 岁）或青春期后更利于恢复。手术方式也有不同，传统环切术用时更长，临床使用更普遍，吻合器环切术用时更短。术后恢复期通常 1~2 周，这段时间需要重点保持伤口清洁干燥。

包皮的日常养护要点

对于不需要手术的大多数孩子，日常养护需要注意以下“三大黄金法则”。

1. 温柔以待　3 岁后洗澡时可尝试轻柔翻洗，切忌暴力操作。

2. 智慧清洁 使用中性沐浴露冲洗褶皱，避免肥皂残留。

3. 动态观察 每年记录包皮回缩进度，就像量身高、体重一样对待身体的“天然设计”，耐心往往比手术刀更重要。

当家长发现孩子排尿费力、包皮红肿流脓时，请及时就医。但对于大多数没有出现这些症状的男孩，家长要做的只是洗净双手，静待其正常发育。每个男孩都是独特的生命个体，包皮的成长节奏也因人而异。用科学知识破除焦虑，用理性判断代替盲目跟风，才是对孩子最好的守护。记住：医疗干预永远是备用选项，而不是成长路上的必选项。

（于亚滨）

第三章

3~5 岁：学龄前体检要点

一

体检必看小要点

1. 如何帮助孩子做好**入托准备**

关键词

幼儿园 入托 健康准备

孩子进入幼儿园对家庭来说是一件重要的事情，对孩子来说，这是人生启蒙教育的开始，也是从家庭迈向社会的一个起点，其中孩子会出现诸多不适，家长也会产生不少焦虑。做好幼儿入园前的准备工作是确保孩子在幼儿园健康、快乐成长的一个重要环节。

专家说

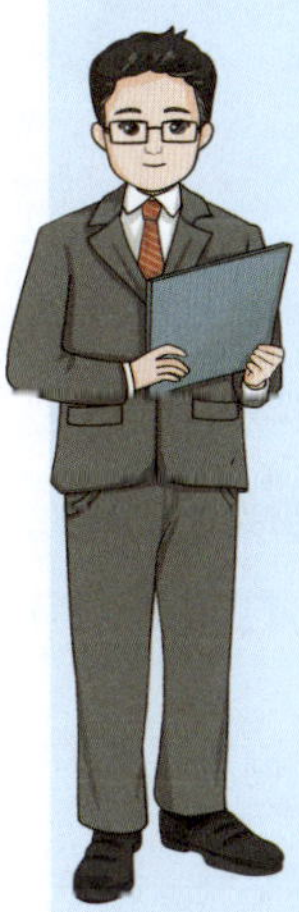

为了让孩子坦然接受入园，每天在幼儿园高高兴兴地生活和学习，减少孩子入园后可能出现的问题，让年轻父母不要过度担心，家庭准备可以从以下几个方面入手。

培养良好的饮食习惯

培养孩子定时、定量、定位的饮食习惯，教会孩子独立使用勺子吃饭、使用杯子喝水。让孩子少吃零食、不挑食，保证饮食全面均衡，摄入充足的营养。

培养良好的睡眠习惯

固定睡觉和起床时间，保证早睡早起；养成固定有序的睡眠习惯；安排合适的午睡时间；保证孩子获得充足的睡眠。同时注意调整孩子作息时间，使其与幼儿园的作息时间相适应。

培养排便习惯和进行如厕训练

18 月龄开始尽量少用尿不湿，让孩子学会控制大小便，2 岁左右学会自己解裤子坐便盆，引导接近 3 岁的孩子了解熟悉厕所使用，鼓励孩子逐渐学会自己上厕所，并耐心指导其如何正确擦拭。

培养良好的卫生习惯

坚持让孩子饭前便后洗手、勤剪指甲。同时家长教育孩子正确的咳嗽和打喷嚏礼仪，使用纸巾和小手遮住口鼻、将头转向一侧。

积极接种疫苗

如果孩子错过疫苗接种时间应及时补种，提高免疫力，防止孩子入园后因免疫功能低下而反复发生呼吸道感染。

心理、情绪准备

家长可以提前通过讲故事、读绘本、带孩子到附近幼儿园玩耍等方式，让孩子对幼儿园产生向往和期待。为了缓解孩子的“分离焦虑”情绪，父母可以多让孩子接触新环境，多和其他小朋友玩耍。当孩子初次入园大哭大闹时，家长不能因为孩子哭闹而放弃原则，应该积极坦然面对、正确引导，帮助孩子在行动上和心理上克服焦虑情绪。

（凌　昱）

2. 如何帮助孩子做好**入学准备**

关键词

学龄前儿童　入学准备

从幼儿园过渡到小学阶段，是孩子的一个重要成长过程，在此过程中孩子会经历身体、心理、习惯、环境等方面的改变。如果家庭重视孩子的入学准备，并对其进行有效的学前准备教育，将有利于孩子的身心健康、适应能力以及之后的学习和一生的发展。

专家说

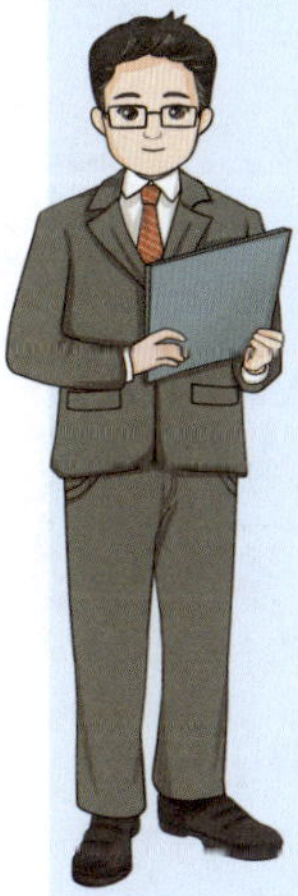

为了保证儿童能够尽快适应小学的学习生活，家长应该帮助孩子做好以下入学准备。

心理准备

1. 消除恐惧　正确引导孩子认识学校，知道小学与幼儿园的不同，避免孩子对学校产生“恐惧”。带孩子参观学校，熟悉校园环境，让孩子对校园生活产生向往和兴趣。

2. 识别情绪　引导孩子学会识别和管理自己的情绪，用友好的方式表达情感。

生活准备

1. 调整作息　调整作息时间，结合学校作息时间调整好孩子的个人作息时间，早睡早起，保证充足睡眠。注重对孩子时间观念的培养，让孩子养成按时完成任务的好习惯。

2. 拒绝包办 凡事不要包办替代，让孩子学会简单的劳动技能，教会孩子整理书包、学习用具等。

社会、人际交往准备

1. 户外活动 多带孩子进行户外活动，提供其和同伴、周围人交往的机会，让孩子学会表达自己的想法和需求。

2. 懂礼守规 培养孩子懂礼貌、讲规则的意识，教会孩子尊老爱幼，尊敬老师，遵守学校纪律，做事善始善终。

3. 集体活动 通过参与集体游戏和活动，培养孩子的团队合作意识。

培养良好的学习习惯

1. 制订计划 结合孩子的兴趣和特长，制订学习计划，通过合适的小游戏帮助孩子提高注意力。

2. 训练能力 教会孩子正确的握笔姿势，训练孩子倾听、表达、阅读的能力。

总之，孩子入学准备是多方面的，家长不要因担心孩子“输在起跑线”上而产生“培训焦虑”等情绪。父母自身要做好心理准备，对孩子的成长发展有合理的期望，明确了解幼儿园和小学教育之间的差异，才能提早做好入学准备。

（凌　昱）

3. 怎么鉴别孩子是不是有**含胸驼背**

含胸驼背是指脊柱过度后凸和胸廓塌陷的一种不良姿势。其中“含胸”表现为胸部向前弯曲，胸骨和肋骨部分向内凹陷，导致胸廓不饱满；“驼背”表现为背部向后凸起，不能挺直，形成一个弯曲，严重者可见“驼峰”。含胸驼背不仅影响人的美观和整体形象气质，长时间会增加脊柱的压力，引发疼痛和不适，严重者还会导致心肺功能异常，对生长中的孩子极为不利。

专家说

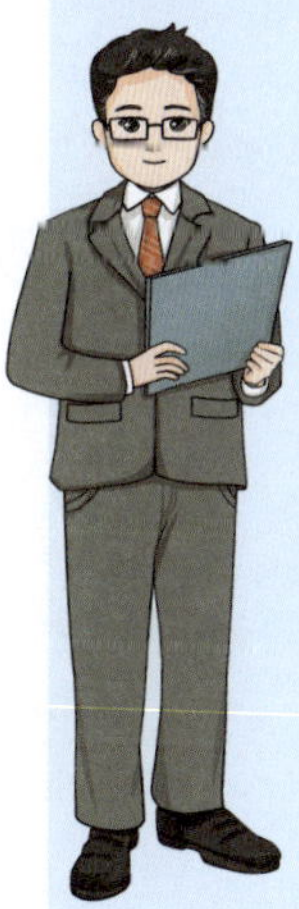

通常可以通过以下几个方面鉴别孩子是否存在含胸驼背。

站姿

站姿，让孩子自然双手下垂靠墙站立，使后脑勺、肩胛骨、臀部、小腿后侧肌肉、脚后跟紧贴墙面。有驼背的孩子在肩胛骨、臀部、小腿后侧肌肉、脚后跟紧贴墙面后，后脑勺需要用力才能紧贴墙面，或者会通过仰头的方式将后脑勺贴近墙面。另外，如果以上几个部位均紧贴墙面，从侧面观察背部向后隆起，形成一个明显的弧形，当头向前倾时，背部弯曲更明显，则可能存在驼背。

关键词

含胸驼背　脊柱　胸廓

走姿

正常孩子走路时，身体平稳，头部保持正中，胸背挺直。若有含胸驼背，则会出现头、胸廓前倾，背部弯曲的表现。

因为孩子的脊柱、胸廓和肌肉正处于不断生长发育中，孩子是否存在含胸驼背、含胸驼背是否在正常范围，与年龄、发育阶段、个体差异以及是否患有疾病相关。故建议家长定期带孩子进行健康体检，通过医生专业的综合评估，判断是否存在问题，便于早发现、早干预，从而帮助孩子健康成长。

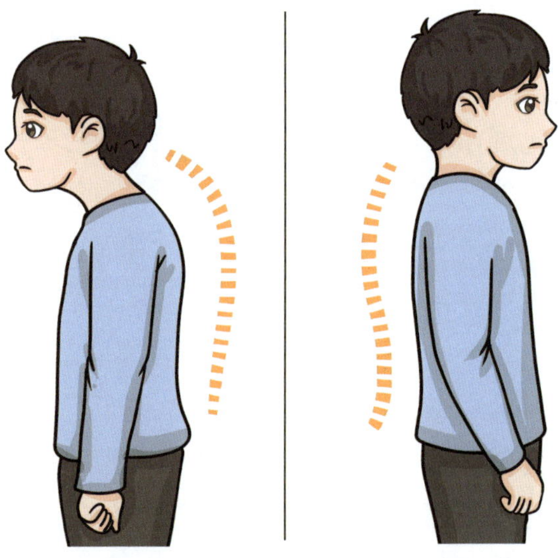

弯腰驼背　　挺腰直背

弯腰驼背与挺腰直背示例图

（凌　昱）

4. 孩子**身高**和**体重**的**合适范围**，何时需要注意

关键词

身高 体重 合适范围

随着人民生活水平的不断提高，家长对孩子的身高、体重，尤其是对身高的关注度越来越高，甚至有些家长在不切实际的期望值驱使下会对孩子的成长做出一些错误干预。正确认识孩子身高和体重增长的合适范围及异常情况，既可缓解家长们的焦虑，又能让孩子身心得到健康成长。

专家说

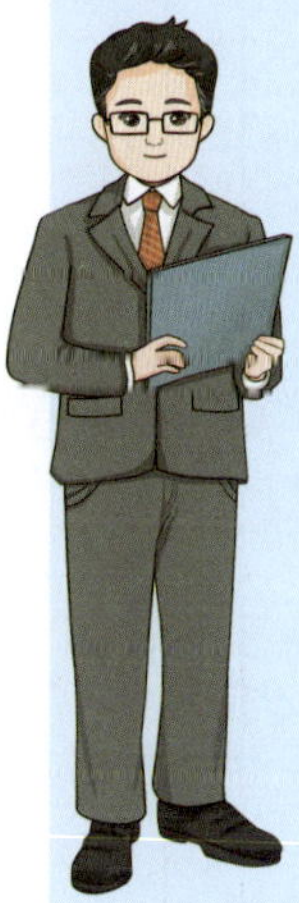

身高和体重的增长是儿童期乃至成人期身心健康的基本保障，通过监测身高和体重可以了解孩子的健康和营养状况，甚至对早期发现一些慢性、系统性内分泌疾病有着重要意义。家长可以通过以下几个方面了解孩子身高和体重是否处于合适范围。

通过对比生长标准

将某一年龄段测得的身高和体重值，与中华人民共和国卫生行业标准《7 岁以下儿童生长标准》中的参考值进行对比，根据不同年龄及性别判断孩子身高和体重是否在合适范围，在第 3 百分位至第 97 百分位属于基本正常范围，如果达不到第 3 百分位或超出第 97 百分位视为异常，需要家长带孩子至医院找专科医生就诊。

通过生长速度判断

通过生长速度了解是否在合适范围。生长速度是指在一定时间内连续测量身高和体重得到的前后增长值，这个值非常重要。通常 2~7 岁时，儿童体重每年增长 2 千克；身高增长：出生后第 2 年 ≥ 8 厘米，出生后第 3 年 ≥ 7 厘米，4~8 岁 ≥ 5 厘米/年。如果达不到以上水平，则需要警惕存在生长缓慢的风险，家长应带孩子及时就医。

当然，孩子的身高和体重处于动态发展过程中，测量指标还受到遗传、出生时状况、营养、环境、心理等因素的影响。如果身高、体重稍有偏离，但孩子精神状况及饮食睡眠均正常，家长不必过度焦虑。如果发现偏离较大或存在异常，则应及时带孩子到医院，在专业医生的指导下进行评估和干预。

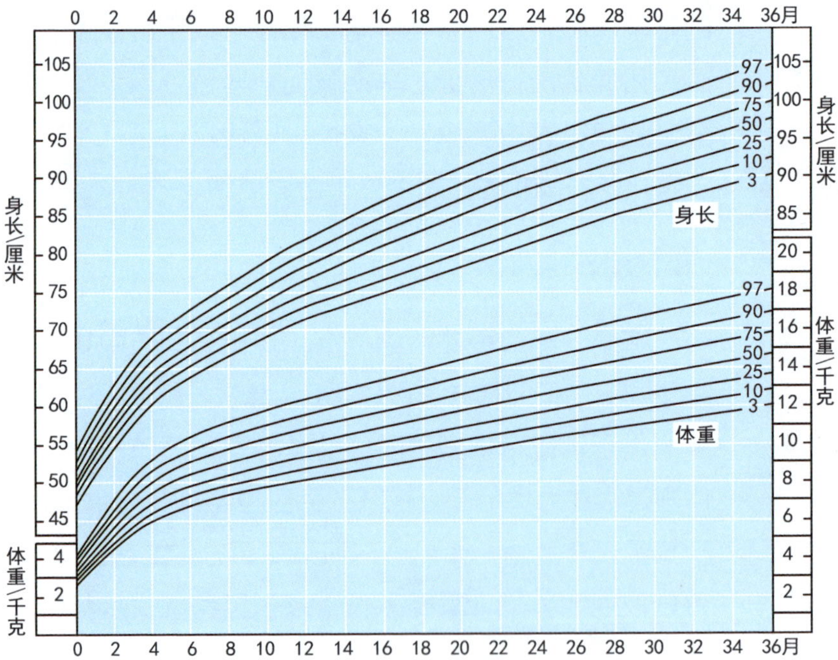

中国0~3岁男童身长、体重百分位曲线图

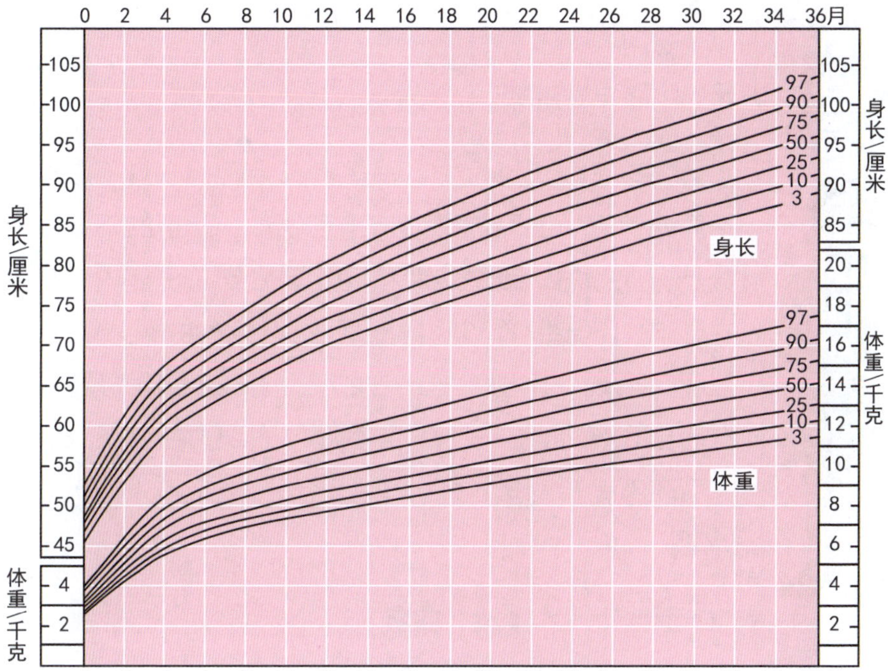

中国0~3岁女童身长、体重百分位曲线图

（凌　昱）

关键词

O型腿　X型腿

5. 如何鉴别孩子“O型腿”或“X型腿”

膝内翻（“O型腿”）和膝外翻（“X型腿”）是常见的儿童下肢弯曲。在孩子的成长过程中，大多数“O型腿”和“X型腿”都是生理性的，属于正常现象，随着孩子骨骼的发育会自行矫正，只有少数为病理性，需要干预和处理。

专家说

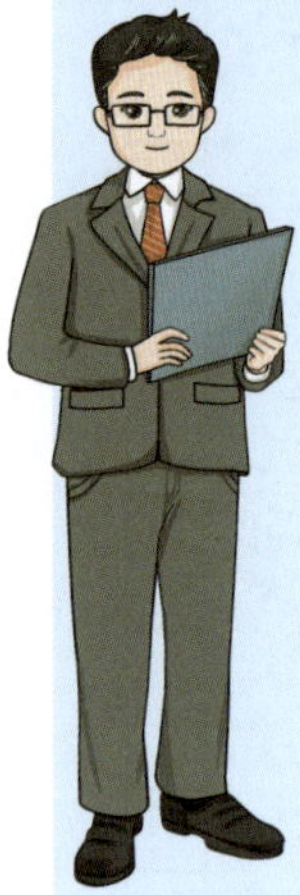

儿童下肢发育规律

在孩子成长过程中，很多家长会因担心其下肢直不直或有无弯曲而焦虑地带孩子就诊。儿童的下肢发育是有规律的，新生儿期和婴儿期受到在子宫内姿势的影响，下肢股骨和胫骨出现生理性弯曲，导致“O 型腿”表现，直到 1 岁半左右，下肢会逐渐变直，2 岁后出现膝外翻，呈现“X 型腿”表现，持续至 6~7 岁后随着韧带的抗拉能力增强逐渐接近成年人的下肢外观。

“O 型腿”“X 型腿”自查

对于 3~6 岁的儿童，让孩子靠墙正常放松站立，双足与双足掌并拢，如果两膝关节分开，即提示有“O 型腿”，膝间隙距离越大，说明膝内翻越严重。当双足并立时，若两膝关节并拢时而两踝关节分开，即提示有“X 型腿”，踝关节间距离越大，说明膝外翻越严重。

需要就医的情况

1. 年龄与孩子下肢表现不一致 以 2 岁为分水岭，2 岁前表现为“X 型腿”，2 岁后表现“O 型腿”，7 岁以后仍有明显的“O 型腿”或“X 型腿”。

2. 其他异常 膝关节间距离或踝关节间距离大于 8 厘米，同时伴有个子偏小、进行性加重或不对称等情况，可能为病理性。

总之，儿童的骨骼处于不断生长发育中，家长如有疑问或把握不准，最好咨询儿童专科医生，医生应结合儿童发育特点及详细病史、体检结果进行综合评估，不合理的处置会导致矫枉过正。另外，家长定期带孩子进行健康体检，动态观察孩子下肢骨骼的发育情况，便于早发现、早干预，这也是非常重要的。

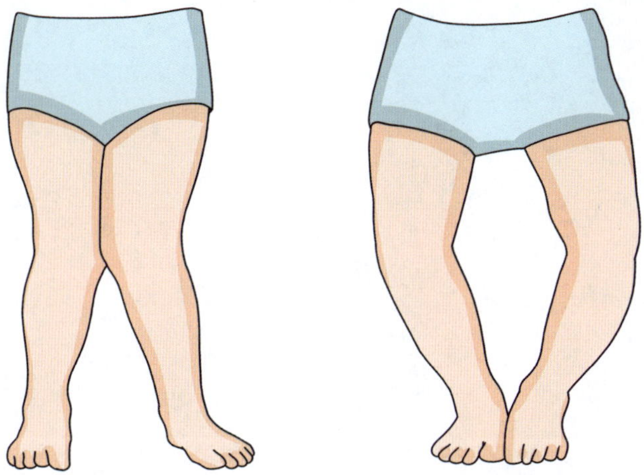

“X 型腿”和“O 型腿”示例图

（凌　昱）

二

营养体格关键点

6. 孩子**体检超重**，如何多**运动**

学龄前期是孩子身体发育的关键阶段，体检时若发现超重问题需要引起家长重视。超重不仅影响孩子当前的身体健康，还可能为成年后的慢性疾病埋下隐患。增加运动量是帮助孩子控制体重、促进健康发育的有效途径。

关键词

超重　运动　健康发育

专家说

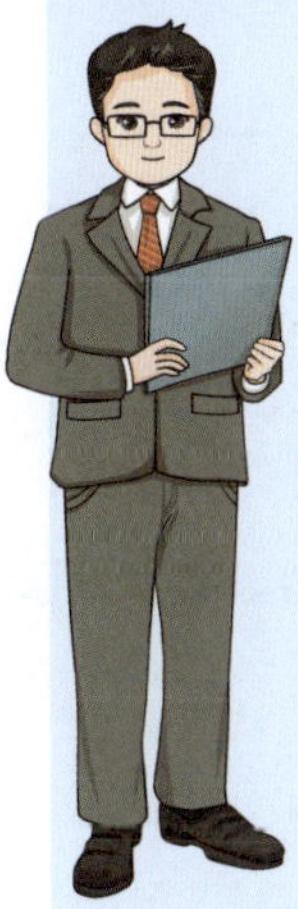

超重主要是由于儿童摄入的热量超过身体消耗的热量。运动是促进身体发育、消耗多余热量的重要方式。家长应鼓励孩子多参与户外活动，如散步、骑自行车等。这些活动不仅能让孩子亲近自然，还能让他们在玩耍中锻炼身体，提高心肺功能。

活动内容建议

活动内容方面，家长可以利用简单的器材，如瑜伽垫、小哑铃等，和孩子一起进行一些简单的家庭健身活动。比如，一起做亲子瑜伽，不仅可以增进亲子关系，还能帮助孩子提高身体的柔韧性和平衡能力。或者进行一些简单的力量训练，如用小哑铃进行手臂弯曲练习，增强孩子的肌力。家长也可以和孩子一起进行亲子运动，如跳绳、捉迷藏等。跳绳是一项全身运动，能够锻炼孩子的协调性和节奏感，同时也能有效消耗热量。捉迷藏则能让孩子在奔跑和躲藏中提高身体的灵活性和反应能力。

活动时间建议

具体活动时间方面，3~4 岁儿童每天各种强度的身体活动时间应至少达到 180 分钟，其中至少包括 60 分钟的中等到剧烈强度身体活动，全天分布；多则更好。受限时间每次不超过 1 小时（例如乘坐手推童车 / 婴儿车），不建议有久坐不动的屏幕时间（如看电视或视频，玩电脑游戏）。

健康加油站

肥胖是长期能量摄入超过消耗，导致体内过多能量以脂肪形式贮存，脂肪组织增加到损害人体健康的程度。超重是指体重超出正常范围，介于正常和肥胖之间的身体状态。一个超重的个体可能是肌肉或骨量增加，也可能是脂肪增加。因此，准确诊断肥胖程度需要对体脂进行精准测量。

判断超重和肥胖的世界卫生组织（WHO）标准，包括 0~5 岁儿童与 6~19 岁儿童、青少年两部分判断标准。0~5 岁儿童以身高的体重（WFH）> 参照人群均值的 2 个标准差（2SD）为“超重”，>3SD 为“肥胖”；6~19 岁儿童、青少年，体重指数（BMI）>1SD 为“超重”，>2SD 为“肥胖”。

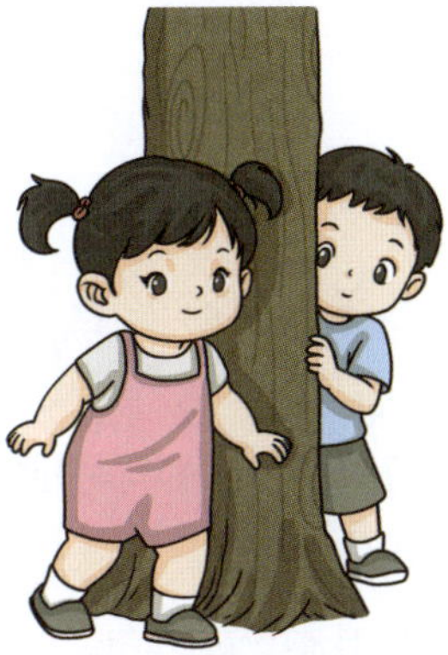

捉迷藏可提升身体灵活性

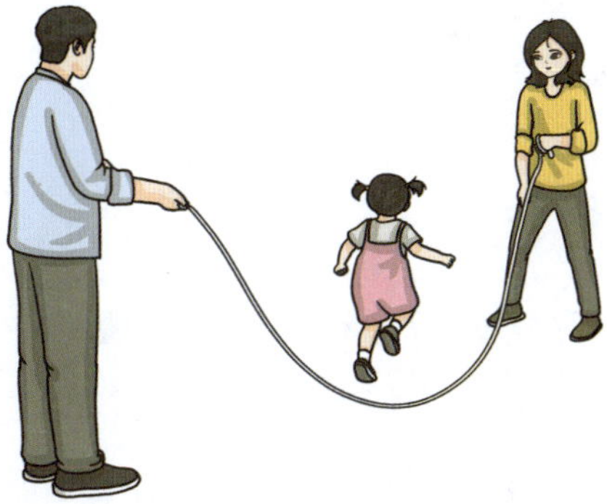

跳绳可以提升全身运动效果

运动的好处

（李　燕）

健康云课堂

体医融合解决“小胖墩儿”问题，
科学安全运动要注意什么

关键词

身高　发育标准

7. 正常情况下身高应该每年长多少

孩子的身高增长是家长非常关心的问题，它直接反映了孩子的生长发育状况。了解孩子正常身高的年增长量，有助于家长及时发现孩子生长过程中的潜在问题，并采取相应的措施。

专家说

学龄前儿童身高特点（3~5 岁）

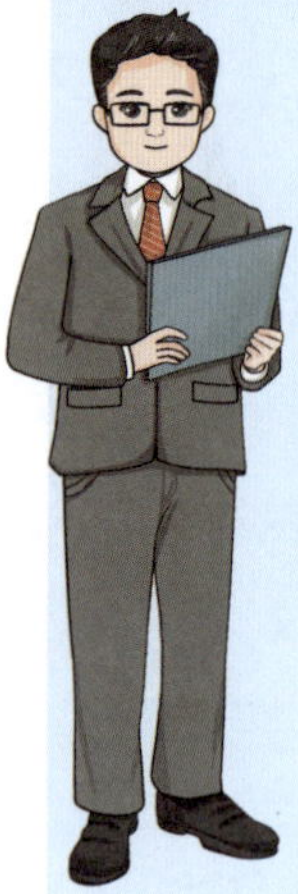

一般来说，幼儿在不同的年龄阶段，身高的增长速度会有所不同。3~5 岁儿童身高的增长速度会略微放缓，但仍然保持在一个较为稳定的水平，每年可增长 5~8 厘米。这个时期，孩子的活动量增加，身体对营养的需求也相应增加，因此，保证均衡的营养摄入和适量的运动对于维持正常的身高增长至关重要。

身高增长受多因素影响

值得注意的是，孩子身高的增长还受到多种因素的影响，包括遗传、营养、睡眠、运动等。遗传因素在一定程度上决定了孩子的生长潜力，但后天的营养、睡眠和运动等环境因素也起着至关重要的作用。良好的营养状况能够为骨骼的生长提供充足的原料，如钙、磷等矿物质，有利于骨骼的健康发育。充足的睡眠有助于生长激素的分泌，生长激素是促进身高增长的关键因素之一。适量的运动则可以刺激骨骼的生长，增强身体的代谢功能，有利于身高的增长。

助力孩子身高增长的措施

为了帮助孩子身高增长，家长应注重孩子的营养均衡，保证孩子摄入足够的蛋白质、维生素和矿物质。同时，鼓励孩子进行适量的体育锻炼，如跑步、跳绳、游泳等，以有效促进骨骼的生长和身体的新陈代谢。此外，保证孩子每天有充足的睡眠时间，创造良好的睡眠环境，也有助于身高的增长。

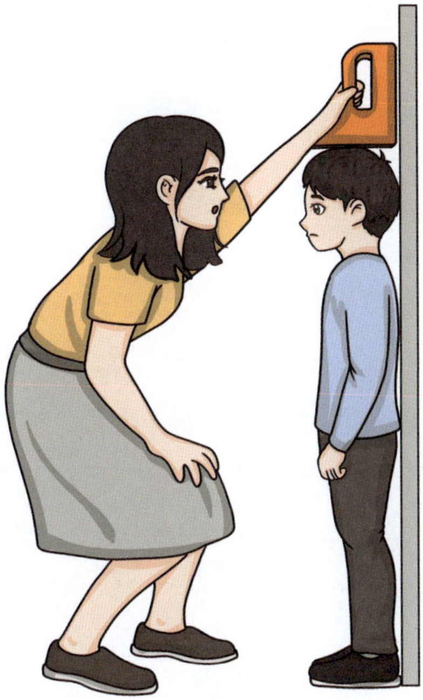

身高测量图

（李　燕）

关键词

体重下降　生长发育　疾病状态

8. 孩子一生病体重就下降，这正常吗

孩子的体重增长是衡量其生长发育状况的重要指标之一。家长常常发现，孩子在生病期间体重增长会停滞甚至下降，这不免引起家长的担忧："孩子一生病体重就下降，这种情况是否正常呢？"

专家说

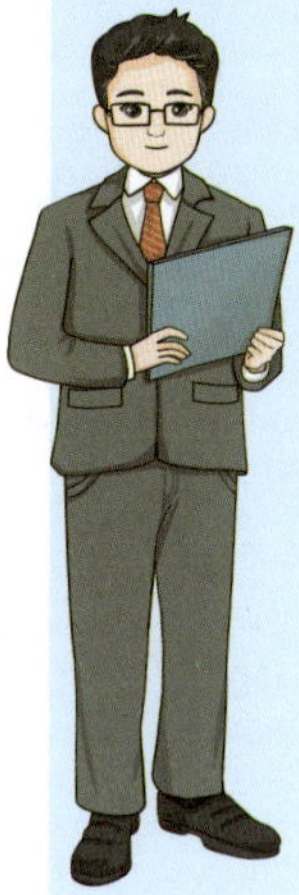

生病导致体重下降的生理缘由

孩子一生病体重就下降，在一定程度上是正常的生理现象。当孩子生病时，身体会将大量的能量用于抵抗疾病，维持身体的基本生理功能，从而减少了用于生长发育的能量。例如，在孩子患有感冒、肠胃炎等常见疾病时，孩子食欲减退、消化吸收功能减弱，摄入的营养物质减少，身体无法获得足够的能量和营养来支持正常的体重增长，甚至可能会因为疾病导致能量消耗增加而出现体重下降的情况。

疾病对儿童生长的影响

一些疾病还可能直接影响孩子的生长激素分泌和代谢过程。例如，某些慢性疾病或长期的感染性疾病，可能会干扰生长激素的正常分泌，抑制骨骼和肌肉的生长，进而影响孩子体重和身高的增长。然而，这种情况通常是暂时的，一旦孩子病愈，身体恢复正常，生长激素分泌和代谢功能逐渐恢复，体重和身高的增长也会随之恢复到正常水平。“追赶生长”是描述病理因素导致生长迟缓的儿童在去除这些因素后出现的生长加速现象，是机体自我保护和代偿的生理机制。

频繁生病需警惕健康问题

大部分儿童在病愈后可通过改善营养状况实现追赶生长。需要注意的是，如果孩子频繁生病，或者生病后长时间无法恢复正常的体重增长，这可能提示孩子的身体存在一些潜在的健康问题，如免疫力低下、慢性营养不良等。这种情况下，家长应及时带孩子就医，进行全面的身体检查，以排除可能的疾病因素，并根据医生的建议采取相应的治疗和调理措施。

（李　燕）

关键词

补钙　钙制剂　钙摄入量

9. 孩子 3 岁后需要补钙吗

3 岁以后的儿童，身体仍在快速生长发育，骨骼和牙齿的形成需要大量的钙。因此，3 岁以后的孩子仍然需要补钙。合理的钙摄入量对于孩子的健康成长至关重要。

专家说

儿童钙推荐摄入量

根据《中国居民膳食营养素参考摄入量（2023 版）》，1~3 岁幼儿的推荐钙摄入量为每天 500 毫克，4~7 岁儿童的推荐钙摄入量为每天 600 毫克，该摄入

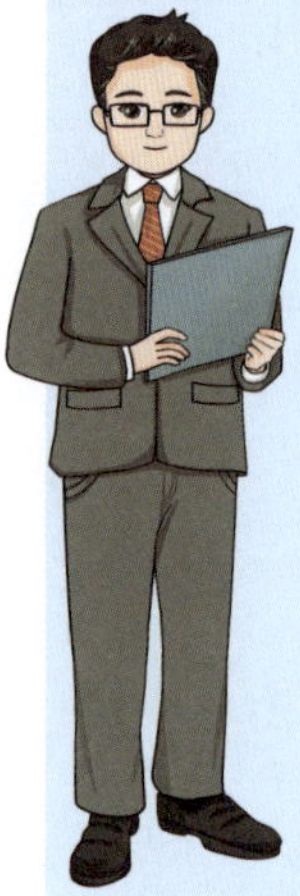

量包括所有食物中的钙和补充剂中的钙。这一推荐量的设定考虑到了孩子日常活动、骨骼发育的需求以及生长高峰期的补充要求。钙不仅对骨骼发育至关重要，还参与肌肉收缩、神经传导等多种生理功能。

儿童日常饮食中的钙来源

在日常饮食中，奶类是儿童期最主要的钙源，也是最好的钙源。建议学龄前儿童每日奶量为 400~500 毫升，学龄儿童每日奶量为 300 毫升及以上液态奶或相当量的奶制品。此外，豆类食品含钙量丰富且吸收较好，是除奶类食物外的又一补钙食物。绿叶蔬菜也含一定的钙，但吸收相对较差。

钙制剂选择要点

如果日常膳食不能满足对钙的需求，可以考虑选择钙制剂来补充食物中钙的不足。在选择钙制剂时，应首选钙含量多、胃肠易吸收、安全性高、口感好、服用方便的钙制剂，同时要关注婴幼儿消化系统发育尚未成熟的生理特点，注意钙制剂的体外溶解性。

补钙需配合维生素 D

补钙的同时，还需要补充维生素 D，因为维生素 D 可有效促进人体对钙的吸收，是打开钙代谢大门的“金钥匙”。中国营养学会根据婴幼儿时期营养需要量，推荐每天补充维生素 D 400~800 单位。可以选择服用维生素 AD 或维生素 D_3 制剂，多晒太阳也是补充维生素 D 的良好途径。

健康加油站

钙吸收的注意事项

1. 影响钙吸收的食物 植酸、草酸、鞣酸可与钙结合为难溶性复合物，从而影响钙的吸收。此外，高纤维膳食会影响钙的吸收，故补钙时不要与富含植酸、草酸、鞣酸、高纤维膳食的食物（如菠菜、茶叶、柿子、葡萄、石榴等）同时进餐。

2. 补钙同时补充相关营养素 补钙同时应注意补充促进钙吸收和钙代谢的维生素 D、维生素 K，以及微量营养素铁、锌。

3. 乳糖助力钙吸收 乳糖有利于促进钙的吸收。

4. 长期补钙可以增加骨密度 维持长期充足的钙摄入可以增加骨密度。

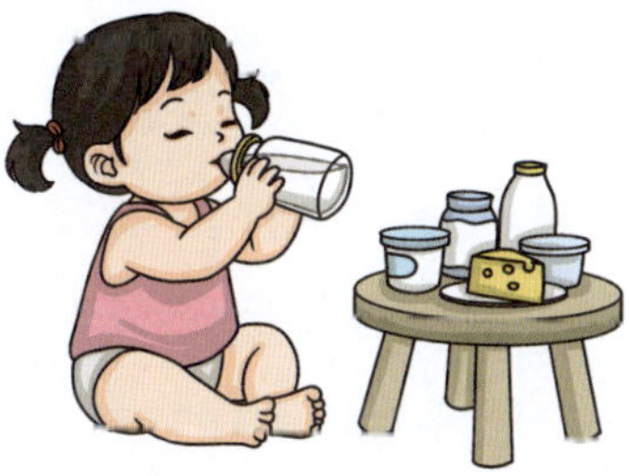

奶类是儿童期最主要的钙源

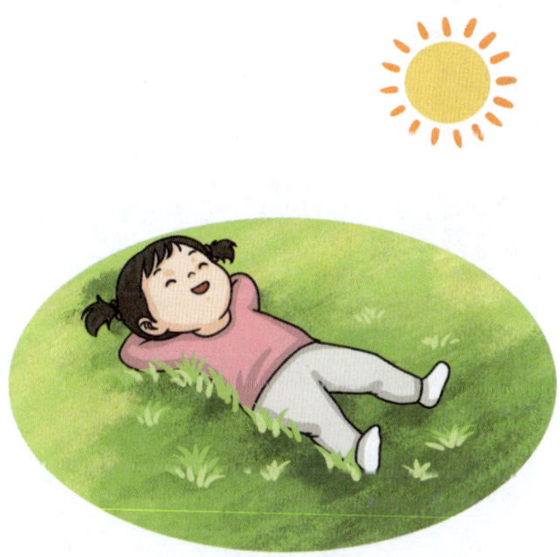

晒太阳可以促进维生素D的合成，帮助钙的吸收

（李　燕）

10. 孩子 3 岁后 **拒绝喝奶**影响**发育**吗

关键词

拒绝喝奶 营养素 生长发育

3 岁以后的孩子，身体仍在快速生长发育。奶及奶制品是孩子重要的营养来源，尤其是钙和优质蛋白的主要提供者。如果孩子在这个阶段拒绝喝奶或奶粉，可能会对生长发育产生一定的影响。

专家说

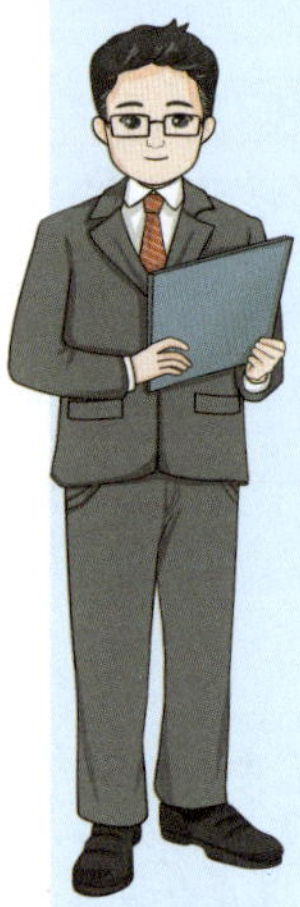

摄入奶及奶制品有利于儿童生长

奶及奶制品对儿童的生长发育至关重要。它们不仅富含钙，易于吸收，是儿童钙质的最佳来源，还含有优质蛋白、维生素 D、维生素 A、维生素 B 族、硒等营养素，有助于儿童的骨骼健康，还能增强免疫力和促进认知发育。研究显示，儿童每日摄入 245 毫升乳品可贡献其每年 0.4 厘米的身高增长，且相较于不饮奶的人群，每天饮用乳品可使身材矮小症的发病率降低 28%。此外，乳品摄入较多的膳食模式可以减少儿童体脂含量，并可降低儿童期超重或肥胖的发生风险。

孩子不爱喝牛奶的常见缘由

1. 孩子不爱喝牛奶常见的两大原因 一是嫌牛奶不好喝；二是喝了牛奶肠胃不舒服，甚至腹泻。家长应根据孩子的具体情况采取相应措施。有些孩子不喜欢喝牛奶是嫌弃奶的味道，家长不妨在牛奶中添加一些有颜色和香味的食品，如可可粉（加入冷牛奶中煮沸后更香）等，这些食品会为牛奶增色增香，以引起孩子的食欲。春、夏、秋三季，酸奶拌水果不失为一道美味可口的餐后点心。其做法是将各种水果如苹果、梨、瓜类、香蕉、猕猴桃、橘子等洗净去皮后切成小块，加入酸奶拌匀即可食用。不同季节宜选择不同的水果，选用孩子喜欢的水果，更能引起孩子的食欲。

2. 不要把乳饮料和酸奶混为一谈 有些孩子不喜欢喝牛奶，但喜欢喝含奶的饮料，因为乳酸饮料有酸甜的味道，符合小儿的口味。可实际上乳饮料营养价值并不高，其蛋白质含量仅为 1% 左右，而一般牛奶的蛋白质含量则为 3%；添加了碳酸钙的奶饮料会影响孩子的胃酸状态，常可导致幼儿食欲减退。

3. 乳糖不耐受与过敏应对 有些孩子可能有乳糖不耐受，他们的肠道内缺乏乳糖酶，因此不能分解牛奶中的乳糖；而乳糖在肠内被细菌分解，产生乳酸、二氧化碳和水，会引起腹胀、腹痛、腹泻等不适。这种情况下，反应特别严重的孩子可改吃豆浆或豆奶粉；反应不严重的孩子可以先试着喝少量的牛奶，适应后再逐渐增加奶量；也可以改喝酸奶，因为酸奶中部分乳糖已转化成乳酸。还有的孩子对牛奶蛋白过敏，喝牛奶后除了可能出现肠胃不舒服，还有可能出现皮肤过敏的症状，应在医生指导下选择水解蛋白奶粉代替普通牛奶，可以减少上述身体不适。

让孩子爱上喝牛奶的方法

要让孩子喜欢上喝牛奶，家长还要以身作则并注意积极鼓励。家长带头每天喝奶，并经常给孩子介绍牛奶对身体的好处。如果孩子对待牛奶的态度有所改善，要及时给予表扬或肯定，让孩子感觉到自己喜欢喝牛奶，而且喝牛奶后身体会变强壮。

健康术语

乳糖不耐受

乳糖不耐受又称“乳糖酶缺乏”或“肠乳糖酶缺乏”，是由于肠道缺乏乳糖酶，无法将乳中的乳糖分解为葡萄糖和半乳糖，进而产生临床症状。如果孩子因乳糖不耐受而拒绝奶制品，可以选择无乳糖乳品，或在乳品中添加乳糖酶。酸奶也是一个好选择，因为其中的乳糖已被部分分解，更容易被消化吸收。

酸奶作为奶制品的替代品，富含钙和益生菌，有助于消化。

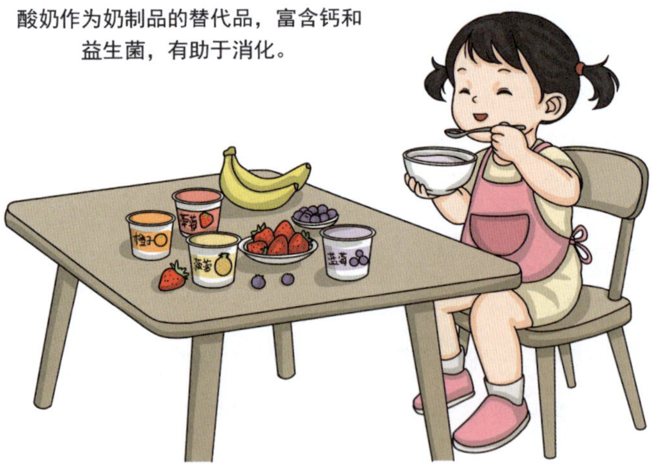

酸奶的优点

（李　燕）

11. 幼儿园孩子容易缺什么**维生素**，如何发现

关键词

维生素缺乏 维生素A 维生素D

幼儿园阶段的孩子正处于快速生长发育期，对各种营养素的需求较高。其中，维生素 A 和维生素 D 是其最容易缺乏的两种维生素。维生素 A 对孩子的视力、免疫系统和生长发育至关重要，而维生素 D 则对骨骼健康和钙的吸收起着关键作用。

专家说

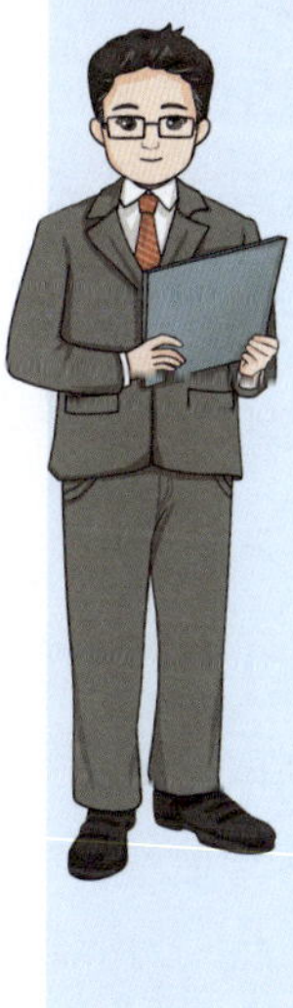

维生素 A 缺乏在幼儿园孩子中较为常见，主要表现为生长减慢、反复感染、贫血等症状。维生素 D 缺乏则可能导致骨骼发育不良、佝偻病等问题。在我国，0~18 岁儿童中维生素 D 缺乏和不足的情况较为普遍。

维生素缺乏的判断方法

要判断孩子是否缺乏维生素，可以通过观察临床症状或者血液检查综合判定。维生素 A 缺乏可能导致反复感染、免疫力下降、贫血、皮肤干燥，甚至夜盲症等；维生素 D 缺乏可能导致骨骼畸形、“X 型腿”、“O 型腿”等。血清维生素 A_1（又称视黄醇）测定可以用来判定体内是否存在维生素 A 缺乏。血清视黄醇浓度在 0.7~1.05μmol/L 时，为亚临床维生素 A 缺乏，低于 0.7μmol/L 为维生素 A 缺乏。儿童血清 25（OH）D 浓度低于 20ng/mL，认为存在维生素 D 缺乏。

维生素缺乏的预防措施

为了预防维生素 A 缺乏，可以增加富含维生素 A 的食物摄入，如动物肝脏、胡萝卜、南瓜等；也可以适当补充维生素 A 制剂，建议每日补充维生素 A 1500~2000 单位。预防维生素 D 缺乏，一是要在夏、秋季节增加户外活动，每天应有 2 小时以上的户外阳光照射时间，促进自身合成维生素 D；二是在冬、春季节每日补充维生素 D 400~800 单位。

健康加油站

1. 维生素 A 缺乏症 维生素 A 缺乏症是身体维生素 A 不足导致的疾病，包括临床型、亚临床型和边缘性维生素 A 缺乏。临床型维生素 A 缺乏表现为特异的皮肤角化过度和眼干燥症；边缘性和亚临床型维生素 A 缺乏主要与反复呼吸道感染、腹泻和贫血等非特异表现有关。

2. 营养性维生素 D 缺乏性佝偻病 营养性维生素 D 缺乏性佝偻病是由于儿童体内维生素 D 不足使钙、磷代谢紊乱，产生的一种以骨骼病变为特征的全身慢性营养性疾病。典型的表现是生长着的长骨干骺端和骨组织矿化不全致软骨和骨骼畸形，成熟骨矿化不全则表现为骨质软化症。婴幼儿体内维生素 D 主要来源于母体 - 胎儿转运、食物中的维生素 D 和皮肤光照合成。

中国婴幼儿、儿童和青少年脂溶性维生素参考摄入量

年龄/岁	维生素A/(μgRAE·d^{-1})			维生素D/(μg·d^{-1})		维生素E/(mg α-TE·d^{-1})		维生素K/(μg·d^{-1})
	RNI		UL[a]	RNI	UL	AI	UL	AI
	男	女						
0~	300(AI)		600	10(AI)	20	3	-	2
0.5~	350(AI)		600	10(AI)	20	4	-	10
1~	310		700	10	20	6	150	30
4~	360		900	10	30	7	200	40
7~	500		1 500	10	45	9	350	50
11~	670	630	2 100	10	50	13	500	70
14~	820	630	2 700	10	50	14	600	75

注:UL不包括来自膳食维生素A原类胡萝卜素的RAE。

（李　燕）

关键词

大便　消化　便秘

12. 孩子大便又干又硬，是不是消化不好

孩子的大便干硬是许多家长常见的烦恼。干燥的大便可能与消化不良有关，但并不是所有干硬的大便都是消化不良的结果。儿童的消化系统在不断发育，饮食、生活习惯以及水分摄入都会对大便的质地产生影响。

专家说

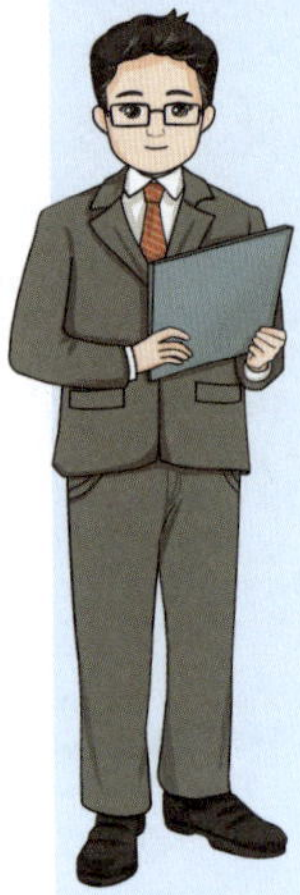

孩子大便干硬的常见原因

1. 水分摄入不足 确保孩子每天喝足够的水，尤其是在炎热的天气和运动后及时补水。婴幼儿可以通过母乳或配方奶来保证水分摄入。

2. 膳食纤维摄入不足 丰富孩子的饮食，增加新鲜水果、蔬菜及全谷物的摄入，帮助肠道健康，促进正常排便。

3. 生活习惯 保持规律的作息，培养孩子定时排便的习惯，尤其是在早餐后，利用自然的肠道反射排便。

4. 心理因素 注意观察孩子的情绪变化，特别是在上学或其他新环境中，孩子的心理压力可能导致排便不规律。

5. 运动不足 鼓励孩子多参与户外活动，增加运动量，有助于促进其肠道蠕动，减少便秘的发生。

6. 用药不当 一些药物可能会导致便秘，家长在给孩子服药时应咨询医生，避免影响肠道健康。

如果孩子的情况没有改善，或者出现其他不适，建议及时就医，专业医生会根据孩子的具体情况，对其进行详细检查和针对性治疗。保持良好的生活习惯和饮食结构，是预防孩子便秘的重要措施。

健康加油站

大便的形成是一个复杂的生理过程，主要发生在消化系统中。食物在口腔经过咀嚼后，进入胃部进行初步消化，接着进入小肠。小肠是营养吸收的主要场所，食物中的营养成分（如蛋白质、碳水化合物、脂肪、维生素和矿物质）会被吸收到血液中。

经过小肠后，未被吸收的食物残渣进入大肠。在大肠内，水分被进一步吸收，细菌也在此发挥重要作用，帮助分解食物残渣并产生一些维生素。随着水分的吸收，残渣逐渐形成粪便。正常情况下，粪便应呈现适当的湿度和形状，以便顺利排出。如果这中间的环节出现了问题，比如饮食结构（如纤维摄入量不足）、水分摄入不足、生活习惯不良（如运动量不足）以及心理状态不佳等，造成大便在大肠中持续时间过长，就会造成大便水分越来越少，性状越来越干。

（赵云静）

关键词

挑食 偏食 营养不良

13. 担心营养不良，该如何应对孩子挑食

在 3~5 岁的儿童阶段，挑食和偏食是普遍现象。这一时期的孩子正处于自我意识逐渐增强的阶段，常常通过拒绝某些食物来表达自

己的喜好或厌恶。研究显示，有 20%~30% 的学龄前儿童存在不同程度的偏食问题。

专家说

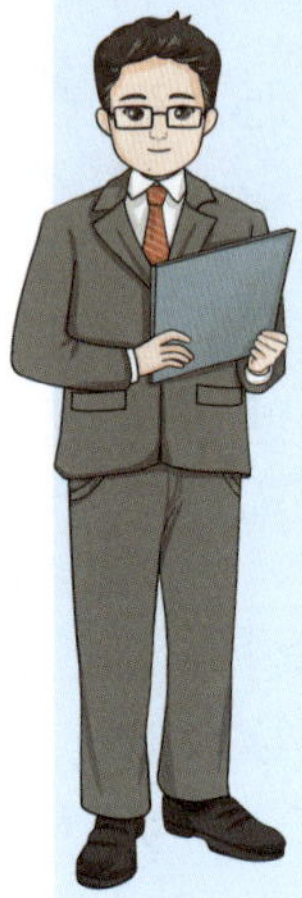

偏食的主要原因及影响

偏食的主要原因包括孩子的口味偏好、对食物的好奇心，以及家长对食物的选择和引导不当等。孩子的味觉发展与神经系统的成熟密切相关，所以他们可能更偏爱甜味或某种特定口感的食物，而对蔬菜、水果等营养丰富但味道较为清淡的食物却不感兴趣。长此以往，孩子可能会缺乏必要的维生素和矿物质，导致生长发育缓慢、免疫力下降等问题。

营养不良不仅仅是体重的下降和身高的停滞，还可能影响孩子的认知发展和心理健康。缺铁可能导致贫血，影响注意力和学习能力；缺钙则会影响骨骼生长；缺乏纤维素可能导致便秘等。因此，家长在面对孩子的挑食行为时，应该采取积极的应对策略。

健康加油站

孩子偏食怎么办

1. 营造愉快的用餐氛围 让孩子参与家庭用餐，创造轻松愉快的用餐环境，避免强迫孩子进食。可以通过和孩子一起准备食物，增加他们对食物的兴趣。

2. 多样化饮食　尝试不同的烹饪方式和调味，增加食物的多样性。例如，将蔬菜做成色彩缤纷的沙拉，或者将水果制成健康的果汁，让孩子在视觉和味觉上都感受到新鲜感。

3. 逐步引导，树立榜样　对于孩子不喜欢的食物，可以尝试逐步引入。例如，先让孩子少量尝试，然后逐渐增加食物的量，帮助他们适应。家长的饮食习惯对孩子有重要影响。家长可以通过自身的饮食行为为孩子树立良好的榜样，鼓励他们尝试各种食物。

4. 避免过度关注　对于孩子的挑食行为，家长不需要过于焦虑。适度的偏食在成长过程中是正常的，重要的是关注整体的饮食习惯和营养摄入。

偏食虽然在儿童中较为常见，但通过适当的引导和管理，可以帮助孩子建立健康的饮食习惯，确保他们获得全面的营养支持，从而健康快乐地成长。

（张　建　叶　芳）

三

心理健康要呵护

14. 孩子**频繁“夹腿”**，是正常的吗

关键词

婴幼儿　夹腿综合征　局部摩擦

夹腿综合征，又称“擦腿综合征”“儿童情感性交叉搓腿”“习惯性阴部摩擦”，是儿童的一种以夹腿行为为主要特征，并不断摩擦会阴部的习惯性的不良动作。该病在 6 月龄婴儿中即可出现，但多见于 2 岁以后，幼儿至学龄期前比较明显，上学后逐渐消失。如果家长对孩子这一行为不重视、不干预，到青春期的时候，该行为可演化为主观性的自慰行为（手淫）。

专家说

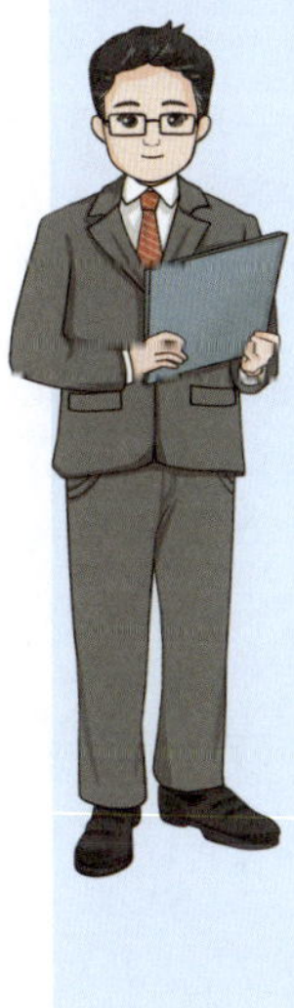

该病发作时，儿童表现为两腿屈曲，并拢紧贴或交叉内收，然后两腿互相摩擦或强直不动。女童伴有外阴充血，男童伴有阴茎勃起的表现。多数在儿童刚刚入睡或刚刚醒来时发作。一般几天发作一次，个别儿童可一天发作数次。

引起夹腿综合征的原因

1. 局部刺激　与外生殖器的不适感有关，如裤子太紧、尿布潮湿、外阴湿疹或蛲虫感染等刺激引起外阴局部发痒，孩子抓挠或摩擦，在此基础上发展成习惯性动作。

2. 心理因素　部分儿童因家庭不和谐、缺乏情感呵护、遭受歧视等感情上得不到满足，又无游戏或玩具寄托，会通过自身刺激来寻求宣泄，从而产生夹腿动作。

3. 探索身体 婴幼儿在探索自己的身体时，在某些偶然的情况下，发现对生殖器的刺激会产生令人愉悦的感觉，因此就会再次有意识地去触摸。

4. 其他原因 不良视频或书刊等的影响，也是导致夹腿不良行为的原因。

发作的时候，家长应该首先使用其他有趣的事情转移孩子的注意力，白天多消耗能量，让孩子夜晚疲倦入睡，睡醒后立即起床不赖床，可减少疾病的发作次数。家长平时应多陪伴孩子，多与孩子沟通，从心理上接受孩子正常的好奇心。尽量让孩子平时生活轻松愉快，减少其心理压力，鼓励孩子多参加各种游戏活动，帮助孩子将注意力从关注自己转移到关注外界。其次，要消除局部诱发因素，注意会阴部卫生，治疗局部炎症感染驱蛲虫等。切忌责骂、羞辱或惩罚；同时配合心理疏导、游戏治疗等。

（骆 艳）

15. 孩子爱**眨眼吸鼻子**，是生病了吗

抽动症是一种神经发育障碍性疾病，其发病可能是遗传、免疫、心理和环境因素共同作用的结果。抽动是指突然、无目的、快速、刻板的肌肉收缩，分为运动抽动和发声抽动。

专家说

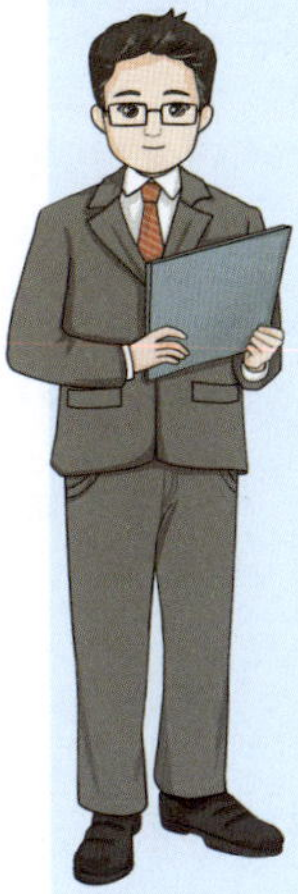

孩子频繁眨眼睛和吸鼻子的行为，可能是抽动症的表现。这种疾病起病于儿童时期，以抽动为主要表现，并常合并注意缺陷多动障碍、强迫行为或障碍、焦虑障碍、抑郁障碍和睡眠障碍等。起病年龄多在 18 岁之前，4~8 岁最多见，平均年龄约为 6 岁，症状多在 10~12 岁最严重，随后逐渐减轻，有些患儿在青春后期和成年早期可自行缓解。

需要与抽动症鉴别的情况

1. 生理应激反应 过度紧张或焦虑可能会出现眨眼、吸鼻子的行为，这是一种生理性的应激反应。

2. 环境不适 当环境过于干燥、寒冷或有刺激性物质时，孩子的眼睛和鼻子可能会受到刺激，导致频繁眨眼和吸鼻子。

3. 过敏性鼻炎或结膜炎 孩子接触过敏原（如花粉、尘螨）后，会出现鼻痒、鼻塞、流涕等症状，同时伴有眼睛瘙痒、流泪，导致频繁眨眼和吸鼻子。

抽动症患儿的应对方法

对于抽动症患儿，建议父母做到以下几点。

1. 保持平和的心态 家长应采取故意忽略策略，避免频繁提醒和矫正患儿的抽动表现，以免产生负性强化，加重症状。

关键词

眨眼 吸鼻子 抽动症

2. 爱心加耐心 调整家庭教养方式，多关注和培养患儿的长处和兴趣，帮助孩子建立自信心，保护孩子的自尊心。

3. 与学校加强沟通 向教师说明情况，引导其他同学不要取笑患儿，降低孩子的病耻感。

4. 科学安排患儿的作息时间 鼓励患儿参加有益的文体娱乐活动，转移注意力，以减轻抽动症状。

5. 保持良好的医患沟通 适当给予孩子观察等待期，并定期随访。

家长过度紧张和关注，会加重儿童的抽动行为和他们紧张、自卑的情绪。对于轻度抽动症患儿，可先行给予医学教育和心理支持。对于中重度抽动症患儿，家长应首先尝试行为干预，同时视病情需要配合药物治疗，并持续给予心理支持。

健康加油站

抽动症病情分为轻度、中度和重度。抽动类型分为运动抽动和发声抽动。运动抽动指手指、面部、颈、肩、躯干和四肢的快速收缩运动；发声抽动指口鼻、咽喉及呼吸肌群的收缩，通过鼻、口腔和咽喉的气流而发声。

（骆　艳）

16. 如何减少孩子在家喂食等行为

关键词：幼儿园　自主进食　喂饭

孩子在幼儿园能够自主进食，吃什么都香，但一回到家却需要家长追着喂饭。孩子是同一个孩子，饭菜也是孩子喜欢吃的，为什么会出现这种差异？

专家说

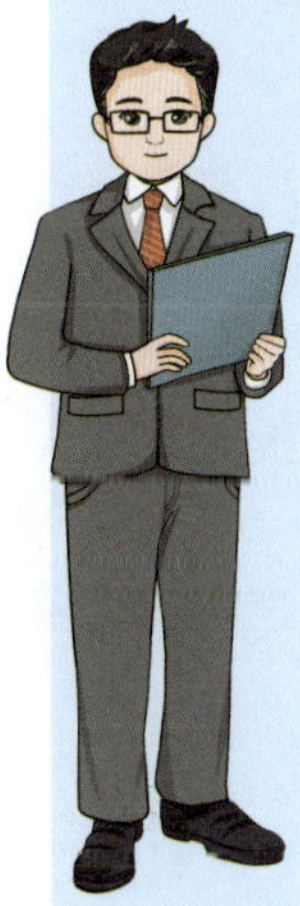

幼儿园有良好的就餐环境和秩序，孩子们围坐在一起，每个孩子都有自己的专属位置，这有助于他们建立归属感。老师会耐心引导，教育孩子在吃饭时要安静、专心，这种氛围使得孩子更容易集中注意力，同时有“正强化”的表扬奖励机制，极大地激发了孩子们的积极性，让他们在吃饭时更加主动。孩子们对于色彩鲜艳、形状有趣、口味多样的食物更感兴趣。此外，同伴间相互示范或是老师示范，让自主进食更具趣味性及榜样性。

相比之下，家中就餐氛围可能过于随意，孩子容易受到电视、玩具等干扰。家长过度关注，担心孩子吃不饱，或者在吃饭时指责孩子进食行为等都会导致孩子无法像在幼儿园那样自主进食。

健康加油站

孩子在家就餐的注意事项

1. 固定就餐位置 在家里为孩子设立一个专属的就餐位置，孩子们可以在家中也体验到类似幼儿园的就餐氛围。这有助于他们建立起良好的就餐习惯。

2. 适当的鼓励和表扬 当孩子能够自己把饭吃完时，家长应当给予适当的鼓励和表扬，增加他们的兴趣和积极性。同时准备色彩丰富、形状可爱的菜品，以增加孩子的食欲。父母需要适当放手，给孩子更多的机会去自己吃饭。耐心一点，让孩子自己去尝试和探索。

3. 定点、定时吃饭 规定每次进餐时间半小时结束，两餐之间不提供任何零食和饮料，让孩子保持一定饥饿感。

（骆 艳）

17. 怎么确定孩子是**左撇子**，需要纠正吗

左利手或是右利手是大脑分工不同造成的。大脑左半球占优势就习惯用右手，右半球占优势就习惯用左手。

专家说

孩子的惯用手一般在2岁以后开始显现。在此之前，应尽量不给孩子施加干预，鼓励双手自由活动。随着年龄增长，日常生活中孩子的某一只手的使用频率会比另外一只手多，此时孩子已经出现了惯用手的特征。

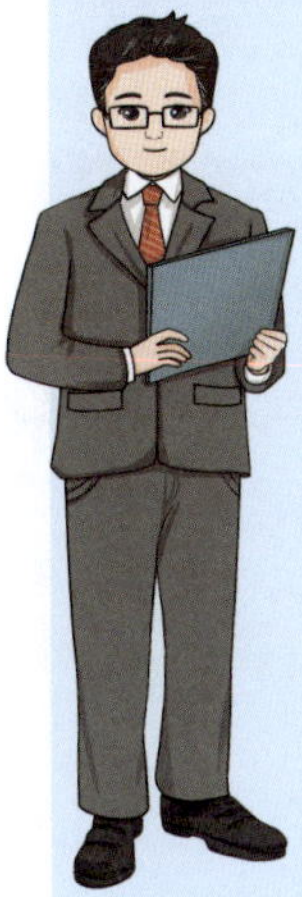

孩子不同阶段惯用手发展特征

1. 2岁至未满5岁 此阶段，孩子常用两只手相互协调地做游戏或者玩玩具，在这个过程中，孩子会慢慢地发现某一只手使用起来更方便、更灵活，惯用手的特征就更明显了。

2. 5岁至未满6岁 惯用手的使用频率已经很明显，在日常活动中使用工具时如画画、夹子、使用汤勺、剪刀等会更灵活。

3. 6岁以后 这个时期惯用手已经成为优势手，另外一只手会变成辅助手，辅助优势手进行日常活动，如吃饭、写字、整理衣物、使用工具等。

关键词：左撇子　惯用手

健康加油站

不管左手还是右手是惯用手，都不会影响孩子的大脑的发育。如果左手是惯用手，刺激的是右侧大脑，右侧大脑在空间知觉、音乐、绘画、形象思维等方面有明显优势。如果右手是惯用手，则刺激左侧大脑，左侧大脑在分析、综合、抽象、逻辑、语言、计算等方面有明显优势。

左撇子并不是疾病，不建议强行改变孩子的惯用手，否则可能导致神经中枢紊乱，造成口吃，说话、唱歌的音调混乱，以及自信心受挫、注意力缺陷、情绪障碍等问题。家长可以加强左撇子孩子的右手锻炼，理解和尊重孩子在行为习惯和日常生活中的差异，给予帮助，让孩子正确认识不同惯用手的差异性，避免产生不恰当的自我评价。

（骆　艳）

18. 小朋友喜欢**吮手指**、**咬指甲**，怎么办

幼儿园时期，很多孩子会出现吮手指、咬指甲，或者咬脚趾、咬衣领、咬被角、咬红领巾、咬衣扣等行为，有时甚至撕咬手指皮肤；类似行为还可能伴随揪头发、捻头发、拔头发（拔毛癖）、抠手指及身体其他部位的皮肤等表现。

专家说

孩子出现吮手指、咬指甲等类似表现，可能的原因包括：孩子出生后缺乏哺乳、母乳喂养时间过短、

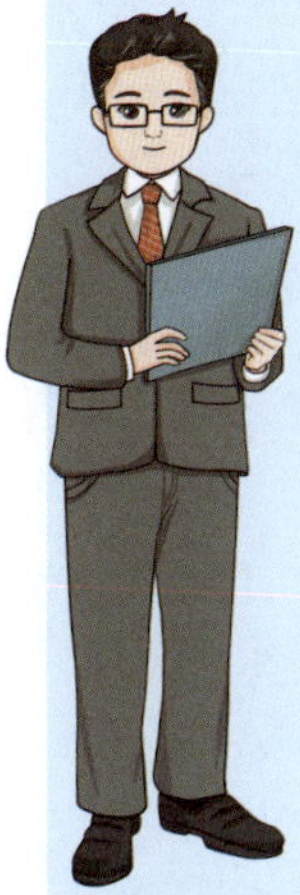

母子早期分离、过早入托、寄养或寄宿等。母子依恋不足时，婴儿会感到自己是多余的、不受欢迎的，内心充满焦虑与恐惧，婴幼儿基本需求得不到满足，就可能产生“口欲期固结”，即在未来的发展中，不断地寻求对这一时期缺乏关爱的直接或替代性满足。先天情绪敏感和内向的孩子，容易出现母子分离焦虑。

孩子吮手指、咬指甲，怎么办

1. 建立良好的亲子关系　早期的母乳喂养和母子依恋特别重要，不宜过早入托或寄宿幼儿园/学校。

2. 减少孩子的压力　缓解或减少课业压力；保障良好亲子关系；保障充足睡眠；促进孩子游戏和户外活动；避免过度关注和过度干预；避免训斥打骂、手指涂苦味剂/药水、把手指头包起来等处理方法。

3. 帮助孩子释放压力　鼓励孩子与同伴游戏和多参加户外活动，体验快乐。

4. 与老师进行沟通　让老师对啃咬指甲的孩子予以关心，同时尽可能避免当众提问、羞辱或者批评孩子。

5. 求助专业人员　如果孩子吮手指的行为持续或加重时，家长可考虑去儿童心理科就诊，必要时需进行心理咨询或治疗。

健康加油站

吮手指是指反复自主或不自主地吸吮自己手指的行为。0~4 月龄婴儿吸吮触碰到唇周的任何物品，是一种正常生理反射，7 月龄时该行为进一步增强，8 月龄该行为达到高峰状态，2 岁后该行为逐渐消退。4 岁后的吮手指应考虑行为问题，需要进一步寻找原因并做相应处理。

（骆　艳）

关键词　多动　注意力不集中

19. 孩子总动来动去、坐不住，是多动症吗

注意缺陷多动障碍（ADHD），俗称“多动症”，是一种常见的神经发育障碍性疾病，多见于学龄期儿童。其主要特征是与发育水平不相称的注意缺陷和/或冲动多动，常伴有学习能力或社交功能等方面的损害。

专家说

多动行为不等于多动症。孩子活泼好动是天性，只要行为符合该年龄段的发展特点，“多动”是正常的。但患有 ADHD 的孩子，其好动及注意力不集中程度明显超过同龄儿童，且常引发与同伴的冲突，

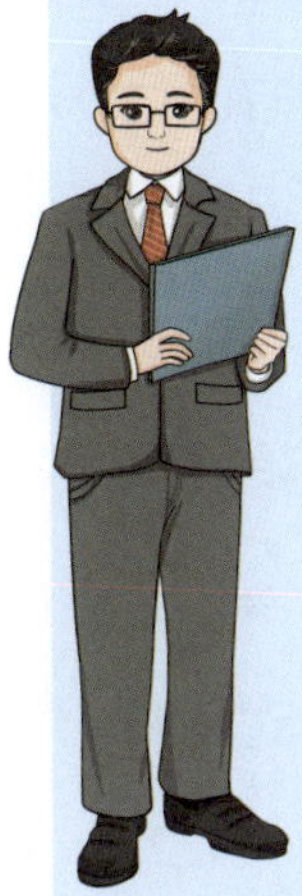

给家庭和学校带来困扰。我国儿童 ADHD 的发病率为 6.26%。

ADHD 的具体病因尚不明确，目前认为是生物学因素与社会环境因素交互作用的结果。大量研究证实，60%~80% 的多动症患儿具有生物遗传学基础。此外，不良的社会环境、家庭环境，如经济过于贫穷、父母感情破裂、教育方式不当等均可增加儿童患多动症的危险性。

ADHD 的治疗包括药物治疗和非药物治疗。6 岁以下儿童通常优先采用非药物治疗，包括心理行为治疗、家庭治疗等。

健康加油站

学龄前 ADHD 患儿行为管理要点

1. 理解 家长应尽可能多地了解 ADHD 的知识和管理方法，理解孩子并非故意调皮捣乱，而是注意力及自控能力不足，这种行为需要长期综合治疗。

2. 制订规则 家长需要帮助儿童制订明确清晰的生活作息及规则，写下来并放在显眼的位置。

3. 奖赏机制 家长可以通过“积分制”逐步帮助孩子培养好的习惯，克服不良行为。奖励物可以多样化，包括物品、食物、权利、自由时间、行动等。在制订“积分制”的过程中要和孩子协商，选定的目标要切实可行，并坚持执行。

4. 积极关注 家长应努力发现孩子的其他方面优势，及时关注孩子的点滴进步，表扬时要指出进步的确切原因，提高孩子的自信心。

5. 良好沟通 家长应多倾听孩子的感受，培养良好的亲子关系。

6. 合理运动 家长应引导孩子进行有氧运动及肌力训练、听觉及视觉协调训练等。

7. 家长自我调节 家长可以适当给自己一些放松机会，请伴侣、亲友相互帮助，避免互相指责。

（骆　艳）

20. 如何帮助孩子**顺利入睡**

许多家长被一个问题困扰：孩子入睡太晚了。为了能让孩子早点睡觉，家里常常“鸡飞狗跳”。

专家说

3~5 岁的孩子正处于快速生长阶段，白天活动量大，尤其是运动和社交活动频繁。这可能导致他们在晚上过于兴奋，难以平静下来入睡。同时，孩子们的

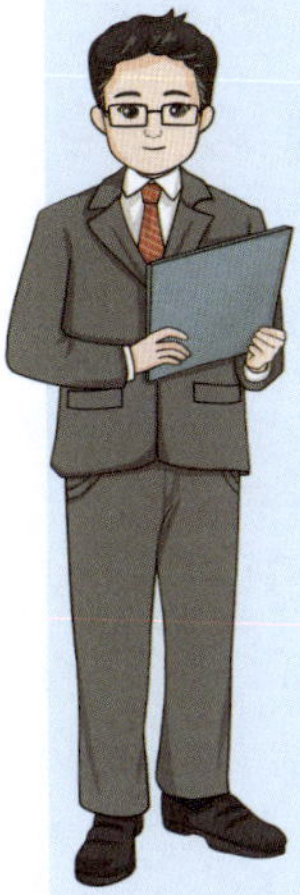

生物钟尚未完全建立，可能会出现晚睡、早起等情况。环境因素对孩子的入睡质量也有重要影响。过于嘈杂的环境、光线过强或者床铺不舒适，电子产品的使用，都可能是重要原因。蓝光会干扰孩子的生物钟，使他们在晚上难以入睡。心理因素同样不可忽视。孩子在这个年龄段开始经历情绪的波动，可能会因为白天的经历或者社交问题等而感到焦虑，从而影响入睡。

助力孩子优质睡眠

1. 建立规律的作息时间　家长可以制订固定的睡眠和起床时间，帮助孩子调节生物钟。每天尽量让孩子在同一时间上床睡觉，形成良好的睡眠习惯。

2. 创造舒适的睡眠环境　家长应尽量确保孩子的卧室安静、光线和温度适宜。使用遮光窗帘，避免使用色彩过于刺激的床上用品。

3. 减少电子产品的使用　临睡前 1 小时避免孩子接触电视、手机、平板等电子设备，改为阅读绘本或进行亲子互动，帮助他们进行放松。

4. 睡前仪式　家长可以通过洗澡、讲故事、播放轻柔音乐等方式帮助孩子放松，培养良好的睡前习惯。这样的仪式感能够让孩子感到安全和放松，更容易入睡。

5. 注意饮食　家长应避免在临睡前让孩子吃过多的零食或饮料，尤其是含糖和含咖啡因的食物，以免影响睡眠。

6. 关注情绪变化 家长如果发现孩子在睡前表现出焦虑或烦躁的情绪，应及时与孩子沟通，了解他们的担忧和烦恼，并给予安慰和支持。

7. 适量的身体活动 白天适量的户外活动和运动不仅能帮助孩子消耗精力，还能提高他们的睡眠质量。确保孩子在白天获得足够的运动，但避免在晚上进行剧烈运动。

健康加油站

入睡是一个复杂而精细的生理过程，涉及多个系统的协调运作。整个入睡过程通常需要 15~30 分钟，良好的睡眠环境和习惯能够帮助孩子顺利进入这一过程。

（张 建 叶 芳）

四

视力头颅严把关

21. 孩子多大需要进行**视力检查**

关键词

视力检查

随着生长发育，儿童的视觉功能也逐渐完善。不同年龄阶段的孩子，视力是不一样的。6 岁之前是儿童视觉发育的关键时期，若此期间视力发育不正常，长大后将难以弥补。因此，从孩子出生时起，家长就要有近视防控的意识，早期开始视功能检查，以便及时发现问题并采取有效的干预措施。

专家说

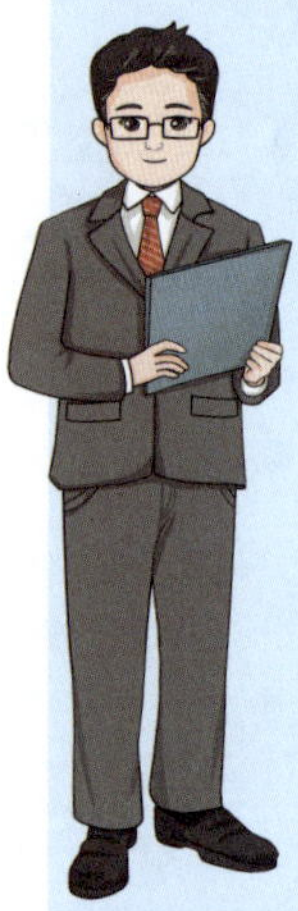

儿童视力发育进程

儿童的眼球和视力是逐步发育成熟的。新生儿出生时，眼睛发育尚未成熟，处于远视状态，随着生长发育，眼球逐渐增长，眼屈光度系数逐渐趋向于正视，这就是“正视化过程”。0~6 岁是儿童视力逐渐发育过程，新生儿出生仅有光感，1 岁儿童视力一般可达 0.2，2 岁儿童视力一般可达 0.4 以上，3 岁儿童视力一般可达 0.5 以上，4 岁儿童视力一般可达 0.6 以上，5 岁及以上视力一般可达 0.8 以上。6 岁之前是儿童视觉发育的关键时期，若此期间视力未发育正常，长大后将难以弥补，因此，从出生起就要有近视防控的意识。儿童斜视、弱视、先天性白内障等常见眼病会影响儿童视觉发育，一般发病隐匿，家长在养育过程中很难发现并识别，所以家长需要定期带儿童到附近社区卫生服务中心或有眼科专业的医院进行检查，早期筛查、诊断，针对性地进行积极治疗。

儿童眼病筛查与视力评估

婴幼儿视力发育快慢存在个体差异，因此视力检查只是对视力的大致评估。医生一般通过光照反应、红球试验、单眼遮盖厌恶试验、中心稳定持久注视、视动性眼球震颤检查、选择性观看（条栅视力检查）等方法进行评估，还可以使用视觉诱发电位测出婴幼儿的视力。新生儿出生就有光感，早期可以通过光照反应检查婴儿是否出现反射性闭目动作，以此评估新生儿有无光感。

学龄前儿童视力检查与干预

针对学龄前 3~5 岁儿童要定期进行视力检查，并结合实际开展专业眼科检查。若视力检查结果异常，如 4 岁儿童裸眼视力≤ 0.6（4.8），5 岁及以上儿童裸眼视力≤ 0.8（4.9），或双眼视力相差两行及以上（标准对数视力表），或双眼视力相差 0.2 及以上（国际标准视力表），则判定为视力低常。这些情况提示可能存在屈光不正、斜视、弱视、白内障、青光眼及其他眼病。根据儿童年龄、眼位、眼外观情况、视力检查结果结合屈光检查结果等因素，综合判断是否需要佩戴眼镜矫正。同时家长要带孩子定期接受检查，纠正其不良用眼习惯和行为。

健康加油站

视力检查分为定性检查和定量检查。婴幼儿的生理、心理和认知能力均处于发育阶段，进行定量的视力检查非常困难，可以采用一些定性检查进行视功能评估，包括行为观察法、光照反应、瞬目反射、红球试验等。针对婴幼儿视力评估的定量检测方法，还有通过观察受检儿童对视觉刺激的反应来评估视力的选择性观看法。还有一种无创的客观视功能检查方法，即视觉诱发电位检查，它是视网膜受闪光或图形刺激后在枕叶视皮层诱发出并记录到的电活动。针对 3 岁以上儿童，根据儿童认知水平，可以选用不同视力表（根据视角的原理制定，用于测量视力的图表）进行视力检查。

儿童正常视力参照表

<table>
<tr><th colspan="2">建议儿童视力参照标准</th><th colspan="3">儿童眼及视力保健规范筛查视力异常标准</th><th colspan="2">弱视专家共识最佳矫正视力低限</th></tr>
<tr><td>3~<4 岁</td><td>0.5(4.7)</td><td><4 岁</td><td>≤ 0.5 (4.7)</td><td rowspan="4">或两眼视力相差两行及以上(标准对数视力表)，或两眼视力相差 0.2 及以上(国际标准视力表)</td><td rowspan="3">3~5 岁</td><td rowspan="3">0.5 (4.7)</td></tr>
<tr><td>4~<5 岁</td><td>0.6(4.8)</td><td>4~<5 岁</td><td>≤ 0.6 (4.8)</td></tr>
<tr><td>5~<6 岁</td><td>0.8(4.9)</td><td rowspan="2">≥ 5 岁</td><td rowspan="2">≤ 0.8 (4.9)</td></tr>
<tr><td>≥ 6 岁</td><td>1.0(5.0)</td><td>≥ 6 岁</td><td>0.7</td></tr>
</table>

0~6 岁是儿童眼球结构和视觉功能发育的关键时期。然而，由于此阶段的儿童认知和表达能力有限，大部分家长难以在早期发现儿童视力异常情况，因此，

开展视力普查工作十分重要。2018 年，教育部会同国家卫生健康委员会等八部门制定了《综合防控儿童青少年近视实施方案（征求意见稿）》，2011 年国家卫生健康委发布《0~6 岁儿童眼保健及视力检查服务规范（试行）》，规范中要求各地每年对 4~6 岁儿童进行一次视力检查，其目的在于早期发现儿童常见眼病、视力不良及远视储备量不足等问题，及时进行转诊干预，控制和减少儿童可控性眼病及视力不良的发展，预防近视的发生。

（崔明明）

关键词

骨性结节　淋巴结

22. 孩子**后脑勺**摸起来有个**硬结**，有问题吗

在 3~6 岁的孩子中，如果家长发现他们的后脑勺摸起来有个硬结，通常会感到担忧："会不会是长了不好的东西呢？什么时候应该去医院？"

专家说

后脑勺的硬结可能有几种原因，其中较为常见的包括骨性结节和可活动的淋巴结。

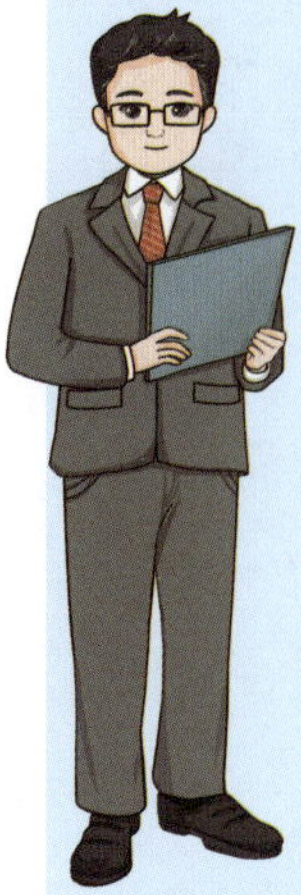

1. 骨性结节 骨性结节通常是骨骼生长过程中形成的正常骨骼凸起，尤其是在孩子生长发育的关键时期，常见于头骨等部位。这种硬结一般质地坚硬、位置固定。随着孩子的成长，骨骼会逐渐成熟，硬结也可能会自然消失。通常情况下，家长不需要过于担心。

2. 淋巴结 淋巴结是身体免疫系统的重要组成部分。当孩子身体受到感染、炎症或其他刺激时，可能会出现淋巴结肿大。可活动的淋巴结一般是柔软且可移动的，常伴随其他症状，如发热、咳嗽、流涕等。如果硬结伴有这些症状，建议及时就医。

总的来说，家长在发现孩子后脑勺有硬结时，应该首先观察硬结的特征及孩子的整体健康状况。如果硬结没有明显变化，孩子也没有其他不适症状，通常不需要过于焦虑。但如果硬结持续增大，或者伴随其他不适，建议及时就医，接受专业医生的评估和建议。大多数情况下，后脑勺的硬结是良性的，但家长应保持警觉，以确保孩子健康。

健康加油站

枕后淋巴结位于头部后侧，是免疫系统的一部分，负责过滤体液和抵抗感染。儿童时期，这些淋巴结有时会因以下原因出现肿大。

1. 感染 上呼吸道感染、耳部感染、皮肤感染等导致的淋巴结肿大通常是柔软且可移动的，伴有发热或其他感染症状。

2. 过敏反应 一些过敏反应也可能导致淋巴结肿大，尤其是在接触过敏原后。

3. 肿瘤 虽然较少见，但某些肿瘤（良性或恶性）也可能导致淋巴结肿大。如果枕后淋巴结持续增大、硬化或伴随其他不适症状，应及时就医。

（张 建 叶 芳）

五

常见病就医指导

23. 孩子咳嗽流涕，是过敏还是感冒

关键词

咳嗽　流涕

咳嗽、流涕是儿科门诊最常见的临床症状。它们如同一对“孪生兄弟”，常常一同出现，给孩子的健康带来威胁。当孩子出现这两种表现时，家长往往会陷入困惑：“到底是过敏反应，还是患上了感冒？”正确区分原因，才能选择合适的应对措施。

专家说

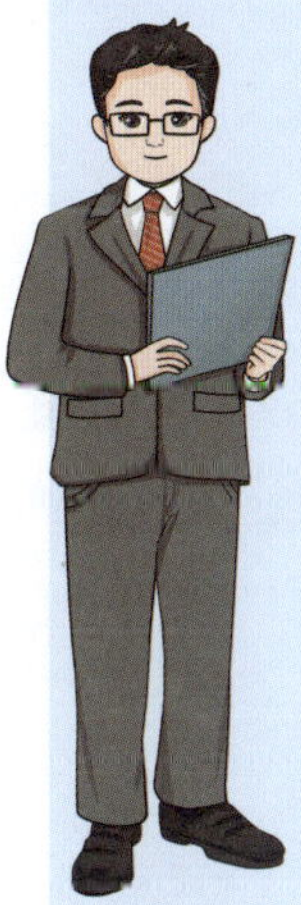

感冒：病毒或细菌的“杰作”

感冒是由多种病毒或细菌感染上呼吸道所引发的疾病。在感冒初期，孩子往往会突然出现发热、咽痛、乏力等全身症状，随着病情的发展，咳嗽、流涕等症状便接踵而至。咳嗽多为干咳，后期呼吸道受炎症刺激，分泌物增多，逐渐出现有痰的咳嗽。流涕一般是清水样鼻涕，随着感冒的进展，鼻涕可能会变得浓稠，颜色也可能会由清变黄。感冒的病程通常在一周左右，如果孩子的免疫力较弱，或者感染的病原体致病力较强，感冒可能会持续时间较长，甚至引发其他并发症，如中耳炎、鼻窦炎等。因此，病程较长、症状明显的感冒也不容忽视。

过敏：免疫系统的“误判”

与感冒不同，咳嗽、流涕也可能是过敏导致的，是免疫系统对过敏原的过度反应。常见的过敏原有花粉、尘螨、动物毛发、食物等。过敏性咳嗽为阵发性干咳，夜间或清晨较为明显。流涕通常是清水样，量较大，且持续时间较长，可能会反复发作。孩子还可能伴有眼睛痒、皮肤瘙痒等其他过敏症状。过敏反应不会像感冒可伴随有发热等明显全身症状。若长期接触过敏原，过敏症状可能会持续较长时间，而一旦脱离过敏原，症状会迅速减轻，甚至完全消失。

（朱一可　王建红　王　琳）

24. 孩子**感冒**，什么情况下必须就医

儿童的免疫系统尚未完全成熟，常受到感冒等困扰。准确判断孩子是否需要专业医疗介入，能及时缓解孩子病痛，可避免不必要的路途奔波和交叉感染。

专家说

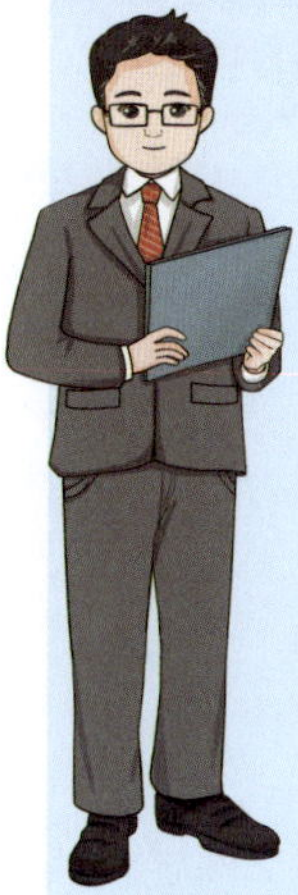

孩子感冒时，家长应该着重观察以下几个方面的变化。

关注体温变化

低热一般可在家护理，若孩子体温在 38.5℃及以上，且发热持续时间超过 24 小时，或服用退热药后体温毫无下降趋势，甚至出现高热惊厥等影响神经系统的表现，必须立刻就医。若发热伴有寒战、手脚冰凉，意味着体温还在急剧上升，也不可掉以轻心。

观察呼吸情况

正常情况下，孩子呼吸平稳、均匀，但如生病后发生以下情况：婴儿呼吸超过 60 次 / 分、幼儿超过 40 次 / 分，可能是呼吸道感染加重，要紧急送医。另外，如果孩子伴有喘息，呼气时发出“嘶嘶”声，或出现声音嘶哑、像小狗叫声一样的咳嗽，需要及时送医，以免出现危险情况。

关注精神状态

家长应密切注意孩子的精神状态。如果孩子感冒后变得异常嗜睡，难以唤醒，或者整日无精打采，对喜爱的玩具、游戏都变得不感兴趣、眼神呆滞，往往提示病情较重，急需由医生诊断病因。

注意饮食和饮水

家长应关注孩子的饮食、饮水情况。若孩子感冒后拒绝饮水、拒绝进食任何食物（超过一天），或者出现频繁呕吐等情况，会导致脱水、电解质紊乱，应及时就医，通过补液等方式纠正。

关注病程进展

需要关注病程长短，如果孩子是普通感冒，在一周内大多好转。若孩子流鼻涕、咳嗽超一周仍不见减轻，可能继发细菌感染（如鼻窦炎、中耳炎等），或者出现耳痛、听力下降，此类情况也需要及时就医。孩子感冒后，需要家长细致观察以上各方面。一旦发现异常，建议家长果断带孩子前往医院。

健康加油站

儿童体温正常范围

家长可以通过使用体温计来测量孩子的体温，体温会因测量部位不同而有所差异，以下是不同测量方式下儿童的正常体温范围。

1. 腋下体温　正常范围一般在 36~37℃。这种测量方式是最常推荐的。

2. 口腔体温　正常体温通常在 36.3~37.2℃。此方法不适合太小的孩子，以免孩子咬碎体温计发生危险。

3. 直肠体温　正常范围在 36.5~37.5℃。该方法测量结果较准确，但操作相对复杂，常用于婴幼儿或不配合的儿童，家长要谨慎操作，如果操作不熟练，建议选择其他测量部位。

4. 耳温 正常耳温一般在36.5~37.5℃。使用耳温枪测量，操作简便、快速，测量结果的准确性可能会因耳道结构等因素受到影响。

5. 额温 正常范围一般在36~37.4℃。用额温枪测量，方便快捷，但测量结果易受环境温度等因素干扰。

注意：儿童体温可能会有一些生理性波动，如运动后、进食后、哭闹时体温可能会略有升高，一般不超过37.5℃，这种情况下，孩子安静休息后体温可恢复正常。

（李晓萌　王建红　王　琳）

关键词

发热　感染　退热栓

25. 3岁的孩子用**退热栓**需要注意什么

发热是幼儿期最常见的临床问题，常见原因包括感染性疾病，也可见于一些非感染性疾病，如免疫性疾病、中暑等。家长应根据发热的程度和伴随症状，在明确病因的基础上，选择合适的退热方法。

专家说

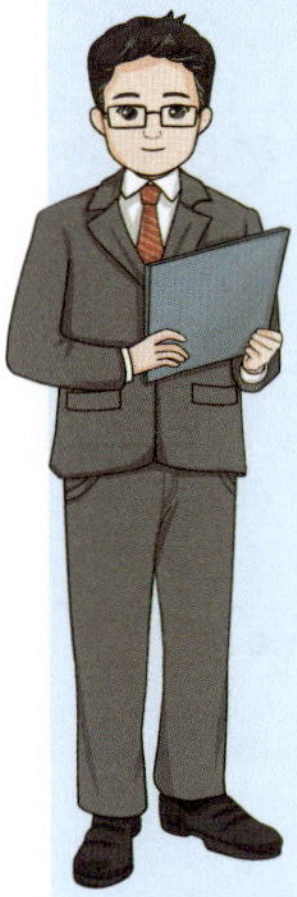

幼儿期儿童发热最常见于感染性疾病，家长应在明确病因后，给予合理的退热治疗。

退热栓的适用情况

当3岁及以上儿童体温达到38.5℃及以上，同时伴有由发热导致的明显不适（如精神萎靡、哭闹不止、吞咽困难等情况），可考虑使用退热栓。此外，若孩子不能耐受口服药物、不能配合服药，或者存在呕吐等无法通过口服途径给药的情况下，也可选择退热栓对症退热治疗。

退热栓使用注意事项

使用退热栓，应在医生指导下选择合适剂量、剂型；同时避免与口服解热镇痛药及其他可能含有退热成分药物同时使用。使用过程中，需要注意观察孩子是否出现以下情况：如皮疹、皮肤瘙痒、呼吸急促以及恶心、呕吐、腹痛等胃肠道反应等，如出现上述情况，建议及时就医以明确原因。如果用药后体温不降或持续发热超过3天，或伴随严重咳嗽、头痛、腹泻等其他症状，应及时带孩子就医。

健康加油站

1. 发热 发热是一种常见的临床症状，通常腋下体温超过37.3℃可认为是发热。根据发热的原因，可分为感染性发热和非感染性发热；根据发热的程度分为低热、中度热、高热以及超高热。低热：体温范围在37.3~38℃，中度热：体温范围在38.1~39℃，高热：体温范围在39.1~40℃，超高热：体温超过41℃。

2. 免疫性疾病 免疫性疾病是指机体免疫系统对自身成分或外来抗原产生的异常免疫反应，导致组织损伤或功能障碍的一类疾病。此类疾病可累及全身各个系统，根据受累系统不同，可出现不同的临床症状。其中，发热为常见症状之一。此类疾病，应在明确病因以及全面评估脏器受累情况的基础上，给予积极治疗。

3. 感染性疾病 此类疾病是各种病原体感染人体所引起的一类疾病。根据感染病原不同，可分为细菌感染、病毒感染、真菌以及寄生虫感染等；根据感染部位和传播途径，可分为呼吸道感染、消化道感染、泌尿系统感染、神经系统感染等。幼儿期常见的感染为上呼吸道感染，其中以病毒感染多见，应在明确感染病原和感染部位的基础上，给予病因和对症治疗。

（王　蕾　王建红　王　琳）

26. 如何**提高**孩子的**免疫力**

关键词
幼儿园　免疫力

自从孩子上了幼儿园，生活节奏和环境都发生了很大变化。首先，新环境里小朋友多，接触的病原体种类也多，空气流通相对较差，病原体容易交叉传播。其次，刚进入幼儿园的孩子还不太适应集体生活，幼儿园的作息和生活习惯较在家庭中变化很大，这种变化可能导致孩子免疫力暂时下降，容易生病。另外，在幼儿园期间，孩子活动量大，出汗后若未及时增减衣物，也可能成为诱发疾病的因素。

专家说

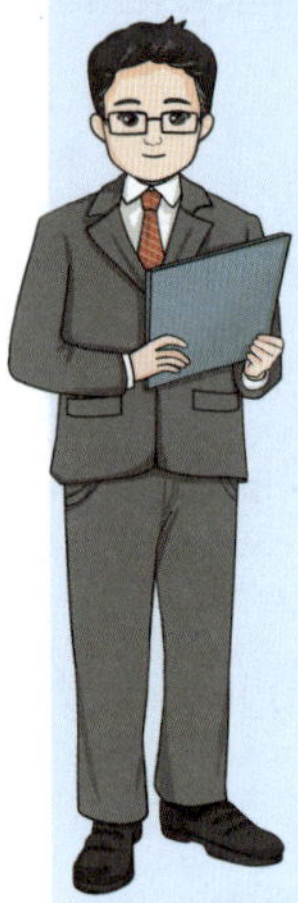

学龄前儿童处在免疫功能的快速发育期，免疫系统尚不完善，免疫功能尚不稳定。孩子在最初进入集体生活的半年至一年内，由于不太适应集体生活，很容易生病。家长可从饮食、运动、睡眠等多方面提高孩子的免疫力，以下是具体建议。

1. 饮食营养均衡 为孩子提供富含蛋白质、碳水化合物、脂肪、维生素和矿物质的食物，像鸡蛋、牛奶、鱼肉、新鲜蔬果、谷物等，保证各类营养素的摄入均衡。

2. 增强运动锻炼 每天安排 1~2 小时的户外活动，鼓励参与体育游戏，如跳绳、踢球、接力赛跑等，让孩子多接触阳光和新鲜空气，提高身体协调性和免疫力，增强体质。

3. 注意睡眠管理 建立规律睡眠习惯，创造良好睡眠环境，保证孩子有充足的休息，建议全天保证 10~13 小时的睡眠总时长。

4. 改善生活习惯 家长应培养孩子良好的卫生习惯，教导孩子饭后漱口、早晚刷牙、勤洗手，尤其是在饭前、便后、外出后，防止病原体传播；教导孩子学会根据天气及时增减衣物，必要时请老师协助。

5. 注重心理支持 家长应当关注孩子的情绪，避免孩子在上幼儿园后与家长存在分离焦虑或因不适应环境承受过多压力，可通过与孩子聊天、做游戏等方式帮其缓解紧张情绪。家长应当鼓励孩子积极参与幼儿园的社交活动，与同伴建立良好关系。当孩子在幼儿园遇到困难或挫折时，家长要及时发现并给予安慰和鼓励，帮助孩子克服困难，减少负面情绪对健康的不良影响。

（赵云静）

关键词

交叉感染 不吃药 免疫力

27. 孩子**交叉感染**症状轻，能不吃药吗

交叉感染通常是指孩子在特定环境中（如幼儿园、学校、医院等），因与其他携带病原体的个体接触后，被传染上相同或不同病原体的情况。儿童之间通过共用玩具、餐具等物品或者密切接触（如拥抱、玩耍）等行为，容易传播病原体，引发交叉感染。常见症状包括发热、咳嗽、流涕、腹泻、皮疹等，具体表现取决于病原体类型。

专家说

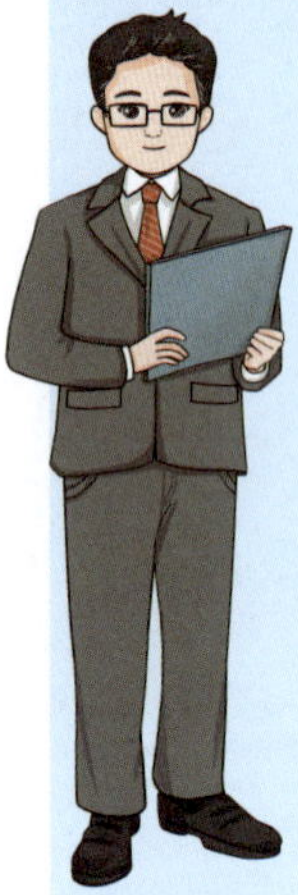

孩子发生交叉感染后，症状不明显时是否需要吃药不能一概而论。如果孩子是普通感冒等自限性病毒感染，且症状轻微，如仅有偶尔的轻微咳嗽、流鼻涕，没有发热或其他严重不适，可以通过自身免疫力抵抗，暂时不需要吃药。但如果是细菌感染，即使孩子症状不明显，也可能需要根据医生的建议使用抗生素治疗。

家长应密切观察症状变化

家长需要密切观察小朋友的症状变化，如果孩子的症状逐渐减轻，可以继续观察；但如果孩子的症状持续不缓解或有加重趋势，如体温逐渐升高、咳嗽加剧、精神状态变差等，应及时就医并考虑药物治疗。

孩子交叉感染后是否应吃药

如果孩子交叉感染后症状不明显，几天不吃药，在一定程度上可刺激自身免疫系统发挥作用，免疫系统会识别病原体并启动免疫反应。如果孩子能够依靠自身的免疫防御机制成功清除病原体、控制感染，免疫系统会在这个过程中得到锻炼和强化，孩子在下次面对类似病原体时能够更快速、有效地做出反应，从而在一定程度上提高免疫力。然而，如果感染的病原体具有较强的致病性或传染性，即使早期症状轻微，也可能在孩子免疫系统尚未完全控制病情的情况下逐渐加重。

因此，孩子轻度感染后是否应吃药需要谨慎判断。家长应该密切观察孩子的症状变化，如果感染症状持续不缓解、加重或出现新的症状，如发热持续不退、咳嗽加剧、精神萎靡等，应及时就医并遵循医生的建议，考虑是否用药治疗。

（赵云静）

关键词

腺样体肥大　打鼾　睡眠呼吸暂停

28. 孩子睡觉**打呼噜**是不是**腺样体肥大**

腺样体是位于人体鼻咽顶部的淋巴组织。在儿童 2~6 岁时腺样体会迅速增生，10 岁后逐渐萎缩，绝大部分成年人的腺样体基本消失。在儿童期，各种因素导致的鼻部炎症会刺激腺样体病理性增生，形成腺样体肥大。腺样体肥大可引起分泌性中耳炎、阻塞性睡眠呼吸暂停、腺样体面容等一系列局部症状，严重者会因睡眠低氧事件引发全身症状，如生长发育迟缓、认知功能受损等。

专家说

睡觉打鼾（俗称“打呼噜”）是儿童常见的睡眠问题，但打呼噜并不一定意味着腺样体肥大，需要结合其他症状综合判断。

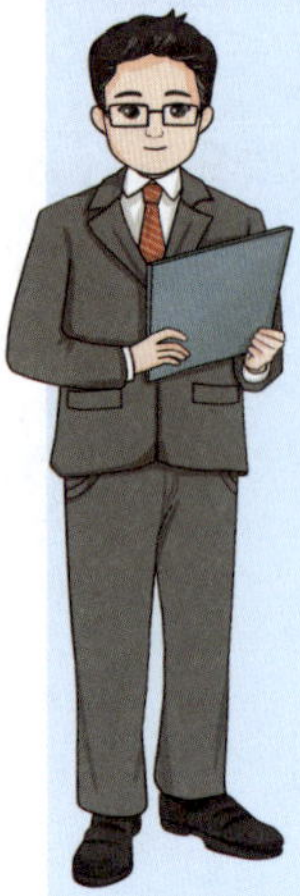

腺样体肥大相关打鼾的特点

1. 伴随症状重 如果孩子除了打呼噜，还有鼻塞、流涕、听力下降、张口呼吸、睡眠不安、磨牙、遗尿、生长发育迟缓、注意力不集中等症状，应该考虑腺样体肥大可能。

2. 打鼾频繁且严重 如果孩子每周打呼噜超过3晚，且症状较为严重（如出现频繁的呼吸暂停），则更可能是腺样体肥大的表现。

3. 发生年龄 腺样体在儿童时期（3~7岁最显著）容易增生，若孩子处于此年龄段且出现打鼾症状，需要特别注意腺样体肥大问题。

其他引起打呼噜的因素

1. 睡姿问题 不正确的睡姿可能导致空气通过狭窄的平面冲击软腭或悬雍垂，从而引发打呼噜，如头部过度后仰、枕头过高或过低等。这种情况引起的打鼾通常在调整睡姿后会有一定改善。

2. 肥胖或扁桃体肥大 部分孩子因肥胖或扁桃体肥大也会出现打呼噜。

3. 其他因素 如空气干燥、各种原因导致的上气道（通常指鼻咽部）炎症等也可能导致打呼噜。

因此，若孩子出现打鼾症状并且怀疑腺样体肥大时，建议及时就医进行检查，通过鼻咽镜检查或影像学检查可以确认腺样体肥大的程度。轻度腺样体肥大儿童可通过药物治疗改善症状，严重者需要考虑手术治疗。

（张风华）

29. 孩子为何
一上幼儿园就生病

关键词

病毒　交叉感染

“孩子在家活蹦乱跳，一上幼儿园就发热咳嗽！”这句话道出了无数家长的心声。下面我们从科学视角，揭开这个“开学魔咒”背后的真相。

专家说

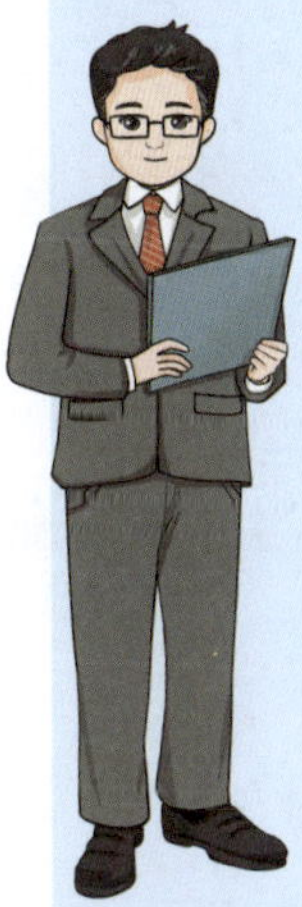

幼儿园：孩子交叉感染“重灾区”

幼儿园是孩子人生第一个“社交场”，却也是病原体的“培养皿”。密闭教室里，30 个孩子呼吸着同一片空气，交换着玩具上的唾液，甚至共用一条擦手毛巾。这种亲密接触，让流行性感冒病毒、手足口病病毒、诺如病毒等病原体如同参加“狂欢派对”，通过飞沫、接触、气溶胶肆意传播。研究显示，幼儿园儿童每年平均感冒 8~12 次，是居家儿童的 2~3 倍。尤其在秋冬季节，一个喷嚏中的病毒可在空气中悬浮数小时，传染半径超过 2 米。这种密集的交叉感染环境，成为孩子们生病的“第一推手”。

孩子的免疫系统：在“实战”中成长

孩子的免疫系统如同新组建的“防御部队”，0~3 岁主要依赖母体抗体和疫苗获得保护。但进入幼儿园后，孩子需面对数百种陌生病原体的“围攻”，这支“新兵部队”需要实战演练才能强大。

1. 病毒攻击 免疫系统通过识别病毒特征生成“记忆细胞”，但这个过程需要时间。初期频繁生病，其实是身体在建立“病原体数据库”。就像接种疫苗会引发轻微发热，这是免疫系统正常的学习反应。每一次发热都是免疫系统的升级，每一声咳嗽都是呼吸道在清剿敌人。

2. 心理压力 除了病毒攻击，心理压力也可能比病原体更早击垮孩子。分离焦虑引发的哭泣、拒食、夜醒等应激反应，会导致皮质醇激素升高，直接抑制免疫细胞活性。幼儿园规律作息与家庭模式的差异，可能打乱孩子的生物钟，进一步降低抵抗力。这种身心双重压力，让孩子的“防御工事”雪上加霜。

3. 护理误区 家长的护理误区也可能在无意间埋下隐患。过度保暖是常见问题：许多家长总怕孩子着凉，但孩子在幼儿园的活动量大，汗湿内衣反而易致风寒。90% 的病原体通过接触传播，孩子卫生习惯的建立也至关重要，家长教会孩子“七步洗手法”比戴消毒手环更有效。此外，挑食儿童在幼儿园更易缺乏锌、B 族维生素等关键营养素，导致免疫力不足。这些细节的疏忽，可能让孩子在病毒面前“裸奔”。

健康加油站

破解“魔咒”怎么做

1. 科学策略 家长应带孩子按时接种流行性感冒、水痘等疫苗，相当于为免疫系统配备“防弹衣”。提前调整作息，读绘本缓解分离焦虑，能减少孩子入园时的身心震荡。家长还需要与老师建立“家园联防”，比如发现班级 3 人以上患病时，可考虑短期居家隔离，避免成为病毒的“重灾区”。

2. 理性看待 家长们不必因孩子短期频繁生病而焦虑。数据显示，约 80% 的孩子在经历 6~12 个月的适应期后，生病频率会显著下降。这是生命在与环境的博弈中写就的进化史诗。用科学的防护代替过度保护，用温暖的陪伴缓解焦虑情绪，孩子们的免疫大军终将在“病毒实战”中成长为精锐之师。每一次生病都是成长的勋章，而家长们只需要做智慧的守护者，静待花开。

（张风华）

30. 如何疏导孩子入园的焦虑情绪

清晨的幼儿园门口，经常有孩子死死拽着母亲的衣角哭到干呕。这个场景让无数家长心碎又手足无措。作为儿科医生，我想告诉您：这不是孩子“不乖”，而是一场真实的“心理地震”。

关键词：焦虑　入园适应

专家说

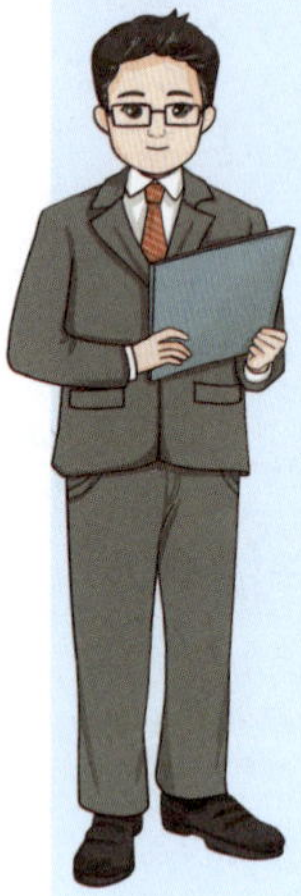

分离焦虑：大脑的“警报”

当孩子被送入陌生环境时，大脑中的“杏仁核”——这个掌管恐惧的原始脑区会瞬间拉响警报。它将“分离”判断为生存威胁，从而触发心跳加速、呼吸急促甚至呕吐等应激反应。与此同时，孩子的前额叶皮层（掌管理性的脑区）尚未发育成熟，犹如一台尚未安装操作系统的电脑，无法用逻辑安抚自己。脑成像研究显示，分离焦虑儿童的大脑岛叶皮层（感知身体不适的区域）活跃度是常态儿童的3倍，这也解释了为何部分孩子会哭到出现生理性头痛或腹痛。

游戏安抚：重塑大脑体验

要化解这场“心理地震”，我们可以用游戏为孩子搭建一座通往安全感的桥梁。比如，用玩偶模拟入园场景：“小熊今天要去森林幼儿园啦，它把妈妈的吻藏在手心，想家时就拿出来贴贴脸。”角色互换游戏也极具魔力：让孩子扮演老师，父母扮演哭闹的“小朋友”，在笑声中消解对未知的恐惧。这些看似简单的游戏，其实正在悄悄重塑孩子的大脑。当游戏激活眶额皮层时，焦虑体验会被转化为可控的情绪体验，如同给过度敏感的杏仁核套上“缓冲垫”。科学研究证实，经过两周游戏训练的孩子，入园时皮质醇（压力激素）水平可降低45%。

渐进式分离：减少焦虑之法

渐进式分离是另一把关键钥匙。第一周，家长可以陪伴孩子在幼儿园观察蚂蚁、玩滑梯，用1小时的“共处时光”建立环境信任感。第二周尝试短暂分离：家长可在离开10分钟后举着孩子最爱的小猪佩奇水杯突然出现：“看，妈妈记得你喝水的时间哦！”告别时请蹲下与孩子平视，指着手表郑重承诺：“当短针走到4，长针走到12时，我会准时出现在这个门口。”这种具象化的时间承诺，就像给飘浮的焦虑系上“安全绳”。研究数据显示，采用逐步分离法的孩子，其压力激素水平比突然分离者降低62%。

魔法道具：维系情感联结

那些承载着爱的“魔法道具”往往能创造奇迹。比如，把全家福照片贴在孩子水壶上，将家长常用的香水喷在玩偶耳朵上，或者缝制一个“魔法徽章”：“这个星星里存着爸爸的10个拥抱，用完一个就按一下。”这些“过渡性客体”在儿童心理学中被称为“心理锚点”，它们能在物理分离时维持情感联结。英国心理学家温尼科特发现，当孩子抚摸带有母亲气息的毛毯时，其大脑中负责安全感的背侧前扣带皮层活跃度会提升两倍，就像在意识中构建了一个“安全屋”。

为情绪命名：增强掌控之感

对于中班和大班的孩子，家长可以引导其为情绪命名，相当于为混乱的感受安装“导航仪”。家长可以制作情绪卡片：画出“紧张”“害怕”“孤单”等表情，让孩子指认：“你现在感觉像这只皱眉头的小兔子吗？”通过简单的标签化训练，能激活孩子的前额叶皮层。当孩子的大脑学会用“害怕”这个词描述感受时，对焦虑的掌控感也会逐渐增强，就像拨开迷雾的灯塔般逐渐清晰。

健康加油站

1. 警惕焦虑传递 家长的自我修炼同样重要。请警惕那些隐藏的焦虑信号：反复说“老师会随时给我打电话”，可能传递出家长的不安；整理书包时颤抖的手指，也可能被孩子通过镜像神经元精准捕捉。告别时请撕掉“再哭就把你留在幼儿园”这类语言封条，它可能在孩子潜意识中植入“被抛弃”的恐惧程序。

2. 关注异常信号 值得注意的是，若孩子出现持续呕吐、尿床超过两周，或夜间频繁惊醒、咬指甲等行为，可能是焦虑升级的信号。此时家长需要像排除雷区般谨慎：先检查孩子是否存在广泛性焦虑障碍，再联合心理治疗师制订干预方案。对于“周日崩溃现象”（周末临近结束时哭闹加剧），可以在周日傍晚举行“收心仪式”。比如共同挑选次日要穿的奥特曼T恤，用可预期的准备过程缓解分离前焦虑。

3. 强化情绪调节 从神经可塑性的角度看，每一次成功安抚焦虑的经历，都会强化孩子大脑的情绪调节回路。当某天清晨，孩子突然松开你，笑着奔向教室时，请记住：这不是魔法降临的时刻，而是你们在心灵土壤中共同埋下的勇气种子，终于开出了第一朵花。

（张　建　叶　芳）

第四章

6~17 岁：学龄期与青春期

一
体格生长与发育

1. 孩子身高预测与期望身高有差异怎么办

关键词

预测成年身高　期望成年身高

成年身高可以根据小孩的骨龄和目前的身高水平来预测，预测结果高矮不同，这背后有多种原因。据统计，约有 48.8% 的儿童成年后达不到遗传身高。期望成年身高往往是家长心目中理想的成年身高：一般来说，家长期望男孩子成年身高超过 170 厘米、女孩成年身高超过 160 厘米，两者的差别往往比较大。身高管理的意义就是顺势而为，尽量让孩子的预测成年身高接近家长的期望成年身高。

专家说

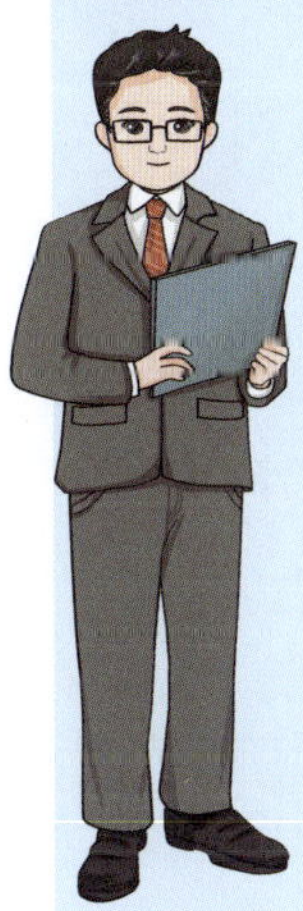

儿童预测身高与期望身高为什么不同

1. 遗传主导　父母身高是主要参考，但基因组合有随机性（例如父母高矮组合可能让孩子身高偏向某一方）。

2. 营养吸收差异　同样的饮食，有的孩子消化吸收好，有的可能因挑食、过敏等影响长高。

3. 发育节奏不同　有的孩子发育节奏属于“先长后停”，有的孩子发育节奏属于“晚长型”（如小学矮，中学突然猛长）。

4. 疾病或激素影响　长期生病、睡眠不足或体内生长调节的物质异常可能影响孩子的长高速度。

5. 预测方法误差　身高预测公式或骨龄检测只能估算范围，并非绝对准确。

健康加油站

科学应对建议

1. 理性看待预测值 身高预测是参考范围（如可能是 165~175 厘米），而非固定数值，最终身高可能受后天因素影响。

2. 优化后天条件 营养：孩子应每天保证摄入牛奶、鸡蛋、瘦肉、深色蔬菜（如菠菜），少吃油炸食品；睡眠：小学生应睡足 9 小时，初中生应睡足 8 小时（生长激素在深睡眠时分泌最多）；运动：每天进行跳绳、打篮球、摸高跳等拉伸运动 20 分钟，避免举重等压迫骨骼的活动。

3. 定期监测生长速度 每 3 个月测量一次孩子的身高，记录变化（正常每年增长 5~7 厘米，青春期可能达 8~12 厘米）。

4. 必要时就医排查 若孩子身高的年增长 <4 厘米、比同龄人矮太多，或骨龄明显落后 / 超前，可检查激素、甲状腺功能等。

5. 心理疏导与接纳 家长不要因身高过度焦虑，而是引导孩子关注其他优势（如运动能力、性格等）；通过穿搭技巧（如竖条纹、合身裤装）视觉上修饰比例。

孩子应避免盲目服用“增高药”或拉伸器械，这些操作可能伤害身体；青春期结束后，孩子的身高增长基本停止，干预需要趁早（在女孩初潮、男孩变声前更有效）。

（胡　艳）

2. 女孩**乳房变大**是进入**青春期**了吗

关键词

乳房发育　月经初潮　女孩青春期

青春期是每个女孩成长过程中必经的阶段，就像花朵从含苞到绽放。女孩的身体会按照一定的顺序发生奇妙的变化：乳房发育是青春期的第一步，接着是阴毛和腋毛的出现，最后是月经初潮。这些变化都是身体在告诉女孩子们：你们在慢慢长大，正在迈向成年。

专家说

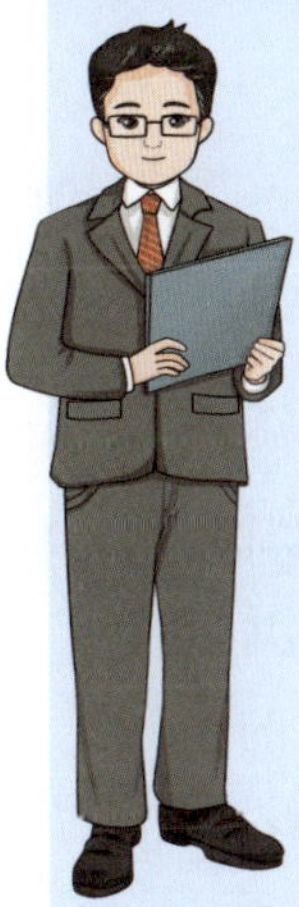

女孩青春期的“成长地图”

我们用一种叫“Tanner 分期”的方法，把青春期的身体变化分成了五个阶段，就像一张成长地图，帮助我们更好地理解这些变化。

1. Ⅰ期（青春期前）　这是女孩尚未进入青春期的阶段。乳房是平坦的，还没有开始发育，也没有阴毛。这个阶段孩子的生长速度可能稍慢，但很快就会迎来“猛长个”的时候。

2. Ⅱ期（青春期开始）　乳房开始出现轻微隆起，像一颗刚冒头的“小芽苞”，用手可以摸到一点点硬硬的乳腺组织。同时，大阴唇上会出现少量浅浅的阴毛，像是春天刚长出的小草。

3. Ⅲ期（发育进行中） 乳房和乳晕（乳头周围的区域）继续长大，乳晕的颜色会变得更深，乳头也更明显。乳房中间会形成一个小丘面，但乳晕还没有凸起来。阴毛变得更浓密、卷曲，颜色加深，开始向上扩展到耻骨的位置。

4. Ⅳ期（接近成熟） 乳房和乳晕进一步增大，乳晕开始凸起，乳头也更大了。阴毛变得更加浓密，已经接近成人的样子，但分布范围还局限在阴阜（耻骨区域）。

5. Ⅴ期（发育完成） 乳房发育完全，乳晕的凸起消失，变得平滑。阴毛的量和分布也达到了成人的水平，呈倒三角形，甚至会蔓延到大腿内侧。

健康加油站

青春期启动的“幕后推手”：大脑的神奇指挥系统

青春期的变化并不是凭空发生的，而是由大脑里的一个“指挥系统”启动的。这个系统叫“下丘脑 - 垂体 - 性腺轴”。下丘脑就像一个藏在大脑深处的闹钟，到了青春期，它开始不分昼夜地分泌一种叫“促性腺激素释放素（GnRH）”的信号分子。这个信号会告诉脑垂体：“是时候开始青春期了！”脑垂体接到指令后，会释放两种重要的激素——促卵泡激素（FSH）和黄体生成素（LH）。这些激素就像信使，跑到卵巢“报信”，让女孩的身体开始发育第二性征，比如乳房变大、阴毛长出来，同时内外生殖器也逐渐成熟。

初潮：成长的最后冲刺

月经初潮通常出现在Tanner Ⅳ期时，是青春期的重要标志。其出现时间受遗传、营养、环境等因素影响，个体差异较大。数据显示，中国女孩的平均初潮年龄是12.6岁。初潮后，女孩还能再长高5~8厘米，这是长高的最后冲刺阶段。

青春期的奇妙旅程

青春期是身体和心理都在快速变化的时期，每个女孩发育的节奏都不一样，但这些变化都是正常的、美好的。家长和孩子都不用担心，只要保持健康的生活习惯，青春期的旅程就会顺利又精彩！

（胡　艳）

3. 男孩声音变粗是青春期的启动项吗

青春期是男孩身体和声音的“大改造工程”。随着青春期的到来，睾丸开始分泌大量雄激素，就像给身体注入了一种“变身燃料”，引发一系列变化，比如喉结突出、声音变粗、肌肉变得更结实。同时，身高也会明显增长。不过，声音变粗和身高增长并不是同步的，它们各自有不同的节奏。

关键词：声音变粗　身高增长　男孩青春期

专家说

男孩青春期的“成长地图”

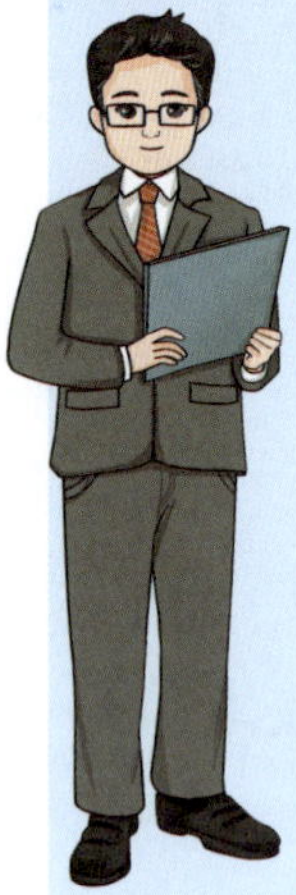

通常用“Tanner分期”把男孩青春期的变化分成了五个阶段，就像一张成长地图，帮助我们理解男孩的身体是如何一步步“升级”的。

1. Ⅰ期（幼儿期） 男孩还没进入青春期，生殖器还是幼儿型，没有阴毛。在即将进入青春期时，身体可能会暂时长得慢一些，但很快就会迎来“猛长个”的阶段。

2. Ⅱ期（青春期启动） 睾丸和阴囊开始增大，阴囊皮肤变薄、颜色加深，阴毛开始出现，但还很稀疏。这是青春期的“预备”，身体开始为更大的变化做准备。

3. Ⅲ期（发育加速期） 睾丸和阴茎继续增大，阴毛变得更浓密、颜色更深。这个阶段，男孩的身高增长速度会达到巅峰，每年可能长高9~11厘米。

4. Ⅳ期（发育高峰期） 阴茎进一步增粗，龟头逐渐露出，睾丸和阴囊继续增大，阴囊皮肤颜色更深。这个阶段，男孩的声音开始变粗，喉结也更明显。遗精通常会在这个阶段出现，这是性成熟的标志。

5. Ⅴ期（成熟期） 生殖器的大小和形状已经达到成人水平，发育完全成熟。这个阶段，身高增长逐渐减缓，直到骺线完全闭合，身高停止增长。

声音变粗≠身高停止增长：青春期的节奏各有不同

很多家长会担心，男孩声音变粗了是否意味着长高也结束了？其实不然！声音变粗只是青春期的一个信号，而身高增长主要取决于骺线是否闭合。骺线是骨骼生长的“开关”，只要它还没闭合，身体就还有长高的空间。通常在青春期后期，骺线才会逐渐闭合，身高增长才会停止。

所以，不能单凭声音变粗来判断男孩是否还能长高。身高的增长还和年龄、遗传、营养、运动等多种因素有关。如果营养充足、运动规律，即使进入青春期后期，男孩还有可能再长高几厘米。

青春期的“幕后推手”：睾丸的“变身燃料”

青春期的启动依赖于睾丸分泌的雄激素。当睾丸容积达到 4 毫升时，就标志着青春期正式开始。这个阶段，男孩的身高会进入快速增长期，每年可能长高 9~11 厘米，比女孩晚两年左右。遗精通常发生在 Tanner Ⅳ期，这是男孩性功能成熟的标志，就像女孩来月经一样正常。

青春期的最后冲刺：身高增长的规律

青春期末期，身高增长会逐渐减缓，平均还会再长高 5 厘米。这个阶段，男孩的身体正在为完全成熟做最后的冲刺。家长可以鼓励孩子保持良好的生活习惯，比如均衡饮食、规律运动，帮助他们顺利完成青春期的“成长之旅”。

青春期是身体的奇妙旅程

青春期是男孩身体和声音的“大变身”，每个阶段都有自己的节奏。声音变粗、喉结突出、身高增长，这些都是正常的成长现象。家长和孩子都不用过于担心，只要保持健康的生活方式，青春期的旅程就会顺利又精彩！

（胡　艳）

二

健康生活巧养成

4. 青春期孩子要怎么吃才营养均衡

关键词

青春期饮食 营养搭配 成长食谱

青春期是孩子人生中的“黄金成长季”，该阶段身体对营养的需求甚至超过成年人！研究显示，青春期儿童每天需要的营养素比成年人高出 30%~50%。如何让孩子吃得科学、长得高、学得快，三大关键食物清单需要掌握。

专家说

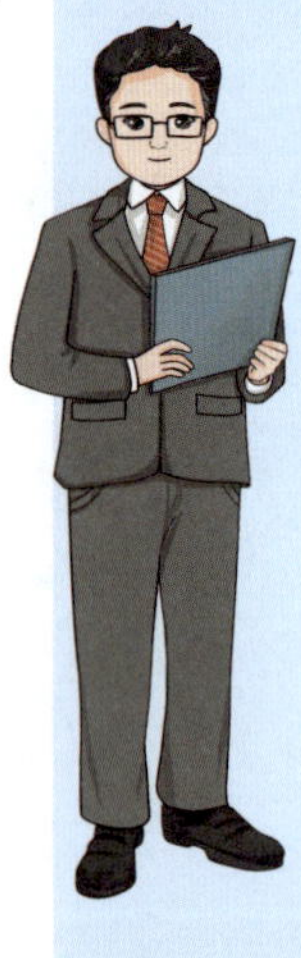

“肌肉建筑师”——优质蛋白的秘密配方

青春期的孩子每天需要相当于 3 个鸡蛋 +1 袋牛奶 +100 克瘦肉的蛋白质。

专家建议采用“三明治式”进餐法。

1. 早餐 1 个水煮蛋 +1 杯牛奶 + 全麦面包。

2. 午餐 掌心大小的瘦肉（鸡胸肉 / 瘦牛肉）+ 半碗糙米饭。

3. 晚餐 清蒸鱼 + 时令蔬菜 + 粗粮粥。

营养建议 蛋白质、脂肪、碳水化合物的黄金比例是 1 : 1 : 5，就像调色盘里的三原色，缺一不可！

“补血小卫士”——铁与维生素 C 的黄金搭档

青春期女孩每天需要铁元素高达 18 毫克（相当于男孩的 1.5 倍！），但肠道吸收率只有 10%。推荐如下搭配。

1. 铁元素来源 猪肝（每周 2 次，每次 30 克）+ 黑木耳炒肉 + 红枣银耳羹。

2. 维生素 C 强化来源 每天 200 克应季水果（草莓、橙子、猕猴桃）+ 深绿色蔬菜。

3. 营养建议 用餐时搭配柠檬水，铁的吸收率能提升 3 倍！

“骨骼成长密码”——钙、磷、锌、碘的协同作战

每天需要钙 1 300 毫克（相当于 2 袋牛奶 +1 份豆腐），但中国孩子平均摄入量仅达标 50%。

1. 钙、磷的补给站 酸奶 + 坚果 + 深海鱼（三文鱼每周 1 次）。

2. 锌元素助力 每周 2 次牡蛎汤（锌含量是猪肉的 10 倍）+ 南瓜子零食。

3. 碘元素补充 每周紫菜蛋花汤 + 合理使用加碘盐。

健康加油站

青春期饮食，这样吃才科学

早餐必须吃，早餐提供全天 40% 的能量；三餐间隔 4~6 小时，给肠胃留出消化休息时间；零食建议坚果（每天一小把）+ 酸奶（无糖型）代替薯片饮料。过度节食减肥，可能导致骨密度下降，成年后骨折风险增加 3 倍；不要偏食挑食，缺铁性贫血会让孩子注意力下降 40%；不要过量补钙，钙片过量可能引发肾结石，食补永远比药补安全。

（胡 艳）

5. 青春期孩子睡眠需要注意哪些问题

关键词

青春期睡眠 生长激素 失眠应对

青春期的孩子就像正在快速充能的“成长电池”，睡眠就是最强大的充电器。科学研究提示：人体在晚上 10 点至凌晨 2 点会迎来生长激素分泌的“黄金时段”，此阶段分泌量占全天总量的 70%。如果错过这个窗口期，孩子可能会面临“长不高”的烦恼，甚至影响学习效率和情绪管理。

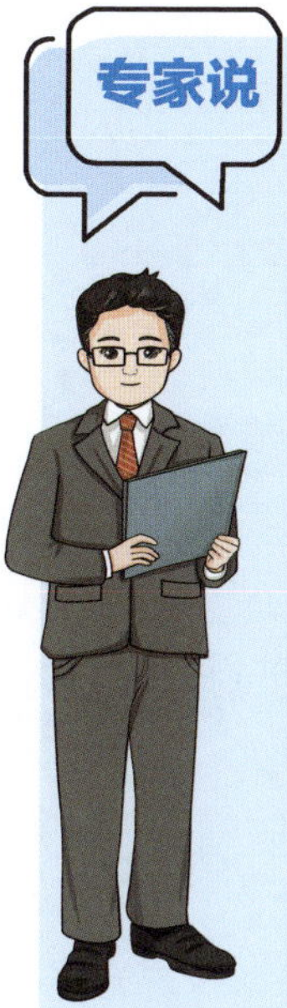

青春期孩子的“睡眠密码”：孩子的身体里“生长激素”只在深度睡眠时分泌。晚上 10 点前入睡，能让激素在凌晨 2 点前完成 70%~80% 的分泌。如果熬夜到 11 点，生长激素分泌量可能骤降 50%。长期熬夜的孩子不仅长不高，还可能出现：学习障碍，注意力下降 30%，记忆力减退；情绪失控，易怒、焦虑、抑郁风险增加；免疫力下降，感冒频率高出正常睡眠孩子 2.3 倍。青春期孩子的最佳入睡时间是晚上 9：30—10：00，闹钟则应设在早晨 6：30—7：00，保证每天 8~10 小时的“黄金睡眠”。

孩子睡不着怎么办？6 个“睡眠修复术”让睡眠质量恢复。

重置生物钟

1. 固定作息　每天同一时间上床、起床，周末也不例外。

2. 白天少睡　午睡不超过 30 分钟，避免下午 3 点后打盹。

3. 晨光疗法　早晨晒 15 分钟太阳，帮助调节褪黑素分泌。

打造“睡眠舒适区”

1. 黑科技装备　遮光窗帘 + 白噪声机（如雨声、海浪声）。

2. 温度魔法 卧室保持20~22℃，睡前1小时将房间温度调低2℃。

3. 更换床垫 选择能分散压力的乳胶床垫，每3年更换一次枕头。

增加睡前仪式感

1. 远离电子产品 睡前1小时远离手机、平板，蓝光会抑制褪黑素分泌。

2. 睡前放松 睡前放松，温水泡脚15分钟，听轻音乐（如《卡农》），阅读纸质书。

3. 正念冥想 正念冥想，放松身心。

睡眠饮食清单

1. 助眠晚餐 小米粥 + 蒸南瓜 + 清蒸鱼（富含色氨酸）。

2. 睡前零食 1小把杏仁（含镁）+1杯温牛奶（含钙）。

3. 禁忌清单 睡前3小时不喝咖啡、可乐，避免高糖分水果。

情绪急救，赶走失眠的坏心情

1. 情绪垃圾回收站 让孩子睡前写下烦恼，装进密封袋"封存"。

2. 正念冥想 深呼吸4秒→屏息4秒→呼气6秒，重复5分钟。

3. 家长陪伴 睡前 10 分钟“无评判倾听”，缓解孩子焦虑。

睡眠障碍预警：必须就医的情况

1. 长期频繁失眠 每周失眠超过 3 次，持续 1 个月以上。

2. 睡眠异常表现 出现打鼾、磨牙、梦游等异常表现。

3. 昼夜颠倒 白天嗜睡但晚上完全无法入睡。

健康加油站

专家建议：家长可以和孩子一起制订“睡眠挑战计划”，比如连续 21 天早睡，用睡眠日记记录变化，让科学睡眠变成全家人的健康习惯！记住：每晚 10 点前入睡，就是给孩子成长最好的礼物！

（胡　艳）

6. 孩子如何做到**吃动平衡**

吃动平衡对孩子的健康成长至关重要。

关键词

吃动平衡

专家说

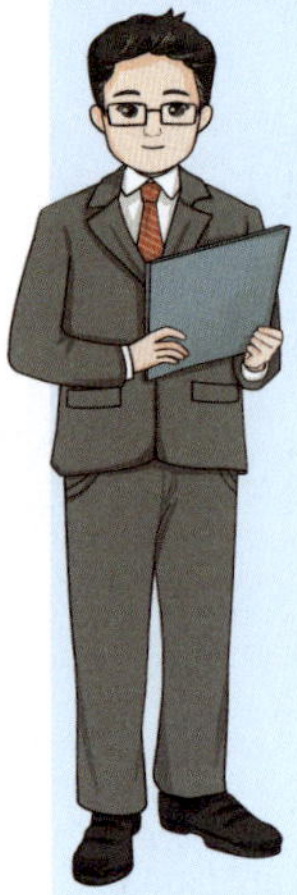

吃——营养均衡，不挑食

1. 多样化饮食 每天摄入不同颜色的蔬菜水果、适量肉蛋奶、谷物（如米饭、面条）。

2. 少吃不健康零食 比如糖果、薯片、油炸食品，可换成坚果、酸奶或水果。

3. 规律吃饭 按时吃三餐，不饿肚子也不暴饮暴食。

动——每天活动，少久坐

1. 玩起来 多跑跳、骑车、跳绳、踢球，或和家人一起散步、做游戏。

2. 减少屏幕时间 看电视、玩手机不超过 1 小时 / 天，别总坐着不动。

3. 动脑也要动身体 写作业或看书半小时后，起来活动 5 分钟。

健康加油站

简单小技巧

1. 养成喝水习惯 把喝水当习惯，少喝甜饮料。

2. 饭后适度活动 孩子饭后别马上躺下，走一走或帮忙做家务。

3. 周末户外活动 周末全家一起户外活动，爬山、骑车或野餐。

记住：吃和动就像跷跷板，吃得多就多动，动得少就少吃点，保持健康不胖不瘦！

（胡　艳）

三

常见疾病类预防

7. 如何应对频繁流涕、咳嗽

关键词

洗鼻 咳嗽

流涕、咳嗽频繁可能由多种原因引起，包括感冒或流行性感冒、过敏、鼻炎、气候变化、空气污染以及其他疾病如哮喘、肺炎等。

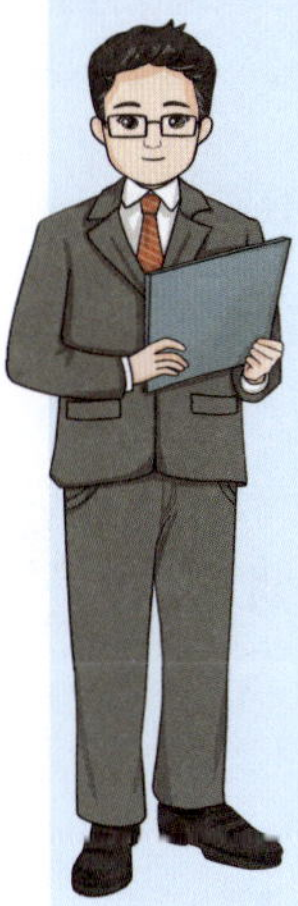

专家说

保持鼻子舒服

1. 温盐水洗鼻　用温水加一点点盐（或药店买生理盐水），轻轻冲洗鼻腔，帮助鼻涕流出来。

2. 湿润空气　在房间里放加湿器或一盆水，避免空气太干刺激鼻子和喉咙。

减少咳嗽的小妙招

1. 多喝温水　少量多次喝温水，可以加点蜂蜜（1 岁以上孩子），让喉咙舒服。

2. 睡前抬高头部　睡觉时垫高枕头，减少鼻涕倒流引发的咳嗽。

避开刺激物

1. 远离烟味、灰尘　家里有人抽烟要到室外，打扫时让孩子避开飞扬的灰尘。

2. 观察过敏可能　如果流涕总在春天或接触花草、宠物后加重，可能是过敏，让孩子暂时远离这些物品。

健康加油站

什么时候要看医生

1. 久咳不愈 咳嗽超过 1 周不减轻，或越咳越厉害。

2. 鼻涕异常 鼻涕变黄绿色、有臭味

3. 发热时间长 发热超过 3 天。

4. 呼吸异常 呼吸急促、出现发绀。

5. 精神异常 孩子精神差、不想吃饭。

记住：家长别随便给孩子吃感冒药或止咳药（尤其 4 岁以下），多休息、多喝水最重要！如果拿不准，及时找医生看看。

（胡　艳）

8. 如何预防夏天频繁的上吐下泻

夏天最容易上吐下泻，其原因主要与饮食问题、细菌感染、消化不良、水分流失及其他因素有关。

专家说

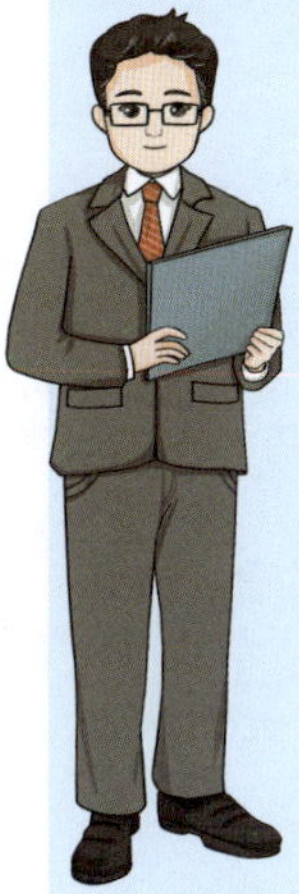

管好“吃的喝的”

1. 食物要新鲜 饭菜当天吃完，剩菜放冰箱别超过 1 天，西瓜切块后别放太久。

2. 煮熟、洗干净 海鲜、肉类彻底煮熟；水果蔬菜多冲洗几遍，削皮更安心。

3. 少碰冰和凉 少喝冰饮料、吃冰淇淋，温水或常温水更护肠胃。

小手脏了别乱摸

1. 饭前便后洗手 用肥皂搓手 20 秒，尤其玩沙子、摸宠物后。

2. 不随便咬手指 提醒孩子别把手或玩具塞嘴里，病原体容易溜进去。

避开“危险区”

1. 公共泳池要小心 别吞泳池水，游完及时洗澡。

2. 路边摊少尝试 凉拌菜、切开的水果露天放易沾灰尘、细菌。

不舒服早发现

1. 腹胀、没胃口 如果孩子肚子胀、没胃口，先暂停油腻食物，喝点稀饭、米汤。

2. 呕吐、腹泻 呕吐或拉肚子时，少量多次喝温水或口服补液盐，防脱水。

健康加油站

出现这些情况快就医

一天拉肚子超过 5 次，或呕吐到喝不下水。

孩子没精神、嘴唇干、尿少。

大便带血或像果冻一样。

记住：预防比治疗更重要，夏天肠胃“娇气”，多留个心眼就能少生病！

（胡　艳）

关键词
性早熟　儿童　预防

9. 如何预防**性早熟**

性早熟是指儿童在正常发育年龄之前出现第二性征的现象，通常指女孩在 7.5 岁前乳房发育，或男孩在 9 岁前睾丸增大。近年来，性早熟的发生率呈上升趋势，可能与饮食结构、生活方式、环境因素、心理状态等多种因素有关。家长应积极采取科学措施，帮助孩子健康成长。

专家说

健康饮食，远离“催熟”食物

少吃炸鸡、薯条、甜饮料等油腻高糖食物，多吃新鲜蔬菜、水果和杂粮。

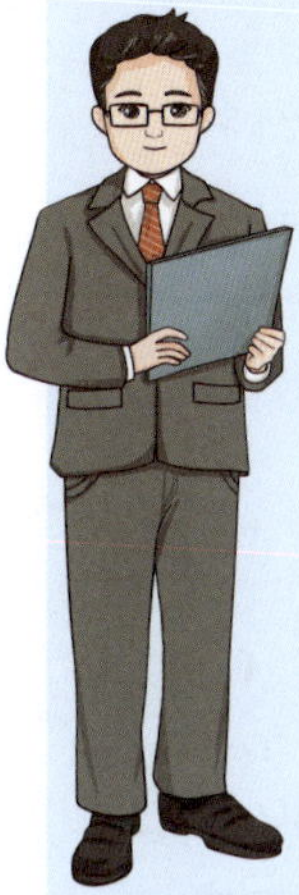

避免用塑料盒装热食或反复用矿泉水瓶，选择玻璃、不锈钢餐具更安全。

控制体重，多参加户外运动

建议每天至少进行 1 小时中等强度运动，比如跳绳、打球、骑自行车，保持身材匀称。

别让孩子总窝着玩手机、看电视，久坐容易发胖。

警惕“激素陷阱”

不用成人护肤品或化妆品给孩子擦脸，某些产品可能含激素。

少吃反季节水果（如冬天的大草莓），可能存在催熟处理。

规律作息，保证充足睡眠

晚上 9 点前上床，睡觉时关灯，黑暗环境有助于身体正常分泌生长激素。

睡前别玩手机或平板，屏幕蓝光会干扰睡眠。

关注心理状态，避免精神压力

家长别给孩子报太多补习班，给孩子留出自由玩耍的时间，放松心情。

家长应多与孩子聊天、多陪伴孩子，避免其长期焦虑或紧张。

健康加油站

性早熟信号

女孩 7.5 岁前胸部变大，男孩 9 岁前睾丸明显发育。

身高突然猛长（一年超过 6 厘米）。

出现这些情况及时就医检查！

记住：预防性早熟关键是“自然成长”，吃得合理，动得充足，睡得规律，心情放松——是给予孩子健康青春期的最好礼物！！

（胡　艳）

10. 牙痛原因有哪些，如何预防

牙痛可能由多种原因引起，包括龋齿、牙髓炎、牙根尖发炎、外伤以及不良饮食习惯等。对于儿童来说，良好的口腔保健习惯可以预防牙痛和其他口腔问题。

专家说

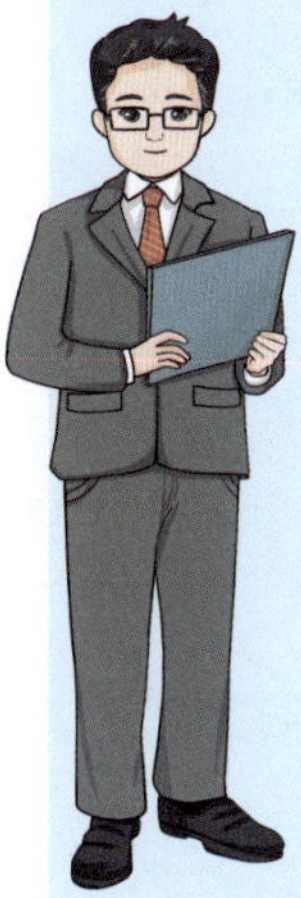

儿童牙痛常见原因

1. 蛀牙 牙齿被细菌腐蚀变黑，形成小洞，遇冷热或甜食时易出现酸痛或刺痛感。

2. 牙龈发炎 刷牙不彻底，会引起牙龈红肿，触碰时可能会出血或疼痛。

3. 换牙期不适 新牙长出或乳牙松动时，周围牙龈可能出现肿胀疼痛。

4. 食物嵌塞 食物嵌入牙缝未及时清理，会压迫牙龈或引发炎症。

5. 外伤或磕碰 摔倒或咬硬物可能导致牙齿裂纹、松动或隐痛。

关键词

牙痛 口腔 保健

健康加油站

日常预防小贴士

1. 正确刷牙 每天早晚用儿童含氟牙膏刷牙；低龄儿童需家长协助，确保刷到牙缝和内侧面。

2. 减少糖分停留 少吃黏牙的糖果、蛋糕，吃完及时漱口，防止糖分在牙齿表面残留过久。

3. 定期检查 建议每3~6个月看一次牙医，早发现小问题（如黑点、牙垢）。

4. 使用护牙小工具 使用牙线清理嵌入牙缝的食物，乳牙长齐后可考虑做“牙齿保护涂层”（窝沟封闭）。

5. 少喝含糖饮料 尽量少喝含糖饮料，或使用吸管减少对牙齿的直接接触，保护牙釉质。

小提醒：如果孩子经常捂脸哭闹、拒绝吃饭，或牙龈明显红肿，建议尽快就医，避免拖延加重问题哦！

（胡 艳）

关键词 体态 脊柱侧凸

11. 如何拥有 良好的体态

体态不良可能与脊柱侧凸有关。脊柱侧凸会导致脊柱呈“C”形或“S”形弯曲，不仅影响美观，还可能对健康造成不良影响。预防脊柱侧凸需要从日常生活中的多个方面着手，包括保持正确姿势、加强体育锻炼、合理安排作息时间、注意书包选择、饮食与营养以及定期检查与治疗。这些措施的综合应用有助于降低脊柱侧凸的风险，改善和维持良好体态。

专家说

儿童体态不良常见原因

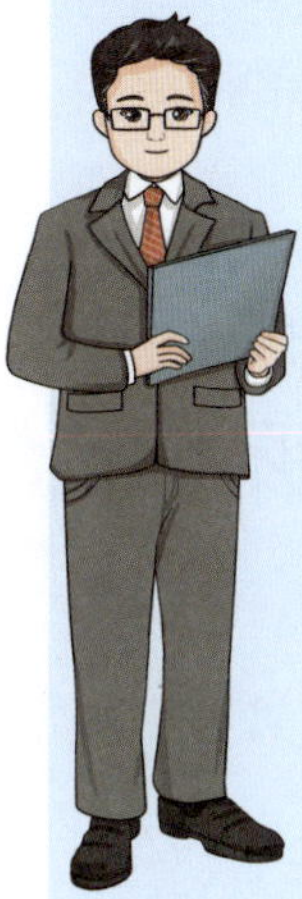

1. 久坐不动 孩子长时间低头写作业、玩手机或看电视，身体容易前倾、驼背。

2. 书包过重 单肩背或书包太重，导致孩子肩膀一高一低或脊柱弯曲。

3. 肌力不足 孩子缺乏运动，腰背、腹部肌肉弱，难以支撑身体挺直。

4. 模仿姿势 孩子习惯趴着、歪坐，或模仿他人弯腰、缩脖子的动作。

5. 家具不合适 桌椅高度不匹配，孩子写字时胳膊悬空或被迫弯腰。

健康加油站

日常改善小贴士

1. 养成“三个直角”坐姿 膝盖弯成直角（脚踩地），大腿和后背成直角（不驼背），手肘弯成直角（写字不耸肩）。

2. 多动少静 每坐 1 小时起身活动 5 分钟，伸懒腰、贴墙站或玩跳跃游戏。

3. 背对背小游戏 家长和孩子背靠背站立，比赛谁站得更直（头、肩、臀贴紧墙面）。

4. 减轻书包负担 选择符合人体工学设计的双肩背包，重量不超过体重的 10%，收紧肩带避免摇晃。

5. 趣味运动强化肌肉 游泳、跳绳、跳舞等锻炼全身；模仿“小飞机”（趴着抬手脚）或“小猫伸腰”增强腰背力量。

小提醒：如发现孩子出现双肩高低不平、走路内/外八字、总喊腰背酸痛等现象，建议及时咨询医生或康复师，早调整更轻松！

（胡 艳）

12. 如何降低青春期运动损伤风险

青春期是孩子身体快速发育和运动能力提升的关键阶段，但同时也伴随着较高的运动损伤风险。以下是一些降低青春期运动损伤风险的方法。

专家说

运动前的准备

1. 全面体检 在开始任何运动计划之前，建议青少年接受全面体检，特别关注骨骼、肌肉、关节和心

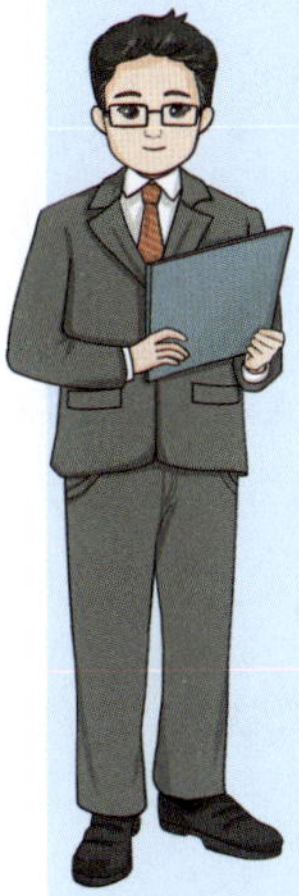

肺功能。体检有助于发现潜在的健康问题，避免因身体状况不佳而导致运动损伤。

2. 热身运动 建议青少年运动前进行充分的热身，包括全身性的活动（如慢跑、跳绳）和针对特定运动的动态拉伸。热身可以提高身体温度，增加关节灵活性和肌肉血流，降低运动损伤的风险。

3. 运动装备 建议为青少年选择合适的运动装备，如运动鞋、护具等，以提供必要的支撑和保护。合适的装备可以有效减少由摩擦、冲击或不当支撑导致的损伤。

科学的训练方法

1. 循序渐进 避免过度训练或突然增加青少年的运动强度。应逐步增加训练的强度和时间，让身体有时间适应。

2. 多样化训练 避免单一运动的过度专业化，鼓励青少年参与多种类型的体育运动，以促进全面的身体发展，减少由重复动作导致的过度使用损伤。

3. 技术指导 确保青少年掌握正确的运动技术，错误的动作可能导致关节和肌肉的不当受力，增加受伤风险。

运动后的恢复

1. 冷敷与拉伸 运动结束后应进行适当的冷敷和静态拉伸，有助于缓解肌肉疲劳、减少炎症反应、促进身体恢复。

2. 充足休息 保证青少年充足的睡眠和休息时间，让身体有足够的时间进行自我修复。

3. 营养补充 摄入均衡营养，尤其是蛋白质、钙、维生素D 等，以支持骨骼和肌肉的健康。

心理与环境因素

1. 心理支持 需要关注青少年运动过程中的心理压力，避免因压力过大而导致的运动表现下降或受伤风险增加。

2. 安全环境 确保运动场地的安全，避免青少年在不平整或危险的场地进行运动。

通过以上措施，可以有效降低青春期运动损伤的风险，帮助青少年安全地参与体育活动，促进其身体健康与心理发展。

（胡　艳）

四

关注智力
注意力

13. 为什么孩子的**智商**与**学业成就**不匹配

关键词

智力 智商 学业成就

智力，就是我们认识、理解周围事物，再用知识和经验解决问题的本事，像记忆力、观察力、想象力、思维能力、判断力等，都属于智力范畴。

智力测验是通过标准测试题，在特定条件下评估个体的智力水平。通常把一个人的测试成绩，和其他同年龄一起测试的人比较，他成绩所处的位置，就是咱们平常说的智商。

专家说

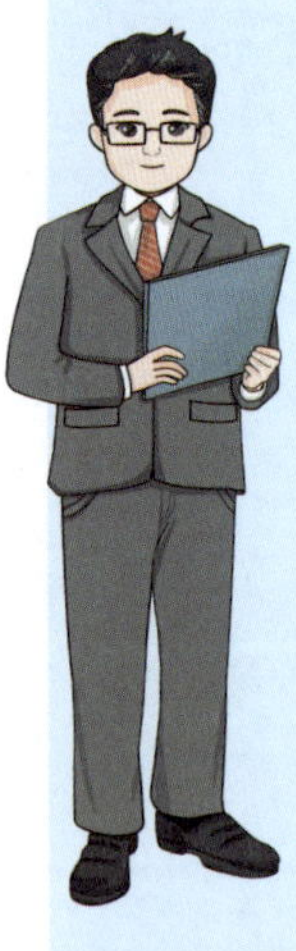

智力测验的局限性

智力测验多侧重于语言、逻辑、空间推理等特定方面的能力，如韦氏儿童智力量表主要涵盖言语理解、知觉推理、工作记忆和处理速度等维度。但实际上，智力是一个多维度、综合性的概念，还包括创造力、实践能力、情绪智力等，这些内容在传统智力测验中难以全面体现。孩子在进行智力测试时的环境和自身状态也会对结果产生影响，致使孩子无法充分发挥真实水平。此外，一些孩子可能会受文化或者经济条件所限，没有机会去学习测验中涉及的知识，这并不能完全代表其真实智力。孩子的智商也会随着年龄增长出现波动，并非一成不变。

其他影响儿童学业成就的因素

学业成就并不仅取决于智力，还可能会受到很多因素的影响，如家庭氛围、教育方式以及社会支持等。在一个温馨、支持性的家庭环境中成长的孩子，往往更有自信和安全感，更能发挥自己的潜力。情绪问题如焦虑、抑郁等可能会干扰孩子的注意力、记忆力和思维能力，使其无法充分发挥智力水平。其他非智力因素（如学习动力和兴趣）也会影响儿童的学业表现。

综上所述，孩子的智力水平只是影响其学业成就的一个因素，不能仅仅依据智力测验结果来判断孩子的未来成就，家长需要综合考虑多种因素，为孩子的成长和发展提供全面的支持和引导。

（胡　艳）

14. 孩子成绩不好是学习障碍吗

广义的学习困难是多种原因（如学习障碍、神经发育障碍、情绪问题等）导致的结果。狭义的学习困难即“特定学习障碍”，主要包括阅读、书写表达、数学方面的能力受损。若孩子有学习困难，家长却未及时干预，不仅影响孩子的学习，还可能影响其人际关系、未来职业发展等。

健康体检系列

关键词

学习困难 学习障碍

专家说

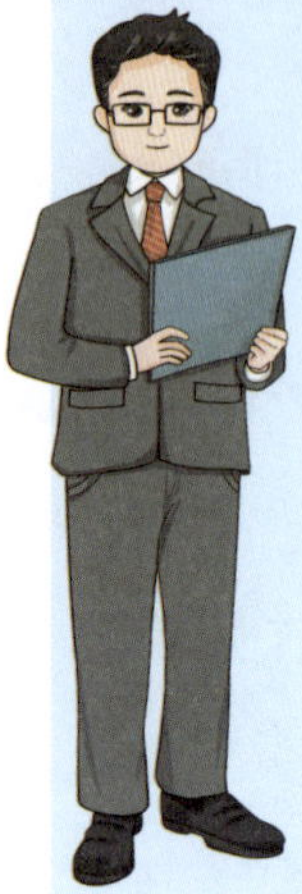

学习困难的原因

如果在较长的一段时间里，孩子学习状态、对知识的接受速度明显差于同龄孩子，学习成绩差，即便调整学习计划、改变学习方法也没有改善，那么孩子可能存在学习困难。

学习困难源于多方面原因。

1. 生理层面 孩子的神经系统发育异常、感觉统合失调或长期的健康问题，如注意缺陷多动障碍等，都会干扰知识的接收与处理。

2. 心理层面 焦虑抑郁等情绪问题会削弱孩子的学习动力和注意力。

3. 环境因素 如家庭氛围差、教育方式不当以及社会不良风气影响等，都会分散孩子的学习精力。

4. 缺乏有效的学习方法 也会导致孩子学习效率低下，成绩难以提升。

健康加油站

学 习 障 碍

通俗来讲，学习障碍就是孩子在理解和运用语言，说话或书写过程中的某个环节出现问题，表现在听、说、读、写、思考、拼读或者数学计算等学习相关技能的缺陷。通常这类孩子不存在感觉器官和运动能力缺陷，也不是因为情绪障碍或没有机会学习所导致的学习问题。有学习障碍的孩子可能在较小的时候就表现出学习技能发育的延迟或偏离，比较常见的就是说话慢。

学习障碍不仅影响孩子学习成绩的提高，还有可能合并行为和情绪问题。因此，早发现、早预防，进行个体化的教育和训练十分重要。

（胡　艳）

15. 为什么孩子**上课老分心**

关键词
注意力　注意缺陷

我们常说的注意力，指的是孩子有意注意的能力。有意注意指的是有目的、需要一定意志努力的注意。例如学生在课堂上为了听懂老师的讲解，集中注意力、克服各种干扰，即是“有意注意”的体现。

专家说

孩子上课分心的原因有很多，并不仅仅是注意缺陷多动障碍导致。其他常见的原因有如下几点。

1. 学习兴趣或者动力不足　课程内容不吸引孩子，或者孩子此前已经掌握课程内容等。

2. 环境干扰　教室外的噪声、同学干扰等。

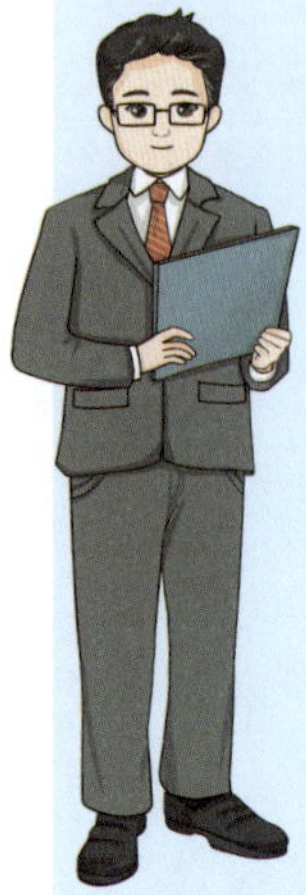

3. 生理问题 睡眠不足导致疲惫困倦，或者饥饿、口渴等导致分心。

4. 心理因素 焦虑、抑郁、压力、家庭问题或与同学的关系问题等都可能影响孩子的注意力。

5. 其他健康问题 如频繁生病、智力发展迟缓、长期缺课等，都可能影响孩子集中注意力。

6. 电子设备的过度使用 手机、平板、电视等的过度使用也会干扰儿童有意注意的发展。

如果孩子上课经常出现分心的情况，我们要积极与老师、孩子进行沟通，观察孩子的行为有没有规律。比如关于孩子上课分心主要集中在个别课程，那可能主要是孩子的学习兴趣不足引起；如果分心主要集中在上午的时间，那可能需要考虑孩子有没有吃早餐，早餐有没有吃够，或者是不是睡眠不足等。当孩子身体有其他生理疾病或者较为严重的情绪问题的时候，我们可能优先考虑处理孩子的疾病或情绪问题。如果家长无法找到孩子上课总是分心的原因，也可以到专业的医疗机构寻求帮助。

（胡　艳）

健康云课堂

孩子"注意力不好"怎么办

16. 孩子很**好动**，是**多动症**吗

关键词

注意缺陷多动障碍

注意缺陷多动障碍（又称“儿童多动症”）是儿童期最常见的神经发育障碍之一，主要表现为和年龄不相符的注意力不集中、多动或者冲动。中国儿童和青少年总体患病率为 6.26%，男女比例为（4~9）：1。多动症在不同年龄阶段可表现出不同的症状，可导致不同的功能损害，因此需要积极干预并定期随访。

专家说

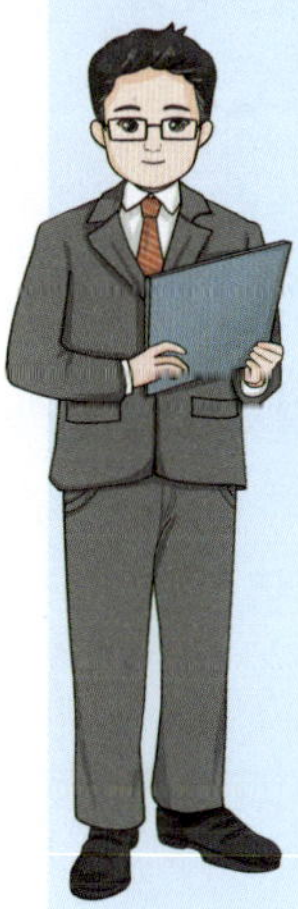

孩子多动的正常原因

活泼好动是儿童的天性，并不一定意味着孩子患有多动症，还有以下这些可能性。

1. 年龄差异 儿童在不同发展阶段会有不同的行为表现。年幼的孩子通常精力旺盛，好动是其正常特征。

2. 个体差异 每个孩子的性格和气质不同，有些孩子天生就比其他孩子更活泼、更爱动。如果家长本身性格较为安静，可能会觉得孩子过于好动。

3. 环境或者兴趣驱动 孩子可能会对他们感兴趣的事物表现出极高的活跃度和专注度，而在不感兴趣的事物上容易分心，这属于正常现象。

可能患有多动症的表现

1. 活动过度 孩子从小就比同龄人更爱动，易哭闹、破坏玩具；上学后喜欢追追打打、上蹿下跳，在教室内听课时，也不停地搞小动作，上课坐不住，在座位上扭来扭去；喜欢招惹同学，话多，在吃饭、看电视时也较少能安静坐着。孩子身上好像装了一个“发动机”，整天精力过剩，动个不停。

2. 情绪不稳定、冲动任性 孩子在社会交往中缺乏控制力，在危险场合行事鲁莽，冲动性地违反社会规范。有些孩子情绪不稳，极易冲动、生气、发脾气，常因一些小事与同学、家人争吵打架。耐心差，不能等待，经常强行加入或打断他人的活动，抢先回答别人尚未说完的问题，在与人交流时也不把别人的话听完就插嘴等。

判断孩子是否患有多动症，需要综合考虑其行为表现、持续时间、影响程度以及是否符合医学诊断标准。希望家长或者老师们不要轻易给孩子贴标签，如果有疑虑，建议咨询专业医生进行评估和诊断。

（胡 艳）

17. 为什么家长需要了解**多动症**

关键词：行为治疗　多动症

行为治疗的基本方法有三种：奖赏、消退和惩罚。奖赏是指当孩子做出积极行为时，及时给予积极反馈（如表扬），以增加这种行为的发生频率；消退是指面对孩子的不良行为时，有意识地不给予注意和强化，使该行为逐渐减少；在一些情况下，为了减少孩子的不良行为，可能应用惩罚手段，不过惩罚要谨慎使用，不能随便滥用。

专家说

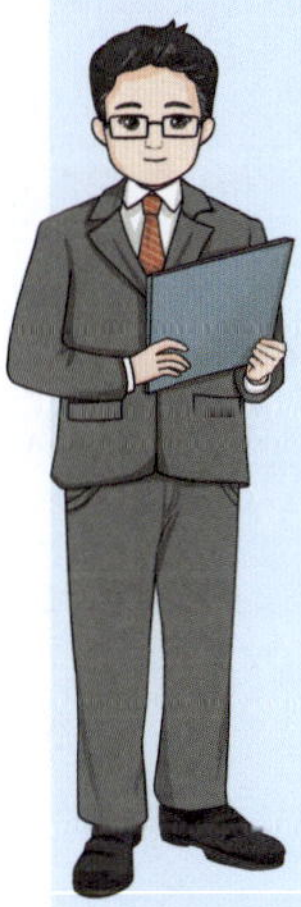

多动症的药物治疗是通过调节神经递质来改善大脑的功能，但单靠药物无法解决所有问题，还需要心理、教育等多方面干预配合。而家庭和学校是孩子每天接触最多的环境，家长的配合和参与，对于治疗的成功至关重要。

1. 了解疾病　家长需要了解多动症的本质、症状、可能的原因和影响，以及常见治疗方法。这样有助于正确认识孩子的行为，理解孩子不听话、顽皮捣蛋并不是故意和家长作对，调整对待孩子时的心态，同时也能更好地配合医生的治疗。

2. 有效管理　家长学习并掌握有效的沟通管理技巧，如改善亲子关系、设置合理的规则、及时反馈、积极引导孩子控制情绪等，以建立更健康的亲子关系，帮助孩子更好地控制行为，有效改善孩子的表现。

3. 家校沟通 家长学会如何与学校老师沟通，共同制订和实施适应孩子需要的教育方法和计划，让孩子更好地适应学校生活。

4. 自我照顾 家长在照顾多动症孩子的过程中也需要注意自己的心理健康。学习如何自我照顾，以保持良好的心态和精力。

5. 未来发展 多动症的表现会随着年龄阶段变化。家长应当持续学习，帮助孩子改善同伴关系、顺利度过青春期、规划未来职业道路等，帮助孩子实现自我潜能，迈向积极的未来。

总之，家长的配合是多动症孩子治疗和康复过程中不可或缺的一部分。通过学习，家长可以成为孩子治疗团队中的重要成员，共同帮助孩子克服困难，实现最佳发展。

（胡　艳）

五

孩子内心细洞察

18. 如何识别孩子的**情绪变化**并及时安慰

关键词

情绪变化　支持　安慰

俗话说“六月的天，孩子的脸”——孩子的情绪变化往往较为频繁。有时他们能自行调节，但在某些情况下，则需要家长及时给予支持和安慰，以便帮助他们更好地度过情绪低谷。

专家说

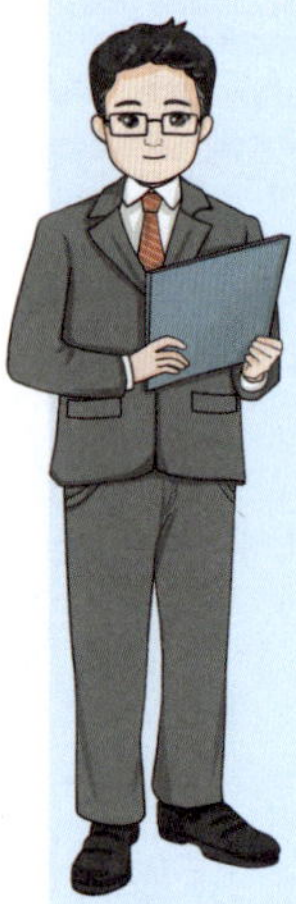

识别孩子的情绪变化并及时给予支持和安慰，可以让孩子感到被理解和支持，更好地感受到父母对自己的爱，促进亲子关系的良好发展；同时父母及时的安慰和行动能够帮助孩子们认识自己的情绪、学习情绪的处理，建立健康的情绪调节机制，增强心理韧性；父母丰富的生活经验，也有助于孩子从中学习应对困难的方法，更好地应对生活中的挑战，预防情绪问题的积累，促进心理健康和整体发展。

当孩子面临情绪问题时，可能会表现出悲伤、紧张，可能会变得退缩或者过度活跃，或者突然改变日常的行为模式。当家长们察觉到这些问题的时候，可以尝试以下方式。

1. 学会倾听　家长可以通过与孩子聊天，耐心倾听孩子的诉说，了解孩子的感受，不打断，不评判，让孩子感受到被理解和接纳。

2. 帮助孩子识别情绪 家长可以告诉孩子有负面情绪十分正常，比如“我知道你现在感到很难过，这很正常。”

3. 提供安慰 家长可以通过拥抱、拍拍肩膀等身体接触，给孩子提供安慰和安全感。

4. 引导孩子表达 家长可以引导孩子用言语或适当的方式表达情绪，孩子不愿意说的时候还可以画画、写日记。

5. 共同寻找解决方案 家长可以与孩子一起探讨解决问题的方法，鼓励他们自己思考解决方案。

6. 给孩子树立榜样 家长可以通过自己的行为示范如何处理情绪，给孩子做个榜样。

当然，在安慰孩子的过程中，家长也要避免过度干预，尊重孩子的个性和处理情绪的方式，让孩子有机会实现自我成长。

（胡 艳）

健康云课堂

关注情绪健康：给孩子心灵来次“深度体检”

19. 为何充满**爱**和**安全感**的环境很重要

关键词 安全感 环境

安全感是指个体在面对内外环境时，体验到的一种安全、稳定、可掌控的心理感受。

专家说

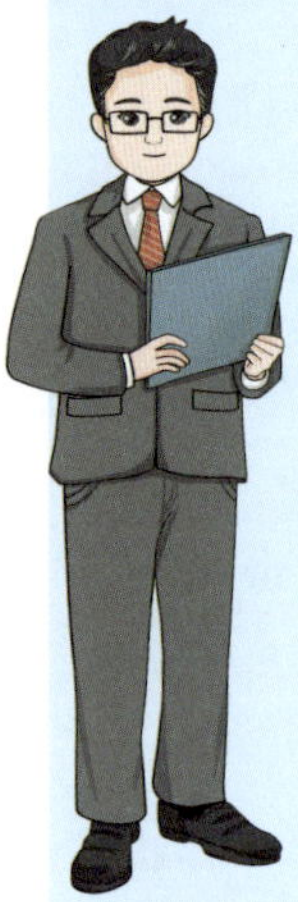

在孩子的成长过程中，安全感就像是导航的灯塔，为他们提供探索世界的勇气和力量。有安全感的孩子有如下特征。

1. 有助情绪管理，增强抗挫能力 他们更善于管理情绪，具备积极应对挫折和困难的勇气和策略。

2. 促进社交表达 他们更勇于表达自我，能够积极参与社交活动，促进良好的同伴关系和社交技巧的发展。

3. 建立自信自尊 他们对自己的价值有积极的认知，具备较强的自信心和自尊心。

4. 有利于大脑发育 充满爱的环境能够促进孩子的大脑发育，提高学习能力和创造力，为未来的全面发展奠定坚实的基础。

相反，如果儿童在成长过程中缺乏安全感，可能会比较容易面临情绪问题、社交退缩、行为问题、学业问题等，因此给孩子提供一个充满爱和安全感的环境至关重要。

健康加油站

培养儿童安全感的措施

1. 营造稳定的生活环境 家长应当尽力创建一个温馨、舒适的家庭环境，确保儿童的生活环境安全；避免在儿童面前发生争吵或冲突；为孩子安排相对固定有序的生活内容。

2. 建立良好的亲子关系 家长应当给予儿童足够的关注和有效陪伴，了解他们的需求和感受，及时给予回应。

3. 培养孩子的自信心 家长应当为孩子设定合理、明确的期望和规则，鼓励但不强迫儿童尝试新事物，经常肯定孩子的进步和努力。

4. 传递积极情绪，促进社交发展 家长应当多给儿童传递积极情绪，鼓励儿童与同龄人交往，建立良好的人际关系。

（胡　艳）

20. 为何**叛逆期**的孩子不愿跟家长沟通

叛逆期是指青少年在成长过程中，特别是在青春期，由于生理、心理和社会环境的变化，表现出的一种对权威、规则和传统价值观的质疑和反抗的心理和行为状态。这个阶段的孩子往往追求独立，希望自己的意见被尊重，对于父母的管教和指导可能会表现出不满和反抗。

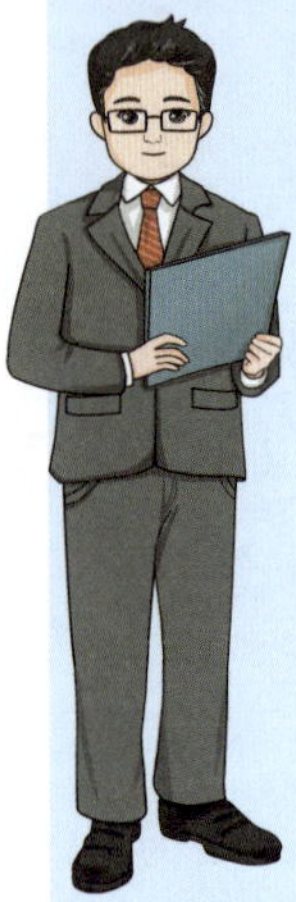

专家说

青春期的孩子寻求独立性、自我认同感，寻求同伴的认同和支持，同时，由于他们的身体和心理都在发生巨变，情绪波动也比较大。这个阶段，他们不愿意跟家长沟通，可能是因为他们觉得家长不理解他们的想法和需求；担心被家长误解或者批评；家长沟通方式不当，也可能加剧孩子的抵触情绪。

如果缺乏引导或者问题处理不当，青少年容易出现迷茫、混乱以及偏差，因此，家长的沟通和引导十分重要。

如何和青春期的孩子沟通

1. 保持冷静和耐心　面对孩子的叛逆行为，家长首先要保持冷静，耐心倾听孩子的想法和感受，可以经常告诉孩子你爱他们，无论他们的行为如何，你的爱是不会改变的。

2. 尊重和理解　家长应接纳孩子作为独立个体的身份，理解他们在成长过程中面临的困惑和挑战。

3. 开放式对话　家长可以采用开放式问题鼓励孩子表达，如“你今天感觉怎么样？”而不是“你知道自己错了吗？”尽可能避免指责与评判。

4. 倾听和共情　家长应认真倾听孩子的意见和感受，不要打断他们，尝试从孩子的角度理解问题，表达对他们情绪的理解和同情。

5. 设定合理稳定的界限 家长应明确家庭规则和界限，让孩子知道哪些行为是可以接受的，哪些是不可以的，并且这些规则是相对稳定的（不会随着父母的心情等因素发生改变），父母也同样应当遵守。

6. 寻求共同点 家长应找到与孩子的共同兴趣或目标，以此作为沟通的桥梁。

7. 适时反馈 家长应给予孩子正面的反馈和鼓励，当他们做得好时及时表扬。

如果家长们已经尝试了以上办法却还是没有取得理想的效果，也可以寻求心理咨询师或教育专家的帮助，更好地和孩子一起面对青春期。

（胡　艳）

21. 为什么**青春期**的孩子经常**闷闷不乐**

青春期抑郁是一种在青少年时期出现的心理健康问题，它不仅仅是情绪波动或成长的烦恼，还是一种严重的情绪障碍，可能会对孩子的日常生活、学习和社交活动产生深远的影响。

关键词 青春期 闷闷不乐 抑郁

专家说

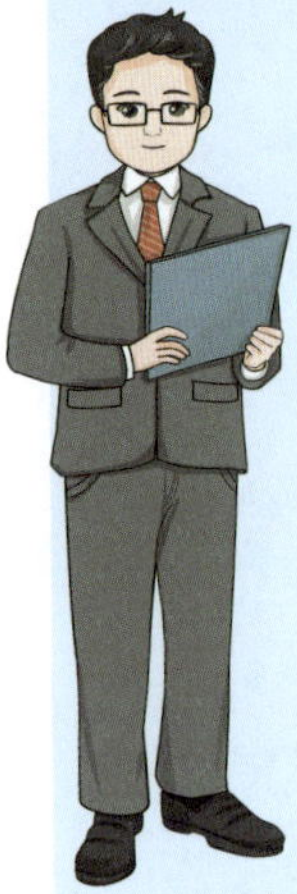

青春期的孩子面临生理、心理和社会的多重变化，包括身体发育、情绪波动、学业压力、人际关系挑战以及对未来的不确定感等。这些因素共同作用，导致青少年的情绪较为敏感和不稳定，有时容易闷闷不乐。同时，随着社会竞争加剧，青少年罹患抑郁症的风险逐渐升高。如果孩子长时间闷闷不乐，出现以下情况时，家长一定要引起重视，带孩子及时就诊。

1. 情绪低落 孩子持续表现出情绪低落、沮丧或伤心，难以体验到愉快的感觉。

2. 兴趣减退 孩子对日常活动失去兴趣，对以前感兴趣的事情（如运动、社交、游戏、爱好等）也没有参与的动力和热情，学习动力下降，甚至不愿上学。

3. 精力减退 孩子常常觉得疲惫、乏力，做事拖沓；学习时难以集中注意力，思维模糊、记忆力下降，完成任务变得困难，学习成绩下降。

4. 情绪波动剧烈 孩子可能表现为情绪反应剧烈，常突然从愉快变为低落或愤怒、敌对等外在情绪，或者非常叛逆。

5. 自我评价较低 孩子频繁表现出自卑、无价值感，认为自己做不好事情，觉得生活没有乐趣，甚至对未来失去信心，思考问题时倾向于消极、悲观，甚至可能谈论死亡或自杀。

6. 过度敏感 孩子对外界评价或同伴看法非常敏感，容易感到被忽视、排斥，进而加剧自卑和孤独感。

7. 睡眠和饮食的变化 孩子可能会经常睡不着，或出现早醒、夜醒或嗜睡的情况；有的孩子会出现食欲减退或暴饮暴食，导致体重变化。

8. 躯体症状 孩子经常头痛、肚子痛、不舒服，但医学检查无明显病因。

9. 其他症状 孩子存在滥用药物、酒精成瘾、网络成瘾、自伤等行为。

（胡 艳）

关键词
情绪调节 发脾气

22. 为什么孩子经常**发脾气**

儿童和青少年的大脑仍在发展中，他们可能尚未完全掌握如何有效地管理和表达自己的情绪，因此需要我们的帮助和引导。

专家说

有些孩子经常发脾气，表现为在个人需求得不到满足或受挫时出现哭闹、尖叫、在地上打滚、用头撞墙、撕东西、扯头发等情绪失控行为。

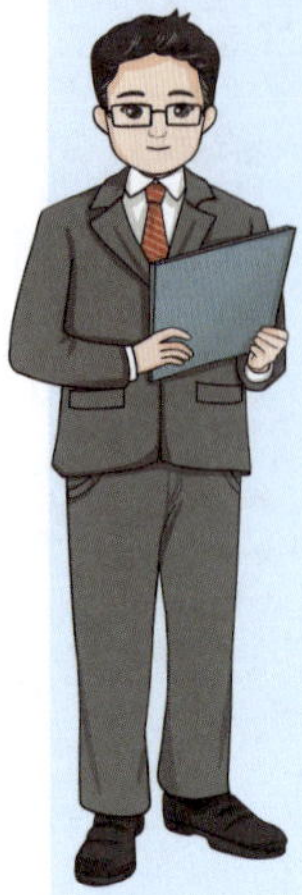

孩子经常发脾气的常见原因

1. 情绪调节能力不足 由于神经系统尚未发育成熟，儿童可能缺乏足够的自我控制能力，难以有效管理情绪。

2. 模仿或者缺乏情绪引导 孩子可能会模仿家庭成员或其他亲近的人的行为，包括发脾气；家长在孩子成长过程中缺乏足够的示范和引导，不能让他们合理地表达负面情绪。

3. 情绪障碍或心理问题 存在焦虑、抑郁或注意缺陷多动障碍的孩子也可能频繁发脾气。

4. 过度满足或缺乏边界 如果孩子一发脾气，家长就妥协，孩子以发脾气来达到自己的目的。

5. 寻求关注 缺乏关注时，孩子可能通过发脾气来引起大人注意，即使是负面关注也能满足他们的心理需求。

健康加油站

家长应该怎么帮助孩子呢

1. 识别情绪根源 家长要协助孩子识别情绪背后潜藏的需求，精准找出孩子发脾气的根源。只有明确了原因，才能有的放矢地解决问题。比如孩子因心爱的玩具坏了而哭闹，我们要意识到这背后是孩子对心爱之物损坏的难过与不舍。

2. 表达理解接纳 家长应当向孩子表达我们的理解，让孩子知道我们明白他们此刻的感受，使他们感受到被接纳与尊重。例如，我们可以温柔地说：“宝贝，我知道玩具坏了你心里特别难受，我非常理解你的心情。”

3. 引导情绪表达 家长应当引导孩子进行情绪表达与宣泄，教给孩子正确表达情绪的方式，比如用语言描述自己的感受，或是通过画画、运动等方式来宣泄情绪，逐步强化孩子的情绪管理能力。当孩子发脾气时，我们可以引导：“你要是心里不开心，就跟妈妈说说，或者我们可以一起出去走一走，吹吹风。”在这个过程中，孩子也会慢慢学会表达和合理宣泄负面情绪。

4. 接纳情绪波动 负面情绪是成长的一部分，我们必须接纳孩子需要时间来平复情绪，也需要合理的宣泄途径。不能强行压抑孩子的情绪，而是要给予他们足够的耐心与空间，让他们在我们的引导下，慢慢学会与情绪和谐共处。

（胡　艳）

23. 为什么孩子**不愿上学**

孩子不愿上学是一个复杂的问题，涉及多种心理和社会因素，如学习压力、社交问题、兴趣与课程不匹配等，最终可归结为情绪困扰导致的害怕和不想上学，又称学校恐怖症或拒绝上学行为。这种现象可发生于各个年龄阶段，尤其在儿童入托、入学和升初中或高中等关键过渡期更为常见。

关键词

拒绝上学　学校恐怖症

专家说

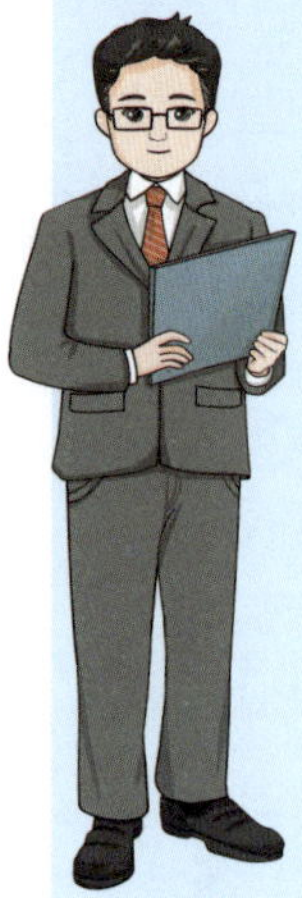

学校恐怖症的主要表现

孩子起初表现为起床后反复出现各种症状（如肚子痛、头痛、心慌等），以求得家长的同情不去学校，甚至因此反复就医。每逢上学就会哭泣、吵闹、威胁或哀求家长不去上学，每逢周一或假期结束更为明显。这种身体不适在家里几乎不会出现，就医一般查不出器质性疾病。

家长的应对措施

针对孩子不想上学，家长需要了解孩子不愿上学的主要原因，并减少产生压力的因素，帮助孩子能逐步回归学校。

1. 倾听了解原因　家长应与孩子进行深入的对话，了解他们不愿上学的具体原因。倾听孩子的想法和感受，不要急于给出解决方案，而是先理解他们的立场，向孩子表达你的关心和支持。

2. 循序渐进引导　家长不要使用恐吓和强制方式，强迫孩子立即回到学校。可以尝试逐步引导孩子，比如先让他们参加一些学校活动或课外辅导课程，逐渐适应学校环境。鼓励同学来家里一同玩耍和学习，由同学带领着入学。一般不建议寄宿、频繁转学或者转班。

3. 寻求学校支持 家长应与学校的老师和辅导员保持密切联系，了解孩子在校的表现。如果孩子因为学习压力大而不愿上学，可以寻求老师或辅导老师的帮助，制订合理的学习计划，同时父母需要调整教育期待。如涉及人际交往困难，家长可以鼓励孩子参加社交活动，提高他们的社交技能。

4. 必要时寻求专业帮助 如果孩子的厌学情绪持续存在且严重影响日常生活，家长可能需要带他们寻求医生或心理咨询师的帮助。如确诊为情绪障碍，则应采取针对性治疗，必要时服用抗焦虑药、抗抑郁药。

（胡 艳）

24. 为什么要 预防孩子的“网瘾”

网络成瘾是指不良或过度使用而对互联网络产生依赖感，导致个体在学习、工作、交往、健康等方面产生不同程度损害的现象。网络成瘾行为已经成为普遍存在的社会挑战，一旦成瘾，戒除代价巨大。

专家说

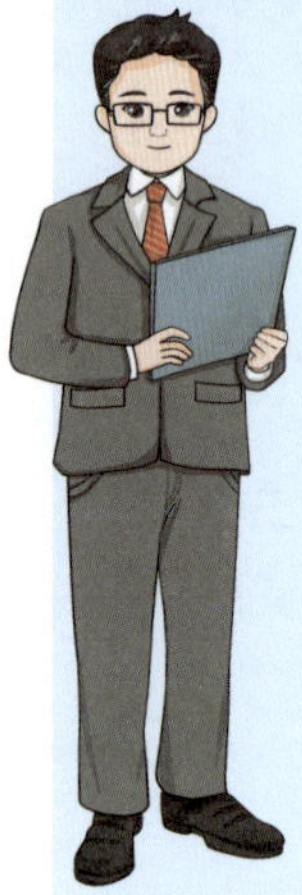

青少年网络成瘾的主要原因

1. 家庭因素 父母陪伴不足、家庭关系紧张、家庭教育方式不当等因素，容易导致儿童缺乏情感支持，从而转向虚拟世界寻求安慰和寄托。

2. 自身因素 学习压力大、学业成绩不理想等因素容易导致儿童缺乏学习兴趣、缺乏自信，转而通过网络来逃避压力、寻找刺激；若儿童社交能力不足，在网络上可以通过游戏或社交平台与他人交流，获得一种虚拟的社交体验。

3. 社会因素 随着移动互联网的发展及智能手机的普及，网络的吸引力越来越大，未成年人尚未发展出良好的自我控制能力，更容易沉迷其中。

健康加油站

家长的预防和应对措施

1. 引导孩子科学用网 家长应当引导孩子了解网络的功能和作用，掌握正确、安全的使用方式。引导孩子选择具有教育意义、益智性的网络内容，避免接触不良信息。

2. 家长以身作则 家长应当树立榜样，身体力行地为孩子营造一个更好的成长环境，尽量减少自己不必要的上网时间。

3. 商定上网规则 家长应与孩子商定家庭网络时间公约，共同制订合理的上网计划，明确上网时间和目的，督促孩子遵守计划。

4. 丰富课余生活 家长可以培养孩子多元化的兴趣爱好，引导孩子多参加社交活动。丰富孩子的课余生活，提升孩子的成就感和充实感，从而减少对网络的过度依赖。

5. 寻求专业人员的帮助 如果孩子已经出现比较严重的网络成瘾症状，家长可以考虑让孩子参加戒除网瘾的公益活动或训练营，并及时寻求医生和心理咨询师的帮助，获取专业指导。

（胡 艳）

25. 为什么孩子难以独立应对**家庭变故**

家庭的稳定对于孩子安全感的建立至关重要。一旦家庭发生重大变故，如父母离异、亲人去世等，孩子往往会感受到情感支柱的崩塌。由于儿童心理、情感和社会经验的局限性，他们往往难以有效应对剧烈的家庭环境变化。家庭变故可能对孩子造成长期的情绪困扰和负面影响，家庭成员应给予积极的情感支持，帮助孩子度过这一困难时期。

专家说

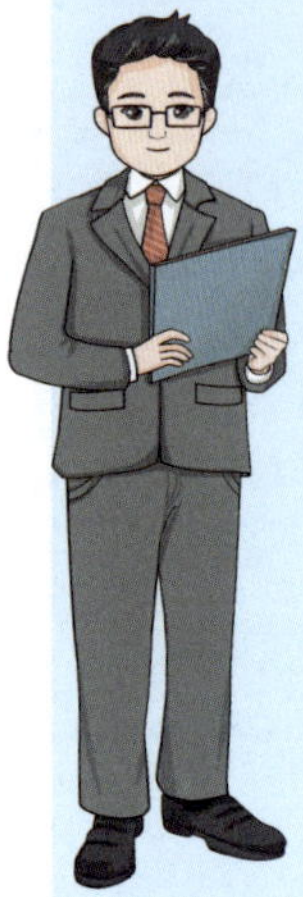

家庭变故对孩子的可能影响

1. 离异影响孩子情绪 父母离异可能会引发孩子情绪上的困扰，如愤怒、恐惧和无助。他们可能会责怪自己、怀疑自己是导致父母离异的原因，产生自卑感和负罪感；丧失对家庭的安全感，对未来感到不确定，出现情绪暴躁或社交退缩等问题；无法集中注意力，对学习丧失兴趣或动力，影响学习。长期来看，部分孩子可能在成年后难以建立稳定的亲密关系。

2. 创伤后应激障碍 当孩子经历车祸、自然灾害、家人的意外亡故等不幸事件，可能会出现创伤后应激障碍，表现为脑海中反复出现创伤事件、行为退缩、容易惊恐、无端哭泣、害怕出门、频繁做噩梦、食欲减退等。

健康加油站

家庭支持策略

1. 保持平静与真诚 家长应避免对孩子隐瞒真相，而是根据孩子年龄和理解能力，耐心地向孩子解释家庭变故，帮助他们更好地理解现实变化。

2. 理解孩子的情感需求 家长应尊重和接纳孩子的情绪，鼓励他们自由表达悲伤、愤怒、困惑等情感，让他们感受到被理解和支持。同时，关注孩子情绪的细微变化，及时疏导。

3. 保持日常生活规律 尽量保持孩子的日常生活规律，如活动、睡眠和饮食习惯，尽量为孩子创造一个稳定的家庭环境。

4. 父母共同关心孩子 针对离异家庭，父母双方应建立有效的沟通渠道，定期就孩子的教育问题进行讨论，共同关注孩子的成长和发展。

5. 及时心理干预 如果家庭变故对孩子的心理影响较大，家长应及时寻求医生或心理咨询师的帮助，为孩子提供心理疏导。

（胡 艳）

六

保护
我们的孩子

26. 为什么孩子需要**性教育**

在孩子的成长过程中，性教育是不可或缺的一环。然而，由于传统观念的影响，许多家长在谈及性教育时往往显得犹豫和尴尬。缺乏性教育可能会给孩子的身心健康带来极大的危害，家长应该重视孩子的性教育需求，帮助孩子建立健康的性观念和行为模式，提升其自我保护意识和能力。

关键词：性教育　性观念

专家说

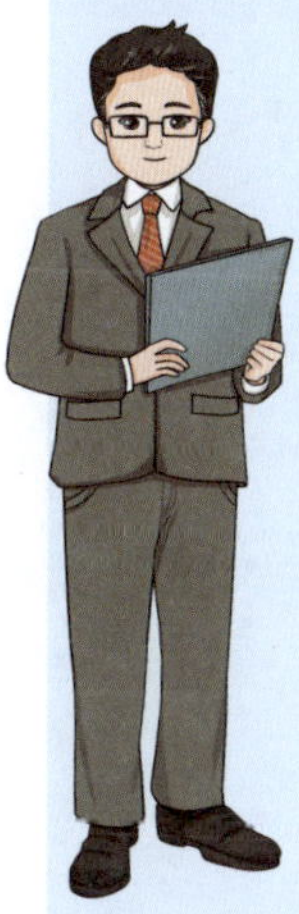

性教育旨在帮助儿童和青少年建立正确的性观念，掌握与性有关的知识和技能，形成健康的性心理和行为习惯，从而促进其身心健康发展与良好的人际关系。

性教育的意义

1. 建立性别认同　通过性教育，孩子可以科学地认识自己的身体和生理变化，了解男性和女性在生理结构上的差异，以及不同性别之间的角色和行为特点，有助于他们形成正确的性别认同和角色认知。

2. 学会自我保护　性教育可以帮助孩子了解身体隐私部位的界限，学会拒绝不恰当的身体接触，并懂得在危险情境下保护自己，有效预防性侵犯等安全问题。

3. 树立正确观念 性教育有助于孩子形成积极健康的性态度和价值观，理解性行为的责任和意义，避免过早发生性行为而导致不良后果。

4. 提升自尊自信 充分的性教育有助于提高孩子的自尊心和自信心，减少因缺乏性知识而产生的焦虑、困惑或误解。同时，也有助于他们在人际交往中更好地处理与性相关的话题，增强社交能力。

5. 适应社会发展 随着社会的发展和进步，性教育的普及已经成为了必然趋势。孩子需要在成长过程中接受科学的性教育，以便更好地适应社会环境和文化环境，为未来的生活做好准备。

（王　虹）

27. 家庭性教育包含哪些内容

家庭性教育是指在家庭生活中，主要由父母针对孩子生理及心理发展特点，开展的性教育活动。实施家庭性教育时，家长应保持开放、坦诚的态度，尊重孩子的个性和需求，并建立良好的沟通和信任关系。家庭性教育的内容应根据孩子的年龄、认知水平以及家庭的文化背景进行调整。

专家说

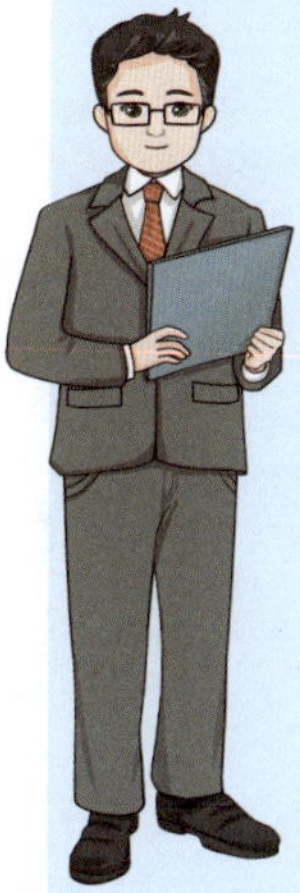

家庭性教育对儿童的成长起着至关重要的作用。作为家庭性教育的主要实施者，家长的性知识水平将直接影响到儿童的性健康发展。为了更好地协助孩子健康成长，父母应从态度、技巧、知识三个方面做好准备：确立性态度、掌握施教方法、充实性知识。父母可参考《全国家庭教育指导大纲（修订）》和联合国《国际性教育技术指导纲要（修订版）》等文件，根据孩子的年龄段和发展需求开展适宜的家庭性教育。

性教育内容的建议

1. 生理知识　家长可以向孩子解释身体各个部位的功能和作用，让他们了解自己的身体。这包括性器官的名称、功能以及生殖过程的基本知识。

2. 性健康与性传播疾病　家长应教育孩子如何保护自己的身体健康，避免性传播感染和非意愿妊娠的风险。强调正确使用避孕方法的重要性和不良性行为的后果。

3. 情感与关系　家长可以和孩子讨论性别认同、性取向、亲密关系等话题，帮助他们理解爱情、尊重和信任在健康关系中的角色，引导其建立积极、健康的亲密关系观。

4. 道德和伦理　家长可以引导孩子理解性行为中的责任、同意和尊重他人的重要性。培养他们的同理心和道德观念，以便他们在未来的生活中做出明智的决策。

关键词

家庭性教育　性教育内容

5. 安全意识 家长应当指导孩子如何在不安全或可疑的情况下保护自己。增强网络使用中的安全意识，避免成为网络欺凌或性诱导的受害者。

6. 媒体与信息素养 家长应当帮助孩子提升批判性地分析和解读媒体（包括广告、电视节目、社交媒体等）中关于性的信息的能力。

（王 虹）

28. 如何提升孩子应对**性侵害的能力**

儿童性侵害是指施害者为满足性欲或其他目的，通过暴力、欺骗、物质引诱、讨好或其他办法引诱儿童进行性活动，包括强奸、猥亵、嫖宿、引诱幼女卖淫，组织或强迫儿童卖淫，向儿童传播淫秽物品，以儿童为题材制作淫秽物品，以及其他危害儿童身心健康的行为。受害者不仅仅是女孩，也可能是男孩。在儿童遭受性侵害等恶性事件频发的背景下，防性侵教育作为一项重要的儿童保护教育，可以帮助儿童远离性侵害与性暴力。

专家说

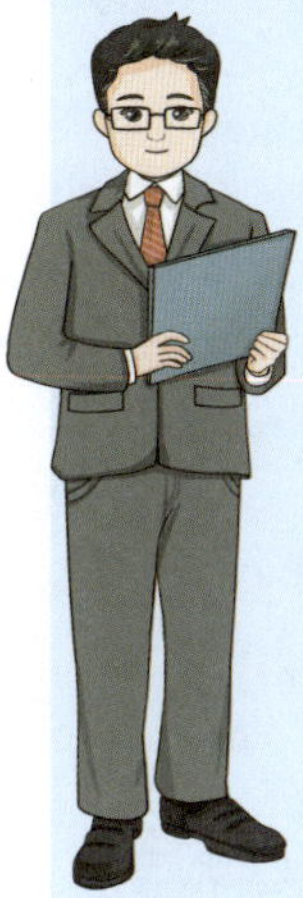

近年来，儿童性侵害案件呈现以下特点：犯罪主体熟人化、受害儿童自我保护能力差、家庭监护薄弱、犯罪场所多样化等。随着移动互联网的发展和智能设备的普及，利用网络性侵未成年人的案例同样呈高发严峻态势，犯罪形式也多样化。家长无法一直守护在孩子身边，因此教会孩子保护自己、勇敢说“不”非常关键。

防性侵教育

1. 指导儿童与陌生人保持距离 当儿童和不熟悉的人相处时，如果身体靠得太近，或者有触碰，就会觉得别扭、不舒服，这时就要果断拒绝。如果对方还故意触犯自己的身体界限，一定要警惕并告诉家长。

2. 警惕熟人作案 在性侵类犯罪中，熟人作案占据很高比例。告诉孩子，无论是谁，无论和我们是什么关系，即使是我们尊敬、喜欢的人，只要触碰我们的身体，让我们感觉不安全、不舒服，都应该勇敢拒绝。

3. 远离危险情景 按时上下学，在没有家长接送的情况下，尽量结伴而行；避免夜晚独自出行；逛街、出游要注意观察周围的环境，不单独前往偏僻地段（如无人的公共厕所、小区绿化带等）；不随便接受他人的食物、饮品。

4. 警惕网络安全 在无法预测网络交流对象真实身份的情况下，告诉孩子一定要保持警惕，果断拒绝让自己感觉不舒服的要求，并尽快告诉家长。同时也要保护自己的隐私安全，不要随意透露个人信息。

（王　虹）

29. 如何判断孩子是否遭遇性侵害

关键词：性侵害　身心变化

儿童遭受性侵害后，可能出现身体损伤、情绪障碍和行为改变等表现。家长在发现这些症状时，应立即寻求专业医疗、法律援助，避免儿童受到进一步的伤害。

专家说

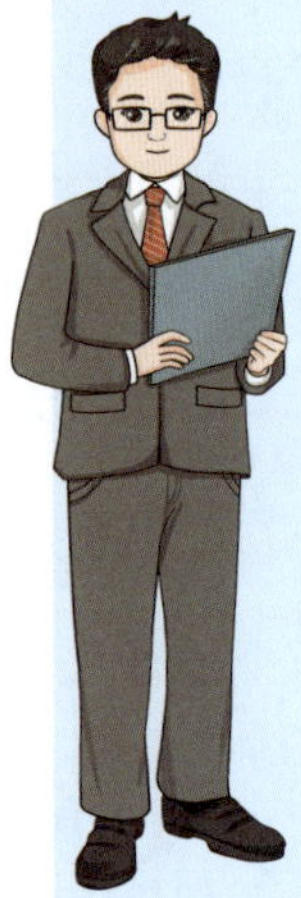

大多数受害儿童不愿意主动向他人透露自己的受害经历，家长需要熟悉儿童遭受性侵害的可疑征兆，并注意孩子任何身心上的变化。

儿童遭受性侵害的可疑征兆

1. 观察身体变化　孩子的皮肤出现不明原因的红肿、淤青等伤痕；生殖器官（包括阴部、肛门、尿道）出现受伤、疼痛、出血或感染症状；处女膜破裂或两腿内侧红肿、瘀伤现象；走路、坐立姿势出现异常。

2. 观察情绪变化　孩子出现恐惧或焦虑，表现出对特定的人或环境特别害怕或抗拒；孩子性格发生改变，突然不爱说话，对周围事物失去兴趣；孩子的情绪容易产生波动，经常哭泣或发脾气。

3. 观察行为异常 孩子有意地遮掩生殖器官等身体部位；突然出现带有性特征的行为，如想要触摸自己的或其他人的身体；社交退缩，不愿意出门；出现睡眠质量下降、食欲减退或暴饮暴食；学习成绩下降等。

4. 关注孩子言语透露的异常信息 如孩子可能会描述一些不适当的身体接触或奇怪的场景，反复提问性相关问题等。

（王 虹）

关键词

性侵害 法律援助

30. 如何帮助遭遇**性侵害**的孩子

当孩子遭受性侵害时，他们是无辜的受害者，不应受到指责或负面评价。家长应提供情感支持、生理救助、法律维权与心理康复等多层面帮助，通过专业的帮助和积极的陪伴，帮助孩子逐渐走出阴影，重建自信和积极的生活态度。

专家说

给予孩子充分的关爱和情感支持

家长应当让孩子感受到你的支持并且信任你，向孩子保证他们会得到保护，不会再次受到伤害。

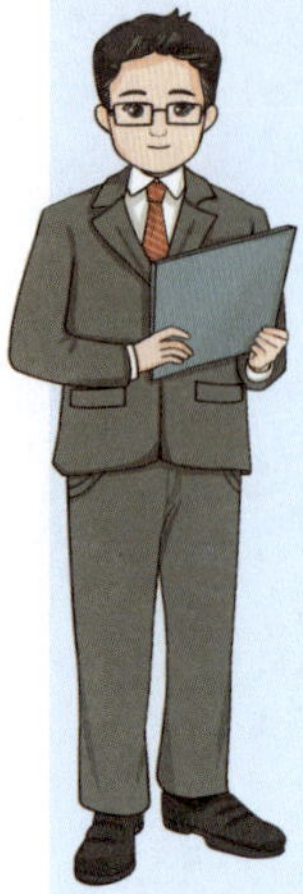

向孩子传达这样的信息："无论发生什么，爸爸妈妈都会永远爱你。"让孩子感受到父母无条件的爱护，是帮助他们走出阴影的关键。让孩子明白，性侵害不是他们的错，他们不需要为此感到羞耻或自责。

及时就医进行检查

家长应尽快带孩子去医院，检查并治疗可能由性侵害造成的生理损伤。检查孩子是否感染性病，并采取必要的预防措施，如紧急避孕等。如果可能的话，保留与性伤害相关的证据，如毛发、体液、现场遗留物等，以便后续的法律程序需要。

寻求法律援助

家长应向警方报案，协助警方收集证据，提供必要的信息，让犯罪者受到法律的制裁。必要时寻求专业的法律援助，了解孩子的权益，并确保他们得到公正的处理。

寻求专业心理治疗

家长应尽快联系心理咨询师，为孩子提供专业的心理疏导。必要时，家长也应接受心理辅导，调整心态，以更好地支持孩子。家长应了解如何在日常生活中与孩子进行恰当的交流，配合心理咨询师进行孩子的心理康复工作。

加强预防性侵害教育

家长应鼓励孩子保持正常的日常生活和学习节奏，定期与孩子谈心，与老师保持沟通，以便及时了解孩子的心理状态和需求。与学校合作，确保孩子在家中和学校等环境中感到安全，共同加强对孩子的预防性侵害教育。

（王　虹）

第五章

儿童体检与健康管理

一

健康管理
巧规划

1. 如何为孩子进行**健康管理规划**

关键词

健康管理规划　身心健康

为孩子进行健康管理规划，是家长为孩子未来健康成长奠定基础的关键步骤。健康管理不仅限于孩子生病后的治疗，更强调预防为主、健康监测和日常管理，以确保孩子身心健康全面发展。科学、合理的健康管理规划能够帮助家长从容应对孩子成长中的各种挑战，最大限度地降低健康风险。

专家说

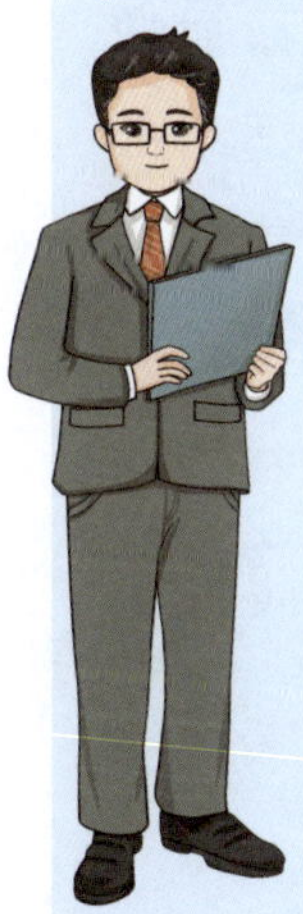

健康规划：预防为主

健康管理规划的首要原则是“预防为主”。家长应根据孩子的年龄阶段，定期带孩子到专业的医疗机构进行全面检查，包括身高、体重等体格指标，免疫接种，视力、听力、口腔问题筛查及神经心理发育评估等。定期检查有助于早期发现潜在的健康问题，便于医生及时干预和诊断。例如，婴幼儿在定期检查中可以发现是否存在运动发育迟缓、语言发育迟缓、社交障碍、视觉或听力障碍等问题，如果能早发现、早干预，将对孩子的健康发展起到重要保障作用。

日常管理：饮食与作息

除了定期检查，家长在日常生活中对孩子健康的管理也至关重要。饮食方面，家长应确保孩子的饮食均衡，避免偏食、挑食，适当补充水分。此外，培养孩子良好的作息习惯，保证充足的睡眠，有助于增强孩子的免疫力，促进其身体的自我修复和发育。

心理关怀：关注情绪疏导

孩子的心理健康管理也不可忽视。随着学业压力的增加，部分孩子可能会面临焦虑、抑郁等心理问题。家长需要密切关注孩子的情绪变化，帮助其建立应对压力的能力；定期与孩子沟通、鼓励他们表达感受，能有效预防心理健康问题的发生。

健康加油站

儿童健康管理应是一个持续性过程，而非一次性体检或短期目标。不同年龄阶段儿童的健康管理重点不同。家长可以与医生商议，共同制订适合孩子的健康管理计划，随着孩子的成长不断调整和优化，确保孩子始终在一个健康、安全的环境中茁壮成长。

（丁　媛　李　秋）

2. 健康体检与就医行为有何异同

健康体检与就医行为虽然都与儿童健康密切相关，但两者的目的、方式和侧重点却有所不同。健康体检侧重于健康的评估和预防，是对孩子进行定期的身心健康状况监测；而就医行为则是针对孩子已经出现的症状或疾病进行诊治。

关键词

健康体检 疾病诊断

专家说

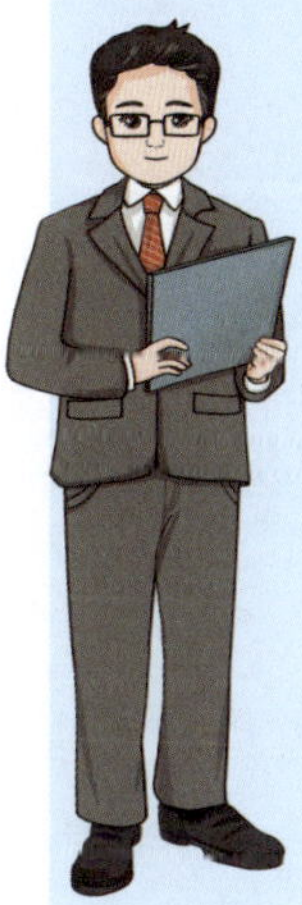

健康体检：无症状下的隐患排查

健康体检通常是在儿童无明显症状的情况下进行的。它是一项定期检查，用于评估儿童当前的健康状况，及早发现潜在的健康问题。例如，健康体检时医生会检查孩子的身高和体重，评估其体格的生长水平，了解其体格的生长速度；医生会通过视力筛查、听力筛查、肺功能检查等了解健康状况；必要时医生还会做血液、尿液等实验室检查。这些检查往往能揭示出一些早期的健康隐患，如肥胖、贫血、营养素缺乏、视力问题等，而这些问题在初期往往无明显临床表现。

就医行为：有症状时的诊断治疗

相比之下，就医行为则是针对已经出现症状或疾病的情况进行的。比如孩子表现出发热、咳嗽、腹痛等症状，通常需要家长带孩子到医院就诊。就医行为的重点是医生通过临床症状和体征，结合辅助检查的结果，做出具体的诊断并给予治疗。医生可能会为孩子开具口服药物、静脉输液、住院、手术或采取其他治疗方法。

虽然两者存在不同点，但都依赖于专业的医疗机构和医生的判断。健康体检能帮助家长和医生及时发现一些尚未显现症状的健康问题，做到“早发现、早治疗”；而就医行为则是在健康出现问题时，及时进行干预和治疗，避免病情进一步恶化。

健康加油站

有些健康问题不易被发现或者不被重视，比如微量营养素的缺乏、体格生长的偏离、行为问题、神经发育障碍性疾病的早期表现等。健康体检的最大价值在于“防患于未然”。因此，健康体检与就医行为并不是替代关系，而是相辅相成的。合理的健康管理规划应包括定期体检和及时就医两部分，两者相结合，能最大限度地保障孩子的健康。

（丁　媛）

3. 如何选择**儿童体检机构**

关键词：儿童体检　体检机构选择

儿童健康体检是及早发现孩子的健康问题，确保其健康成长的重要环节。然而，面对市场上众多的体检机构，家长们常常感到困惑："到底该选择哪家机构？是去公立医院还是私立医院？去综合性医院还是专业的儿童体检中心？"哪些因素才是决定体检质量的关键？让我们一起来探讨一下。

专家说

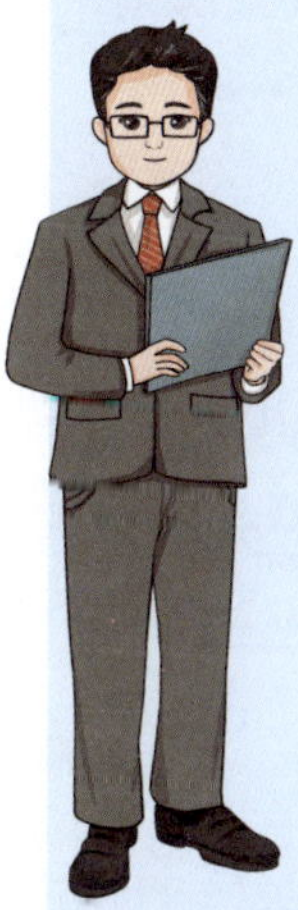

专业性：是否具备儿童健康体检的资质

不同于成人，儿童的生长发育特点决定了他们的体检内容和评估标准有所不同。因此，家长在选择体检机构时，首先要考虑其是否具备正规的医疗资质，是否拥有儿科专业的医师团队。例如，儿童专科医院、综合性医院的儿科体检中心，或者专业的儿童健康管理机构，这些机构通常更了解儿童生长发育的特点，能够提供更加科学的儿童健康评估和针对性的建议。

体检设备与检查项目的针对性

合适的体检机构应具备完善的儿童专用检查设备，并提供针对不同年龄阶段的体检套餐。例如，婴幼儿阶段的体检应包括身高、体重、头围等体格生长评价，以及智能发育评估等；学龄儿童则可能需要视力、听力、脊柱侧凸、营养素、心理行为评估等项目。如果孩子有特殊需求（如过敏体质、慢性疾病管理等），家长还应帮助其选择能够提供相应检查的机构。

医护团队的专业性与服务质量

体检不仅是“检查数据”的收集，更重要的是医生对检查结果的判读和给予家长的健康指导。因此，建议选择医生经验丰富、沟通能力强的儿童体检机构。有些医院的儿保科或体检中心，会安排专门的儿科医生进行一对一体检报告解读，让家长更好地理解孩子的检查结果，并提供个性化的健康管理建议。

体检环境是否适合儿童

孩子在陌生环境中容易紧张和抗拒，因此，体检机构的环境是否对儿童友好、医护人员是否耐心温和，都会影响孩子健康体检的顺利进行。一些专业儿童体检中心会配备儿童活动区，或采用温和的检查方式（如无痛末梢血检查、部分检查项目以超声检查替代X线检查），让孩子更容易接受和配合体检。

体检后的健康管理及医疗服务

体检不仅仅是一次性的检查，更重要的是连续的健康管理。一些专业的体检机构会提供详细的健康报告，并对异常指标进行建议和随访，如提供营养、运动、心理健康的指导，甚至建立电子健康档案，方便家长随时查询和跟踪孩子的健康状况。

健康加油站

如何避免体检机构的“套路”

部分商业体检机构可能存在“过度检查”或“检查后推销”的现象，例如推荐不必要的昂贵检查项目或在体检后推销保健品。家长在选择时应保持理性，结合医生建议，避免不必要的经济负担。正规的医疗机构或儿童医院通常会提供科学、必要的检查项目，并根据儿童个体情况给出专业建议。

（谭　娟　丁　媛）

关键词

儿童体检　体检频率　年龄特点

4. 儿童多久做一次**健康体检**合适

健康体检是儿童生长发育过程中不可或缺的一环，不仅有助于监测孩子的身体状况，还能及时发现潜在健康问题。那么，儿童应该多久做一次健康体检？不同年龄阶段儿童的体检频率是否相同？让我们一起来了解。

专家说

婴儿期（出生至未满 1 岁）：重点监测生长发育

婴儿期是孩子的第一个生长高峰，体格生长（体重、身长、头围等指标）变化明显；神经心理包括粗大运动、精细运动、语言、个人 - 社会等功能区发育迅速，因此需要密切随访。通常，宝宝在满月或出生后 42 天需要进行第一次健康体检，随后建议在 6 月龄内每 1 个月，6 月龄到 1 岁间每 2 个月进行定期检查。

幼儿期（1 岁至未满 3 岁）：关注生长发育与营养状况

随着宝宝进入幼儿期，体格生长较前稍减缓，智能发育迅速，体检频率可适当减少。一般建议每 3~6 个月进行一次健康体检。

学龄前期（3 岁至未满 6 岁）：筛查健康问题

3 岁以后，孩子开始上幼儿园，接触外界环境的机会增多，免疫系统也在不断成熟。除需要进行入园前体检外，建议每半年进行一次健康体检。此外，还需要确保孩子的疫苗接种完整，降低传染病发生风险。

学龄期（6 岁至未满 12 岁）：关注学习技能及身心健康

进入小学阶段后，孩子的体格生长进一步放缓，处于稳步增长状态，而注意、记忆、思维、想象等智能发育迅速，体检频率建议每年一次。孩子在这个阶段可能出现缺铁性贫血、隐匿性营养不良、性早熟、情绪问题等，需要引起家长和医生的共同关注。

青少年期（12 岁至未满 18 岁）：关注青春期发育与心理健康

青少年正处于青春期，青春期是孩子的第二个生长高峰，此阶段是从儿童到成人的过渡时期。这个时期的孩子不仅体格生长迅速，出现第二性征发育，同时心理、情感发展加速，容易出现心理冲突和心理危机。建议青少年每年进行一次健康体检，特别是对于生长过快或过缓、月经异常、行为问题、情绪波动明显的孩子，应在医生指导下进行密切随访。

健康加油站

是否可以根据孩子的需求调整体检频率

1. 特殊情况（如早产儿、慢性疾病管理） 如果孩子是早产儿、小于胎龄儿，或患有慢性疾病（如哮喘、过敏、贫血等），则需要更密集的随访，由医生制订个性化体检计划。

2. 家族病史影响 如果家族中有高血压、糖尿病、心血管疾病等遗传性疾病，可适当增加相关检查项目，如血糖、血脂、肝功能、肾功能等。

3. 生长发育异常 如果家长发现孩子的生长速度异常、营养状况不佳、出现学习或社交障碍、心理行为问题等，也应及时就医，并增加健康随访频率。

（丁　媛）

5. 如何选择健康体检项目

选择健康体检项目的关键在于根据孩子的不同年龄段特点来进行合理的筛选。随着孩子的成长发育，体检项目的内容和重点会发生变化，家长需要根据孩子的年龄、健康状况以及生活环境来选择合适的体检项目，确保健康管理的科学性与全面性。

关键词

体检项目 年龄特点 体检需求

专家说

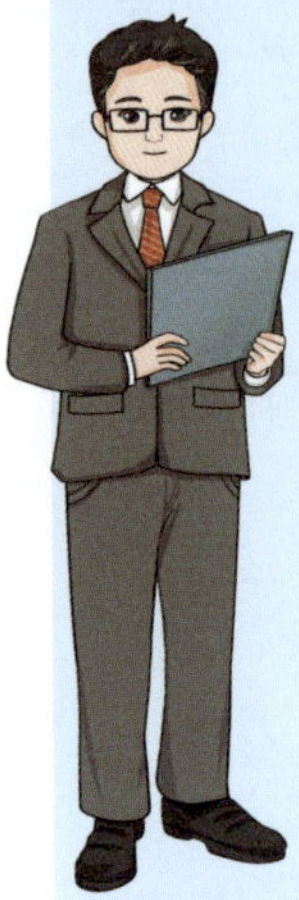

婴儿期和幼儿期（出生至未满 3 岁）

此阶段孩子的体格生长迅速，对营养的需求高，体格测量指标可以有效反映婴儿健康状况，家长应关注孩子的喂养情况、营养状况、体格生长、神经发育及免疫接种等。家长应定期带孩子做身高、体重、头围等的监测，描记生长曲线，确保孩子的生长曲线在正常范围内。此时期内婴幼儿感知行为发育迅速，应定期进行智能发育评估。此外，婴儿体内来自母亲的抗体逐渐减少，自身免疫功能尚未成熟，应按照国家免疫接种计划完成疫苗接种。

学龄前期（3 岁至未满 6 岁）

这一阶段的健康体检项目除常规的身高、体重等体格生长指标测量外，应更加注重儿童的神经心理发育、视力和听力检查。家长应重点关注体格生长如超重肥胖、牙齿发育、脊柱发育、视力以及心理行为评估（如注意力、社交能力）等。

学龄期（6 岁至未满 12 岁）

随着孩子进入学校，体检应增加对其学习压力和心理健康的关注。这一时期的体检重点包括视力筛查（预防近视）、脊柱侧凸筛查、体重管理（防止肥胖或营养不良）、牙齿健康、运动能力、学习技能、青春期发育状况、心理健康等。

青少年期（12 岁至未满 18 岁）

12 岁以上的青少年，进入青春期后，体检项目应该更加注重身心的全面健康，尤其需要注意生殖健康的检查。体检的重点应放在体格生长包括矮小、超重或肥胖，青春期发育状况，脊柱健康、骨密度，心理健康等方面。

健康加油站

孩子所处的成长阶段不同，健康管理的重点不同，健康体检的内容也会有所调整。医生和家长要根据孩子的年龄、发育特点和健康需求，定期选择合适的体检项目，帮助孩子实现全面、健康地成长。

（丁　媛）

关键词

体检准备　注意事项　饮食禁忌

6. 健康体检前后有哪些注意事项

健康体检是确保孩子身体健康的重要措施，体检前后的准备工作和注意事项对体检结果的准确性具有重要影响。家长应当了解并遵循相关注意事项，帮助孩子更顺利地完成体检，以便从医生那里获得更有效的健康管理建议。

专家说

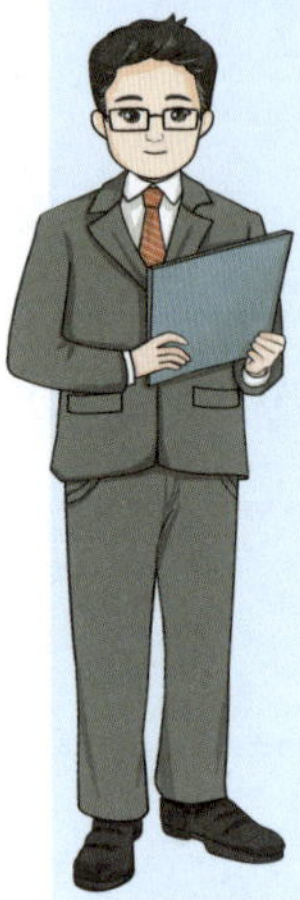

体检前的准备工作

健康体检前，家长和孩子需要做好充分的准备，以确保体检结果的准确性。首先，家长需要提前了解体检项目和医院的相关要求，比如是否需要空腹等。一般来说，体检前的饮食要求是非常重要的，特别是血液检查时，部分项目需要空腹进行，以确保血糖、血脂等数据的准确性。家长应当安排好孩子体检前的饮食，如避免孩子进食油腻食物和饮用含糖饮料。

此外，家长还需要准备好孩子的健康档案，包括过往病史、疫苗接种记录等相关材料。如果孩子有慢性疾病史或者正在服用药物，家长应提前与医生沟通，提供详细的健康信息，避免影响体检结果。对于低龄儿童，家长可以通过讲解和鼓励，缓解孩子的紧张情绪，帮助他们顺利完成体检。

体检后的注意事项

体检后，家长需要关注孩子的休息和饮食。虽然体检本身对身体影响较小，但部分项目如抽血、X 线片检查等，可能会让孩子感到略微不适。体检后，家长可以给孩子提供清淡饮食和充足水分，帮助他们恢复体力。同时应关注孩子的情绪反应，及时给予关心和安抚，让孩子感到被理解和关爱。

体检后医生可能会给出检查结果和建议。如果有需要进一步检查的项目，家长应按照医生的建议尽快安排，不要忽视任何异常的体检结果。如果体检中发现任何问题，家长不必过于焦虑，但要及时跟进治疗或进一步检查，确保问题能够得到及时处理。

（丁　媛）

7. 健康体检有哪些误区

健康体检是儿童日常健康管理的重要手段，该过程中往往存在一些误区，这些误区可能导致体检结果被误解或忽视，从而影响健康管理的效果。了解并避免这些误区，有助于家长更科学、合理地安排孩子的健康体检。

关键词

健康体检误区　常见问题

专家说

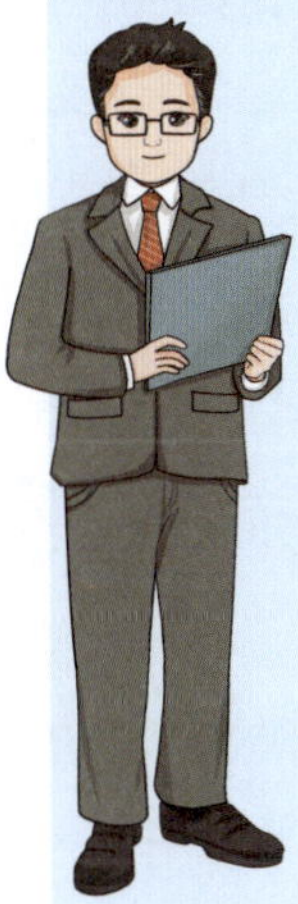

误区一：孩子能吃能睡，不需要定期做体检

有些家长认为，孩子只有在生病时才需要看医生，健康体检并不需要定期进行。然而，定期的健康体检能够帮助家长及早发现潜在的健康问题，及时采取预防措施，防患于未然。特别是对于婴幼儿、学龄前儿童和青少年，定期体检可以有效监测孩子的发育状况，发现潜在的健康问题，避免错过最佳干预时机。

误区二：健康体检可以替代就医行为

许多人认为，健康体检就是为了找出潜在的疾病，所以体检能够完全替代就医行为。其实，健康体检和就医行为有着不同的目的。体检是对孩子整体健康状况的检查，目的是早期发现健康隐患，预防疾病发生。而就医行为则是在出现症状或健康问题后，针对具体病情进行诊疗。如果家长在孩子体检过程中发现异常，仍然需要到相应的门诊就诊，再根据医生的建议进一步检查和治疗。

误区三：体检结果就是最终的诊断

有些家长在拿到孩子的体检报告后，可能会过于担心体检结果中提到的“异常指标”，认为这就是孩子的健康问题。然而，健康体检中的异常结果并不等于疾病诊断。比如心电图提示“窦性心律不齐”，通常不需要特殊处理。部分指标还可能因为某些暂时性因素（如饮食、情绪等）而出现波动，医生会根据孩子的具体情况，结合体检报告和其他症状进行进一步分析。因此，家长不必对孩子的体检报告过于焦虑，出现异常指标及时与医生沟通即可。

误区四：忽视儿童心理健康的评估

体检时，大多数家长关注的是孩子的体格生长情况，如身高、体重、视力等，而容易忽视发育行为问题和心理健康的评估。事实上，孩子的心理健康在成长过程中同样重要。尤其是在学龄期和青春期，孩子的心理健康问题日益突出，如焦虑、抑郁、压力过大等。定期的心理评估可以帮助家长早期发现孩子可能面临的情绪困扰和心理问题，为其提供及时的支持和干预。

误区五：儿童体检直接选择套餐就行

一些家长在选择体检时，倾向于直接选择机构提供的标准套餐，而忽略了孩子的个体化差异。实际上，每个孩子的健康状况和需求不同，所以选择健康体检项目时，家长应根据孩子的年龄、生长发育阶段、生长环境及家族史来选择健康体检的项目，确保体检项目准确且有针对性。

（谭　娟　丁　媛）

三

检验难题速解答

8. 为什么要查血常规

关键词

血常规 儿童健康 早期筛查

血常规是健康体检中常见且基础的检验项目，通过检测血液中的红细胞、白细胞、血红蛋白等多项指标，帮助医生评估孩子的健康状况，及早发现一些潜在的健康问题。

专家说

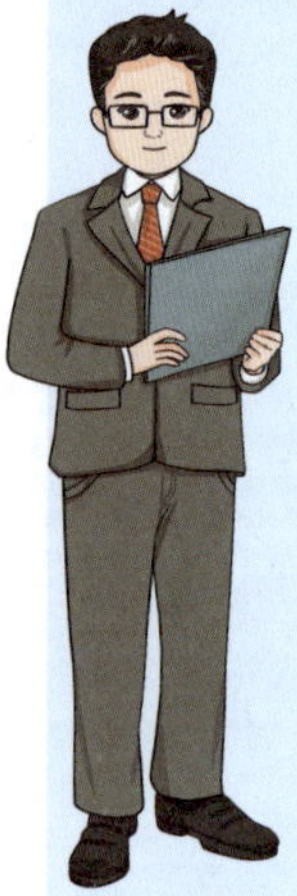

儿童血常规的特点

血液不断流动于身体各个组织器官中，可直接或间接反映血液系统及其他系统的病变。儿童处于快速发育阶段，血液系统的特点和成人有所不同，并且血细胞数量和成分会随着孩子年龄和生长状况的不同而发生变化。例如，每个年龄段儿童的血红蛋白正常值范围有所不同，诊断贫血和其严重程度要求的临界值也不尽相同；白细胞中的中性粒细胞和淋巴细胞的比例和绝对值也随着儿童年龄的变化而变化。

血常规帮助筛查潜在问题

对于儿童来说，血常规检查是疾病筛查的重要工具。比如，儿童常见的营养性贫血问题，通常在日常生活中没有表现，健康体检时查血常规，可通过红细胞计数、血红蛋白等指标来发现。血常规还可以检测白细胞的数量和比例，帮助医生判断孩子是否有感染或其他免疫系统异常。血常规中的血小板数目也能揭示是否有出血性疾病的风险。儿童白血病常会在健康体检查血常规时被发现。

健康加油站

儿童的血红蛋白量随年龄不同而有差异，因此诊断贫血的临界值不同。

√ 新生儿期（出生至未满 1 个月）：<145g/L。

√ 1 个月至未满 4 个月：<90g/L。

√ 4 个月至未满 6 个月：<100g/L。

√ 6 个月至未满 6 岁：<110g/L。

√ 6 岁至未满 12 岁：<115g/L。

√ 12 岁至未满 18 岁：<120g/L。

（丁　媛）

9. 为什么要查**尿常规**

关键词：尿常规　尿液检查　健康筛查

尿常规检查是健康体检中的常见项目，通过检测尿液中的各类成分（如蛋白质、红细胞、白细胞）、尿比重等，可以发现一些潜在的疾病，帮助医生评估孩子的泌尿系统健康状况。

专家说

儿童泌尿系统的特殊性

儿童的泌尿系统尚未完全成熟，容易受到多种因素的影响。尿常规检查能够有效地反映孩子泌尿系统

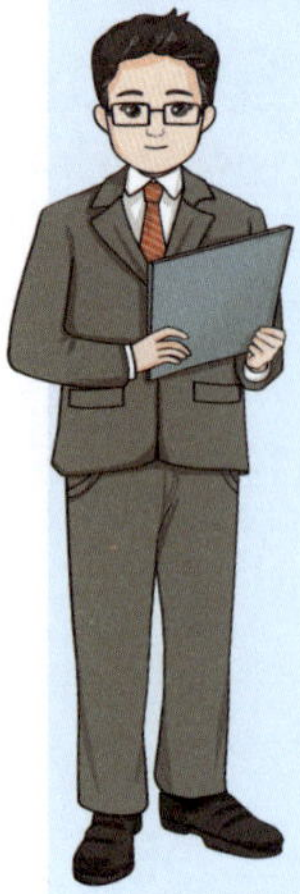

的功能状况。例如，婴儿期、幼儿期和学龄前儿童的免疫系统相对较弱，尿道或膀胱更容易感染，这时尿液中可能会存在细菌或出现白细胞增多的情况。

尿常规能筛查哪些常见异常情况

1. 尿白细胞升高　尿常规中的白细胞计数是判断尿路感染的一个重要指标。如果尿液中的白细胞增多，常提示孩子的泌尿系统可能出现感染，如膀胱炎、肾盂肾炎等。

2. 蛋白尿　如果尿液中出现蛋白，可能提示孩子有肾脏损伤或其他泌尿系统问题；蛋白尿也是系统性疾病的一个早期信号。

3. 血尿　尿液中出现红细胞，表现为血尿，可能是尿路感染、结石、外伤或肾脏问题等多种原因引起的。

4. 尿比重异常　尿比重能反映肾脏的浓缩功能。如果尿比重过低，可能提示孩子体内的水分排泄异常或肾脏排泄功能减弱；如果尿比重过高，可能是脱水或糖尿病的表现。

健康加油站

尿常规检查是体检中的常规项目，对于儿童健康管理至关重要。尿液采集过程易被污染，影响检查结果及医生判断，所以尽量在采集前清洁孩子的尿道口或外阴，建议收集清洁中段的晨尿送检。

（丁　媛　李　秋）

10. 为什么要查**肝功能**

关键词

肝功能　肝脏检查　肝脏疾病筛查

肝脏是人体重要的代谢器官，在儿童生长发育过程中，肝脏承担着分解代谢、解毒、合成蛋白质和储存糖原等多重功能。肝功能检查是帮助医生了解孩子肝脏状况的一项基础检测，能够早期发现潜在的肝脏问题。

专家说

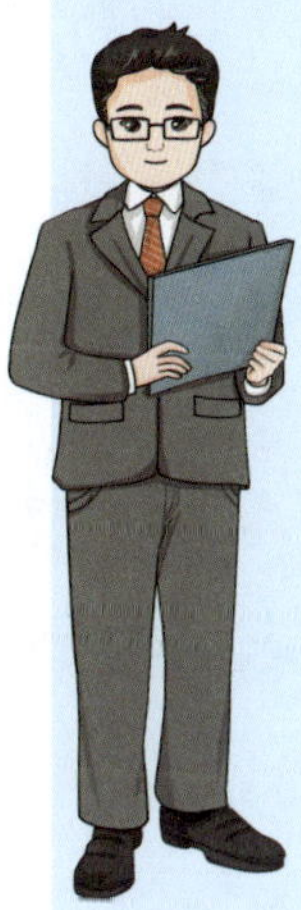

肝功能检查的意义是什么

肝功能检查的指标包括血清总蛋白、白蛋白、球蛋白、白蛋白 / 球蛋白比值、血清总胆红素、结合胆红素、非结合胆红素、丙氨酸氨基转移酶、天冬氨酸氨基转移酶、血清碱性磷酸酶等，可以评估儿童的营养状况、肝功能损伤情况等。

肝功能检查前要注意什么

肝功能检查必须在空腹时抽血，空腹时间通常需要 8~12 小时，小婴儿由于多为流质饮食，故空腹时间可适当缩短至 4~6 小时。另外，检查前三天患者应注意饮食清淡，保证睡眠，不做剧烈运动，不饮酒。

哪些原因可能导致肝功能异常

各种病毒性肝炎可导致肝功能异常；胆道阻塞、营养不良、寄生虫感染、中毒等情况可引起肝功能损害；儿童服用的某些药物对肝脏也有一定的毒性；随着生活方式的改变，儿童脂肪肝的发病率逐渐上升，该病也会在肝功能检查时发现异常。某些遗传性疾病，如肝豆状核变性、糖原贮积症等，也可能影响儿童的肝脏功能。

孩子体检发现肝功能异常该怎么办

如果家长发现孩子肝功能指标出现明显异常（如转氨酶超过正常参考值两倍），需要及时就诊，进一步检查；如轻度异常，需要排除是否有药物使用、饮食不当、劳累、睡眠不足等情况，需要 2~4 周后就医复查肝功能。通常体检报告会有医生建议，如果出现危急值情况，家长还会接到电话，可按医生的建议进一步处理。

（丁 媛）

11. 为什么要查**肾功能**

肾脏是人体的重要器官，主要负责生成尿液、排除代谢废物、调节体内的水、电解质和酸碱平衡等，并兼具内分泌功能和调节血压的作用。由于儿童的肾脏发育尚未完全成熟，一些潜在的肾脏问题在早期可能没有明显症状，因此定期进行肾功能检查对于孩子的健康管理具有重要意义。

专家说

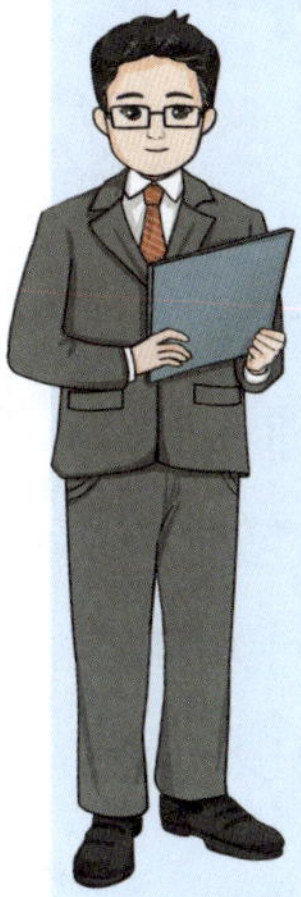

肾功能检查的意义是什么

肾功能检查的主要指标包括血清肌酐、血尿素氮和尿酸。如果肾功能受到损害，肾脏无法有效过滤血液中的废物，会导致这些废物积聚在体内。肾脏疾病如急性肾炎、肾病综合征、急性肾功能不全及慢性肾功能不全等，在儿童中并不罕见。肾功能检查是判断肾脏疾病严重程度、预测预后以及调整药物剂量的重要依据。

哪些原因可能导致肾功能异常

急性肾损伤（acute kidney injury，AKI）在儿童中较为常见，比如急性链球菌感染后肾小球肾炎可能伴有急性肾损伤；另外，儿童在遭遇外伤、中毒、脱水等情况时，也可能出现急性肾损伤；一些全身性疾病如系统性红斑狼疮、肿瘤可导致肾功能异常；还有部分儿童可能患有遗传性肾脏疾病，如多囊肾、奥尔波特综合征等。

孩子体检发现肾功能异常该怎么办

如果发现孩子肾功能指标出现明显异常（如血清肌酐明显超过正常值），需要及时就诊，进一步检查；如轻度异常，需要排除是否有药物使用、饥饿、劳累及剧烈运动等情况的影响，需要2~4周后复查肾功能。一部分仅尿酸升高或合并肥胖等问题的儿童，需要调整生活方式。通常体检报告会有医生建议，如果出现危急值情况，家长还会接到电话，可按医生的建议进一步处理。

关键词

肾功能 肾脏检查 肾脏疾病筛查

（丁 媛 李 秋）

12. 儿童需要常规检查乙型肝炎表面抗体吗

关键词

乙型肝炎表面抗体　乙肝疫苗　乙型肝炎

乙型肝炎是由乙型肝炎病毒（HBV）（简称“乙肝病毒”）引起的一种传染性疾病，可以导致肝脏炎症、肝功能损害，甚至肝硬化或肝癌。幸运的是，乙型肝炎是可以预防的，通过接种乙肝疫苗，几乎可以完全避免感染乙肝病毒。对于儿童来说，乙肝疫苗接种是常规免疫接种的一部分，而乙型肝炎表面抗体检测是了解孩子疫苗接种是否成功、是否具有免疫保护的重要手段。

专家说

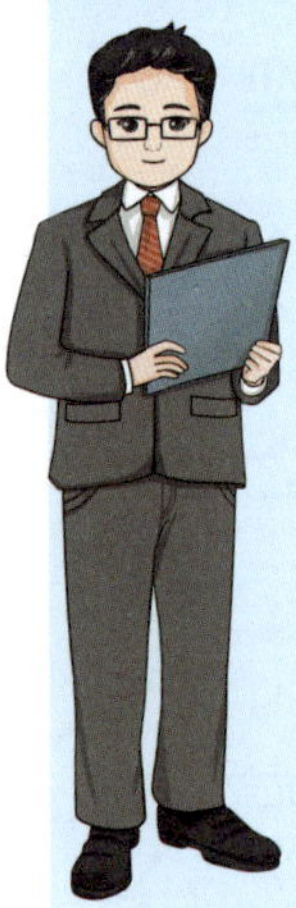

乙肝疫苗与乙型肝炎表面抗体的关系

接种乙肝疫苗后，人体会产生乙型肝炎表面抗体（HBsAb），可以帮助人体抵抗乙肝病毒的侵袭。如果儿童接种了乙肝疫苗，通常会在体内形成一定量的乙型肝炎表面抗体，从而获得保护作用。通过检测乙型肝炎表面抗体的水平，医生可以判断孩子是否已经产生足够的免疫力，是否需要加强免疫接种。

乙肝五项检查包括哪些内容

乙肝病毒共有三对免疫学标志物，即乙型肝炎表面抗原（HBsAg）和乙型肝炎表面抗体（HBsAb），乙型肝炎 e 抗原（HBeAg）和乙型肝炎 e 抗体（抗 HBeAb），乙型肝炎核心抗原（HBcAg）和乙型肝炎核心抗体（HBcAb）。由于乙型肝炎核心抗原在血中不易检测，剩下的二对半抗原抗体，即人们常说的“乙肝二对半”，或“乙肝五项”。

儿童需要常规检查乙型肝炎表面抗体吗

随着我国计划免疫政策的推出，儿童需要常规接种乙肝疫苗，但不需要常规检查乙型肝炎表面抗体。在一些特殊情况下（如接种疫苗程序不完整，出生时母亲为乙肝病毒携带者，儿童肝功能异常或有乙肝暴露风险等），儿童依然可能会受到乙肝病毒的影响。通过乙型肝炎表面抗体检测，能够帮助医生确认儿童是否已经接种成功，也有助于筛查儿童是否存在乙肝病毒感染。

如何解读乙肝五项检查结果

乙型肝炎表面抗体检测主要用于评估孩子是否获得免疫保护，而并不是用来直接确诊是否感染乙肝病毒。一方面，部分孩子在接种乙肝疫苗后乙型肝炎表面抗体检测呈阴性，但这并不说明疫苗没有保护作用；另一方面，一次乙型肝炎表面抗体检测并不能代表终身免疫。所以，乙型肝炎表面抗体检测需要专业医生的解读，并根据孩子的其他情况进行综合评判。

健康加油站

乙型肝炎表面抗体检测通常需要通过抽血来进行，但不需要空腹。如果仅仅需要检测乙型肝炎表面抗体，家长不需要让孩子一直空腹等待。

（丁　媛）

13. 母亲或家人为乙肝病毒携带者，孩子如何预防

关键词：乙肝预防　乙肝疫苗　免疫保护

乙型肝炎病毒垂直传播是指乙肝病毒在分娩过程中可能通过胎盘、分娩道等途径传给孩子。乙肝病毒还可经过血液、性传播等途径传播。对于母亲或家庭成员为乙肝病毒携带者的家庭，家长更应重视孩子的乙肝预防。

专家说

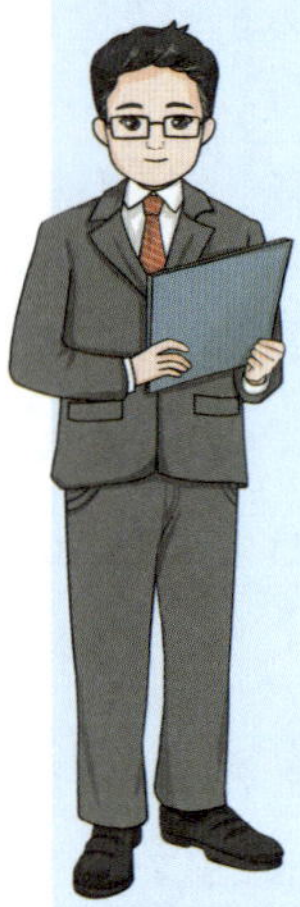

乙肝病毒传播的途径有哪些

1. 垂直传播　孕母为乙肝病毒携带者，分娩时可能造成垂直传播，这是儿童发生乙肝病毒感染的主要途径。

2. 经血源传播　使用未经严格消毒的医疗器械、不安全注射；经过破损的皮肤黏膜传播，在儿童中也可发生。

3. 性传播　与乙肝病毒阳性者发生无防护的性接触。儿童中少见，青少年可能发生。

母亲或家人携带乙肝病毒，孩子如何预防

1. 接种乙肝疫苗　乙肝病毒感染可能发生在孕期、分娩过程中甚至是产后哺乳阶段，最重要的预防措施是及时接种乙肝疫苗。根据国家免疫规划，所有

新生儿都应在出生后 24 小时内接种第 1 针乙肝疫苗，通常接种 3 针乙肝疫苗，完成完整的免疫接种程序后，可为孩子提供长期的免疫保护。

2. 乙肝免疫球蛋白 如果母亲是乙肝病毒携带者，婴儿还应同时接受 HBV 免疫球蛋白（HBIg）的预防性注射，这种免疫球蛋白能够直接提供抗体，为孩子提供更强的保护。

3. 注意家庭防护 如果共同生活的家庭成员是乙肝病毒携带者，应采取相应的防护措施。乙肝病毒携带者避免与孩子共享刀具、牙刷、剃须刀、注射器等可能接触到血液的物品。

（丁　媛）

14. 生长因子需要常规检查吗

生长因子是指一类对生长发育起重要调节作用的蛋白质，它们通过促进细胞的增殖、分化及新陈代谢，直接影响人体的生长发育过程。在儿童的成长过程中，生长因子如生长激素（growth hormone，GH）发挥着重要作用，直接影响儿童的身高、体重等身体指标。虽然生长因子对于健康发育至关重要，但儿童是否需要进行生长因子检查，往往与儿童的生长发育状态及临床表现密切相关。

关键词

生长因子　生长激素　生长发育检查

专家说

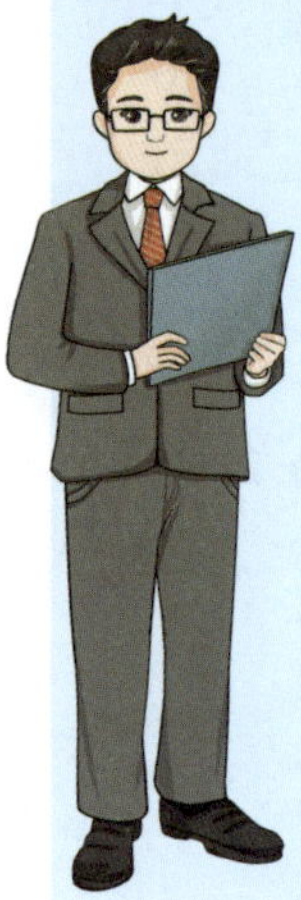

生长因子检查是儿童健康体检必需的吗

对于大多数正常生长的儿童来说，常规检查生长因子并不是必需的。儿童的生长发育是一个连续的过程，且有其自身的规律，具有程序性、连续性、非匀速性的特点。通常医生需要通过定期测量孩子的身高、体重等体格指标来监测其生长发育情况。如果孩子在这些方面的发育呈现正常趋势，通常不需要进行生长因子检查。

生长因子检查的适应证

在某些情况下，生长因子检查可能是必需的，主要包括以下几种情况。

1. 身高异常　如果发现孩子的身高明显低于同龄儿童的水平，或者在定期健康体检过程中，发现其身高生长速度明显滞后或突然减慢，不符合常规生长曲线，医生可能会建议其进行生长因子的检查，排查是否存在生长激素缺乏等问题。

2. 骨龄异常　如果孩子的骨龄与实际年龄存在显著差异（如骨龄明显落后于实际年龄），生长因子的检查可以帮助医生判断孩子健康状况。

3. 体重异常　儿童体重过重或过轻，无法用营养及喂养因素完全解释时，通常可能需要检查生长因子。

4. 发育异常 儿童同时存在体格生长、心理行为发育问题，甚至还伴有特殊面容等表现，怀疑遗传性疾病时，在完善其他检查的同时也需要进行生长因子的检查。

健康加油站

如何进行生长因子检查

1. 检查项目 生长因子检查通常包括对生长激素、胰岛素样生长因子（insulin-like growth factor，IGF）及生长因子结合蛋白 3 等指标的检测。

2. 检查时间 生长因子的水平会受到多种因素的影响，包括饮食、运动、情绪等；另外，儿童一天中生长因子的分泌并非均匀的，而是存在峰谷，通常建议最好在清晨空腹时进行检查。

3. 生长激素的检查 根据孩子的情况，医生在测量基线值的基础上，有时还需要进行激发试验。该步骤建议经过专业儿科医生的判断后进行。

4. 综合评估 生长因子的检查通常需要与其他检查，如孩子的营养状况、甲状腺功能、骨龄、青春期发育情况等相结合，全面评估儿童的生长发育状况。

（丁 媛）

15. 婴儿添加辅食前需要常规检查过敏原吗

关键词

辅食添加　食物过敏　过敏原检查

婴儿在 4~6 月龄开始逐步添加辅食，这是宝宝从母乳或配方奶过渡到固体食物的关键时期。辅食添加需要循序渐进，既要确保宝宝获得足够的营养，又要避免因食物过敏反应引起身体不适，影响生长发育。食物过敏是婴儿期常见的健康问题之一，特别是对于有家族过敏史的宝宝，过敏反应的风险更高。那么，在婴儿添加辅食之前，是否需要常规检查过敏原呢？

专家说

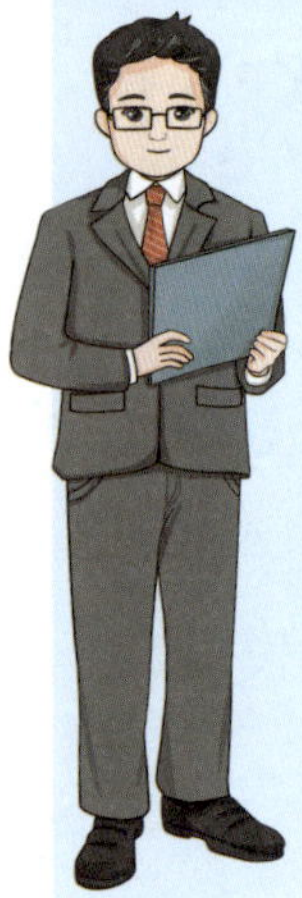

常见的引起食物过敏的“八大类”有哪些

食物过敏是免疫系统对某些食物成分产生反应，通常所指的“八大类”包括牛奶、鸡蛋、花生、坚果（核桃、腰果、杏仁等）、鱼类、贝类（虾、蟹、蛤蜊等）、大豆及小麦。

添加辅食前，是否需要常规检查过敏原

对于大多数健康的婴儿来说，一般不用在添加辅食前查过敏原。可以在添加辅食的过程中，观察婴儿对某种食物是否存在过敏反应。过敏原筛查通常适用于有过敏家族史的婴儿（比如父母或哥哥、姐姐有明确的过敏史），或者有过敏症状的宝宝。对于这类婴儿，添加辅食之前进行过敏原检查有助于预防严重反应，指导安全饮食。

添加辅食后，出现哪些情况要考虑食物过敏

食物过敏通常表现为皮肤、消化道或呼吸系统的症状。例如，宝宝可能会在进食辅食后出现口周发红、肿胀，皮肤风团、红疹；出现呕吐、腹泻、黏液便、血便，呼吸急促等表现。除此之外，婴儿还会出现拒食、哭吵或者体重不增、生长迟缓等表现。

辅食添加注意事项

对于没有过敏家族史或过敏症状的健康婴儿来说，在4~6月龄可逐步引入辅食。一般来说，每次仅引入一种新的食物，需要单独喂食且不与其他食物混合，每种食物的添加应当保持3~5天的间隔，以便观察是否有过敏反应发生。如有皮疹、呕吐、腹泻、血便等需要及时咨询专业的儿科医生。

健康加油站

食物过敏诊断的金标准是口服食物激发试验（oral food challenge，OFC），由于有一定的风险，需要到专业的机构在专业医生指导下进行。过敏原筛查皮肤点刺测试（skin prick test，SPT）或血液检测（特异性免疫球蛋白E）可以协助诊断。食物相关免疫球蛋白G（immunoglobulin G，IgG）检查不能证明是否存在过敏，其辅助诊断作用较小。

（丁　媛）

16. 儿童需要常规检查**微量元素**吗

关键词

铁 锌 钙

微量元素是指人体所需的、体内含量较低的，但对健康至关重要的矿物质。对于儿童来说，微量元素在促进其生长发育、免疫力、骨骼健康等方面具有重要作用。如果孩子饮食多样、营养均衡、生长发育良好，则不需要常规检查微量元素。

专家说

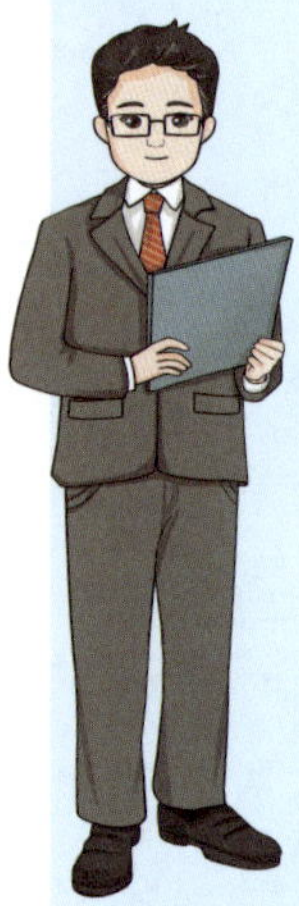

微量元素和微量营养素是同一概念吗

1. 微量营养素 儿童生长需要营养素参与，营养素包括宏量营养素和微量营养素。宏量营养素即大家熟悉的碳水化合物、蛋白质和脂肪三大产能物质。微量营养素包括维生素和矿物质。

2. 微量元素 微量元素包含在微量营养素中。微量营养素中的矿物质包括常量元素和微量元素。常量元素指人体内含量大于体重 0.01% 的矿物质；微量元素是指体内含量小于体重 0.01% 的矿物质。

因此，微量元素和微量营养素是两个概念。

微量元素包括哪些物质

微量元素在人体内的含量极少，但参与人体各项重要的生理功能。包括 8 种必需微量元素、5 种可能必需微量元素和8种有潜在毒性但小剂量对人体生理功能有影响的微量元素。其中必需微量元素如铁、锌、碘等在儿童生长过程中相对容易出现缺乏。家长常关注的钙，则属于常量元素而非微量元素。

哪些情况下儿童需要查微量元素

1. 挑食或偏食的孩子 挑食、偏食的孩子容易缺乏某些微量元素，如肉类摄入很少，可能出现缺铁或缺锌；饮食清淡、不吃盐或海产品的孩子则可能出现碘缺乏。

2. 频繁生病的孩子 反复感染、慢性疾病或免疫功能低下的儿童可能有微量元素缺乏的风险，尤其是锌、铁等；此外，还容易出现其他营养素如维生素A等缺乏。

3. 生长明显偏离或营养不良的孩子 孩子出现体格生长明显偏离，低体重、矮小或消瘦等情况，应警惕微量元素缺乏的可能。

4. 特殊健康状况的孩子 有特殊健康问题（如慢性疾病、肠胃吸收功能差、手术后恢复期等）的儿童，医生可能会建议进行微量元素检测。

健康加油站

常见的微量元素包括以下几类。

1. 必需微量元素 铁、锌、碘、硒、铜、钼、铬和钴，共8种。

2. 可能必需元素 锰、硅、硼、钒和镍，共5种。

3. 潜在毒性的微量元素 氟、铅、镉、汞、砷、铝、锂和锡，共8种。

（丁 媛）

关键词

儿童骨骼发育 佝偻病 维生素D缺乏

17. 为什么要关注儿童维生素 D 水平

维生素 D 是儿童生长发育过程中非常重要的营养素，尤其在骨骼和免疫系统的健康方面发挥着关键作用。作为一种脂溶性维生素，维生素 D 有助于钙、磷的吸收和骨骼的矿化，缺乏维生素 D 会导致一系列的健康问题。

专家说

维生素 D 与儿童生长发育的关系

维生素 D 的主要作用之一是帮助肠道吸收钙，调节钙、磷代谢——这两种矿物质是骨骼和牙齿的重要成分。缺乏维生素 D 会导致钙的吸收受限，导致骨质软化，进而影响骨骼的健康。维生素 D 在调节免疫功能方面也有重要的作用，有助于维持免疫功能和器官系统正常发育。

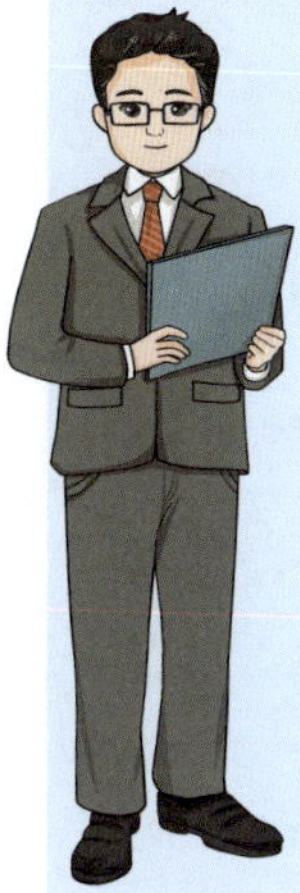

维生素 D 的主要来源

维生素 D 的来源主要有两个：一是通过阳光照射皮肤合成，这是维生素 D 的主要来源，约占 90%；二是通过饮食摄入。由于现代生活方式的改变，许多儿童无法保证日间户外活动，尤其是小学高年级及中学生户外活动减少，阳光暴露不足，存在维生素 D 缺乏的风险。

是否需要常规检查维生素 D 的水平

虽然维生素 D 对儿童健康至关重要，但并非所有儿童都需要常规检查维生素 D 水平。通常，健康生长、饮食均衡且有足够阳光照射下户外活动的儿童，不需要常规检查维生素 D 水平。但如果出现以下情况，需要关注维生素 D 水平。

1. 生活环境不佳 如果儿童生活在阳光照射较少的地区，或由于学习等原因，很少在户外活动，维生素 D 的合成可能不足。

2. 饮食习惯不良 如果孩子的饮食中缺乏富含维生素 D 的食物（如鱼类、蛋黄、强化乳制品等），也可能会导致维生素 D 不足。

3. 存在健康风险 如果孩子为早产儿、双胎儿，或有慢性疾病、肠胃吸收不良、长期服用某些药物（如抗癫痫药）等，维生素 D 缺乏的风险较高。

如何给孩子补充维生素 D

1. 户外活动 适当的户外活动，使阳光照射皮肤是获取维生素 D 的最佳方式。每天上午或下午带孩子到户外活动，暴露在阳光下 30~60 分钟，有助于皮肤合成足够的维生素 D。

2. 膳食均衡 给孩子安排均衡的饮食，鼓励孩子多食用富含维生素 D 的食物，如深海鱼类、蛋黄、强化牛奶等。

3. 补充维生素 D 制剂 在阳光暴露和饮食不足的情况下，家长可以通过给孩子口服维生素 D 补充剂来弥补不足。需根据医生的建议，选择适合儿童的补充剂量。

健康加油站

维生素 D 的正常水平对于维持儿童的健康成长至关重要。通常，儿童维生素 D 的正常血清浓度为 20~50ng/mL。如果检测出维生素 D 水平低于此范围，则提示存在维生素 D 不足，如低于 12ng/mL 时，考虑维生素 D 缺乏，需要积极处理。而如果高于正常范围，甚至超过 100ng/mL 时，需警惕维生素 D 中毒的风险，不能再盲目补充，需要及时就医。

（丁 嫒）

三

检查项目解疑团

18. 儿童需要常规检查**骨龄**吗

关键词

骨龄 生长发育 儿童身高

骨龄是指骨骼的年龄，通常可以用于判断儿童骨骼的成熟度。与实际年龄不同，骨龄反映的是骨骼和软骨的发育状况，是评估孩子生长发育的一项重要指标。

专家说

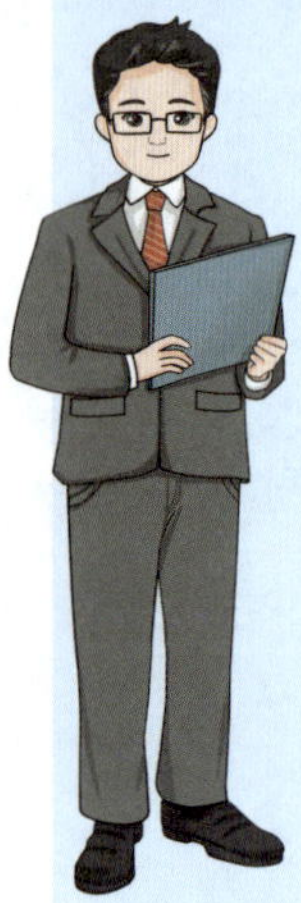

骨龄与儿童生长发育的关系

儿童长骨干骺端的次级骨化中心，是长骨增长的重要部位。随着年龄增长，次级骨化中心会按一定顺序和部位有规律地出现，反映长骨的成熟度。通过人群调查，专家将各年龄儿童次级骨化中心出现情况绘制成一个骨龄标准图谱。在判断某一个孩子的生长发育情况时，可以将其次级骨化中心出现的情况，与标准图谱对比，得到孩子的骨龄。通常骨龄与实际年龄相差一岁以内属于正常范围。

需要常规给孩子查骨龄吗

大部分儿童的骨龄与实际年龄相符，骨骼的发育过程与其身高增长相匹配。正常的生长轨迹意味着孩子的生长发育处于健康状态，不需要常规检查骨龄。

什么情况下需要给孩子查骨龄

1. 身高增长缓慢或停滞　如果孩子的身高增长停滞或身高生长速度明显慢于同龄儿童，或者明显偏离遗传身高，家长可能需要带孩子进行骨龄检查。

2. 身高突增超过正常范围 如果孩子出现身高突增，速度明显高于正常儿童的生长范围，需要进行骨龄检查。

3. 青春期发育异常 部分孩子在进入青春期时，出现发育异常，如性早熟或性发育迟缓，有时需要医生进行骨龄辅助诊断。

如何进行骨龄检查

骨龄检查通常通过左手手腕 X 线片进行，特殊情况下还会加测左膝关节。根据 X 线片中的孩子骨骼发育情况与标准参考图谱进行比对，从而确定孩子的骨龄。同一个孩子，如果判读医生不同或参照的标准图谱不同，最后得到的骨龄可能存在一定差异。

健康加油站

新生儿出生时腕部尚无骨化中心，4~6 月龄婴儿腕部开始出现骨化中心，6~8 岁前腕部骨化中心数约为“年龄（岁）+1”。目前临床常用的骨龄化标准图谱有 Greulich-Pyle 图谱、Tanner-Whitehouse 图谱及中国的 CHN 图谱等。

（丁 媛）

健康云课堂

孩子要不要常规做骨龄检查

19. 骨密度可以预测身高吗

关键词

骨密度　身高预测　生长发育

在儿童的生长发育过程中，家长往往非常关注孩子的身高增长情况，尤其是在生长发育的关键阶段，常常会问医生，骨密度是否能预测孩子未来的身高呢？其实，家长可能混淆了“骨龄”和“骨密度”的概念，从而产生了一些认识误区。

专家说

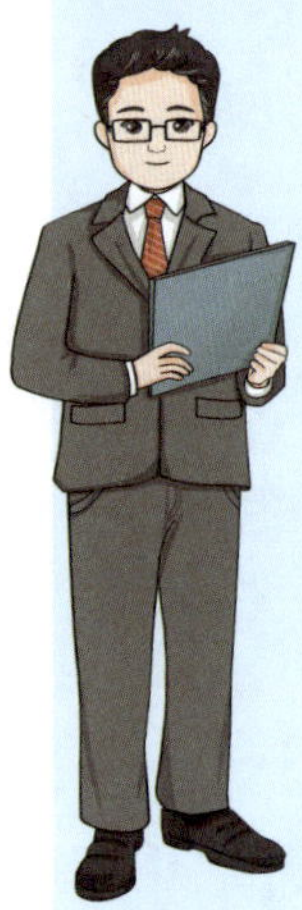

骨密度与骨骼发育的关系

骨密度指的是单位面积内骨骼所含矿物质的量，通常以 g/cm^2 为单位测量。它是评估骨骼健康、强度以及骨折风险的一个重要指标。骨密度较高的孩子骨骼较为坚固，骨折的风险较低，但这并不意味着他们的身高会更高。骨密度与长骨生长等并无直接关系。

骨密度与身高增长相互独立

孩子身高的增长主要由遗传、营养、运动、内分泌等因素共同作用决定。虽然骨密度较好的孩子通常有更健康的骨骼强度，但骨密度本身并不会直接决定他们的身高。骨密度的高低无法用来预测未来身高。

骨密度是否可以用来预测身高

许多家长常常混淆“骨龄”和“骨密度”的概念，实际上他们分别反映了儿童骨骼发育的不同方面。骨密度反映的是骨骼的强度与健康状况，而骨龄反映的是骨骼的发育程度。骨龄较小表示孩子仍然有较大的生长潜力；而骨龄较大则表明骨骼发育较成熟，身高增长的空间有限。因此，骨龄在一定程度上可以预测孩子的身高生长潜力和未来身高。

健康加油站

维生素 D、钙、磷、蛋白质等营养素对骨骼的发育至关重要。为孩子提供足够的营养支持、适量的运动和充足的阳光照射，有助于促进骨骼的正常发育，并保持健康的骨密度。

（丁　媛）

20. 为什么要进行腹部超声检查

腹部超声检查作为一种无创、快捷、有效的检查方法，已成为评估儿童腹部健康的重要手段之一。由于儿童的腹部器官发育不成熟，且与成人相比有其特殊性，定期进行腹部超声检查，及时发现潜在问题，对于预防和治疗消化系统、泌尿系统疾病及实体肿瘤性疾病等有非常重要的意义。

关键词

腹部超声检查　疾病筛查　无创检查

专家说

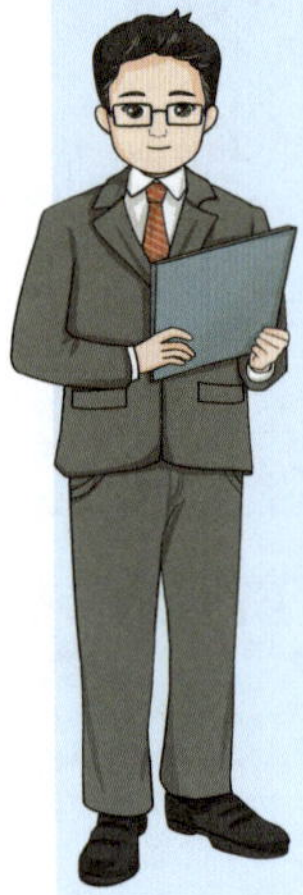

腹部超声检查的作用

腹部超声检查是一种利用高频声波在人体内传播的方式，获得腹部器官影像的检查方法。它无创、无辐射、操作简单，在儿童体检中广泛应用。腹部超声检查主要用于评估儿童腹部器官的形态、结构和功能，筛查发育异常及实体肿瘤等，常见的检查项目包括肝脏、脾脏、肾脏、胆囊、胰腺等器官的超声检查。

常见的可以由腹部超声检查筛查的疾病

儿童腹部超声检查，能够早期发现腹部器官的发育畸形和病变。如肝脏发育畸形、胆道系统畸形，胰腺病变，脾脏病变、副脾，肾脏缺如、多囊肾、肾盂扩张、肾积水、输尿管扩张，脂肪肝、胆结石、肾结石，肝母细胞瘤、肾母细胞瘤、神经母细胞瘤等。在一些疾病早期，孩子往往没有明显症状，常常被忽视，所以定期进行腹部超声检查可以及时发现这些隐患，避免病情发展到严重阶段。

家长关于腹部超声检查的常见误区

1. 腹部超声检查只适用于有症状的孩子　许多家长认为，只有孩子出现腹痛、食欲减退、发热等症状时才需要做腹部超声检查。实际上，在早期许多腹部问题可能并不表现出明显的症状，定期检查能够帮助早期发现潜在问题，做到早期干预。

2. 腹部超声检查有辐射　家长误认为超声检查有辐射。实际上，超声检查是一种无创、快捷、无辐射的检查手段，非常适用于儿童。

3. 腹部超声检查需要严格空腹　腹部超声分为很多不同的项目，通常肝脏、胆囊的检查需要在空腹状态下进行；其他脏器的检查，虽然对空腹无严格要求，但如果肠道内容物太多可能出现遮挡，影响检查效果。此外，有些检查需要在特定状态下进行，如胃食管反流就需要空腹与进食后各做一次。

（丁　媛　李　秋）

关键词　心电图检查　儿童心脏健康　心律异常

21. 为什么要进行心电图检查

心电图（electrocardiogram，ECG）是一项常见的检查方法，它通过记录心脏电活动来评估心脏功能。虽然心电图常被视为成人常规体检项目，但对儿童同样重要。儿童的心脏发育和功能状况不同于成人，定期进行心电图检查有助于及时发现潜在问题，保障孩子的健康成长。

专家说

心电图检查的重要性

心电图是一项非侵入性的检查，通过在胸部、手腕和脚踝等部位贴上电极，记录心脏的电活动，评估心跳的频率、节律及是否存在异常。与成人相比，儿

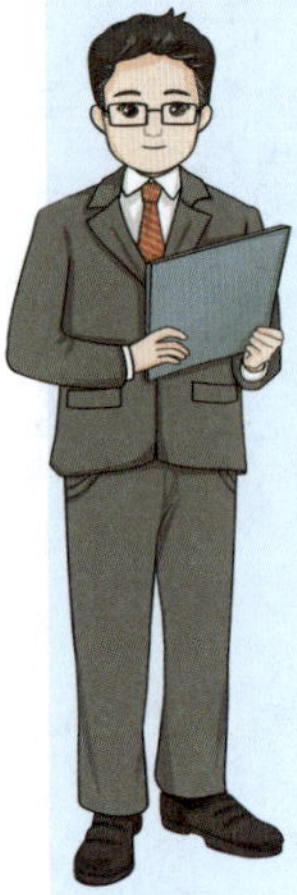

童的心脏在发育过程中会经历不同的变化，心电图可以帮助医生了解孩子心脏的电活动和健康状况，发现潜在的心脏问题。

心电图检查常见的异常情况

在儿童时期，一些心脏疾病患儿可能没有明显的症状，或者症状非常轻微，因此很难被家长察觉。心电图检查能够检测到潜在的心脏问题，常见的包括心律不齐、心动过缓、心动过速、传导阻滞、T 波改变等异常，常规的心电图检查可以帮助医生尽早发现问题。

家长关于心电图检查的常见误区

1. 孩子不需要心电图检查 许多家长认为，儿童不容易得心脏病，因此不需要进行心电图检查。实际上，有些潜在的疾病不易发现，孩子需要进行心电图检查。

2. 心电图检查异常非常严重 儿童心电图检查有很多情况，并非所有的异常都非常严重。有些轻微的异常其实比较常见，比如窦性心律不齐、窦性心动过速，通常不需要做特殊处理。

健康加油站

心电图检查是无创的，需要在儿童相对安静状态下进行，否则会影响检查结果和医生判断。所以孩子在进行心电图检查时，建议家长保持耐心和镇定，帮助孩子消除恐惧感。

（丁　媛）

22. 如何处理窦性心律不齐

窦性心律不齐（sinus irregularity）是一种常见的心律异常，尤其在儿童中较为普遍。它通常表现为心跳的频率和节律轻微不规律，这种情况常常与呼吸的变化相关，是一种生理性的现象。窦性心律不齐是否需要处理，主要取决于是否有明显症状或其他潜在的健康问题。

关键词

窦性心律不齐　心电图　无症状

专家说

什么是窦性心律不齐

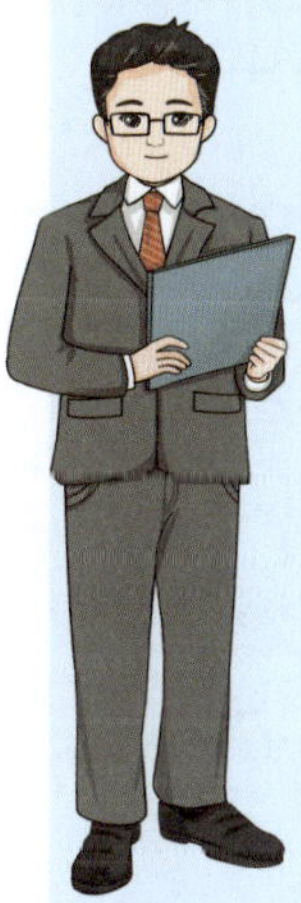

心脏的正常起搏点为窦房结。窦性心律不齐是指起搏点窦房结节律出现不规则的现象。正常情况下，窦房结会按一定的频率发出电信号，驱动心脏搏动，而窦性心律不齐的特点是心脏搏动的间隔时间有所不同。儿童心脏的自主神经调节功能尚不成熟，可能出现窦性心律不齐。另外，心律可能与呼吸、情绪相关，比如当孩子吸气或紧张时，心率可能加快；而呼气或放松时，心率可能减慢。这种心律不齐在儿童中常常是生理性的，不一定预示着心脏病。

窦性心律不齐的症状

多数窦性心律不齐的儿童无明显症状。然而，少数情况下，特别是当孩子窦性心律不齐伴随其他症状（如头晕、气短、胸痛等）时，可能提示存在其他问题。家长需要关注这些信号，并在必要时寻求专业的医疗帮助。

如何处理窦性心律不齐

大多数窦性心律不齐是生理性的，尤其是当孩子没有任何不适症状时，家长不需要过度担心。这种心律不齐通常不需要治疗，随着年龄的增长，孩子的心脏功能会逐步稳定，窦性心律不齐往往会消失。如果窦性心律不齐持续或伴有症状，则需要到医院就诊，在医生的建议下做进一步检查以明确原因。

（丁　媛）

23. 瓣膜反流是心脏病吗

瓣膜反流是指心脏的瓣膜无法完全闭合，导致血液从心室或心房逆流回原来的腔室。这是一种常见的心脏问题，既可以是先天性的，也可以是后天发生的。心脏瓣膜反流是否属于心脏病，以及该如何治疗，常常让家长和患者感到困惑。让我们一起来进一步认识心脏瓣膜反流及其治疗方法。

专家说

什么是瓣膜反流

心脏的瓣膜类似于门的功能，可以确保血液流动的方向正确，并防止血液逆流。心脏有四个瓣膜：二

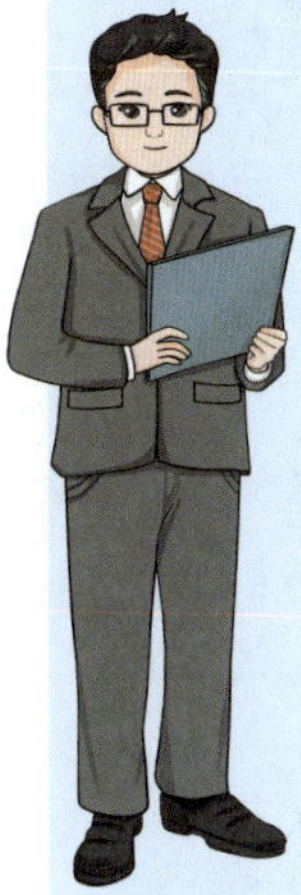

尖瓣、三尖瓣、主动脉瓣和肺动脉瓣。每个瓣膜都有相应的功能，控制着血液流动的方向。当这些瓣膜无法完全关闭时，血液就会发生反流，流回到先前的腔室。根据反流的瓣膜不同，瓣膜反流可以分为二尖瓣反流、三尖瓣反流、主动脉瓣反流和肺动脉瓣反流。二尖瓣反流和三尖瓣反流在儿童中较为常见。

瓣膜反流是心脏病吗

瓣膜反流是一种心脏病，但它的严重程度因个体差异而异。大多数情况下，儿童出现的瓣膜反流可能是轻微的，不会影响心脏的正常功能，甚至没有症状。如果存在其他情况（如房室间隔缺损等），瓣膜反流可能会导致心脏泵血功能减弱，导致心力衰竭等严重问题。

发现瓣膜反流该如何处理

1. 轻度反流 对于轻度的瓣膜反流，心脏的泵血功能不受显著影响，对孩子生长发育无特殊影响，可以不做特殊处理，定期随访。

2. 中度或重度反流 对于中重度的瓣膜反流，可能会导致心脏负担加重，出现气促、心力衰竭、体力下降等症状。此时需要积极治疗，重度瓣膜反流患儿可能还需要进行手术治疗，建议到医院就诊。

（丁 媛）

24. 如何治疗**卵圆孔未闭**

关键词 卵圆孔未闭 先天性心脏病 心脏缺损

卵圆孔未闭是一种常见的先天性心脏结构异常。卵圆孔本应在出生后的几个月内闭合，但很多情况下，由于卵圆孔尚未完全关闭，血液通过这个未闭合的孔隙从右心房流向左心房。多数卵圆孔未闭无明显症状，但在某些特定情况下可能引发健康问题。

专家说

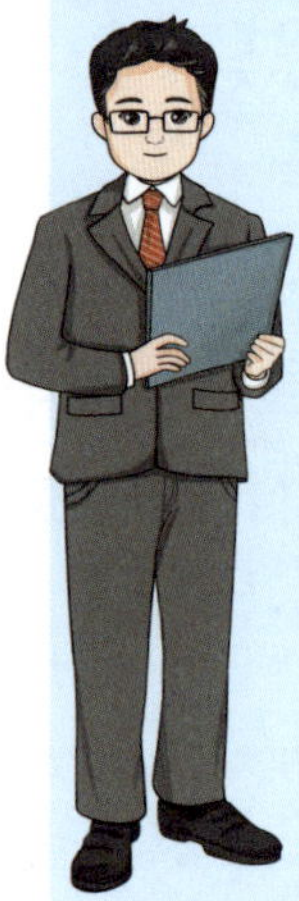

什么是卵圆孔未闭

卵圆孔是胎儿期存在的一种心脏孔道，它连接右心房和左心房，允许氧气不足的血液直接从右心房流向左心房。出生后，随着肺部的工作，卵圆孔应当闭合，以防止血液进入不需要的循环。然而，有部分婴儿的卵圆孔未能在出生后及时闭合，导致血液异常流动，这种情况称为卵圆孔未闭。

卵圆孔未闭是否需要治疗

约 25% 的人群存在卵圆孔未闭，大多数卵圆孔未闭不会影响儿童健康，并且这类人通常没有明显的症状。然而，在某些情况下，特别是当卵圆孔未闭导致血液中血栓通过心脏的流动进入大脑或其他重要器官时，可能会引发严重健康问题，如成人期出现脑卒中（俗称中风）或短暂性脑缺血发作（transient ischemic attack，TIA）。因此，单纯卵圆孔未闭是否需要积极治疗，目前还存在争议。

健康加油站

如何治疗卵圆孔未闭

1. 药物治疗 医生通常会为卵圆孔未闭且血液高凝状态的成人患者开具抗凝血药（如华法林或阿司匹林），防止血栓形成，但该药在儿童患者中少用。

2. 介入治疗 对于一些较为严重的病例，医生可能会推荐经导管封堵术。这是一种微创手术，通过导管将封堵器插入心脏，封闭卵圆孔。

3. 手术治疗 极少数情况下，尤其是如果卵圆孔未闭导致严重心脏并发症时，可能需要进行开放性手术来修复卵圆孔，但在儿童中较为少见。

4. 生活方式和预防 对于卵圆孔未闭的患者，尤其是有症状或并发症的患者，保持健康的生活方式（避免吸烟、酗酒，保持健康体重）非常重要。

（丁 媛）

25. 儿童体检需要常规做**胸部 X 线检查**吗

胸部X线检查（俗称“胸片”）是常见的医学影像学检查之一，主要用于评估胸腔内器官（尤其是肺部、心脏以及其他胸腔结构）

的健康状况。很多家长关心，儿童体检是否需要常规做胸部X线检查？

专家说

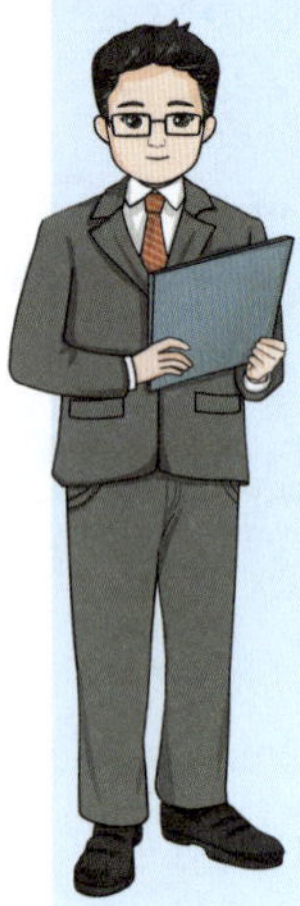

什么是胸部X线检查

胸部X线检查通过X射线对胸部进行成像，可以清晰显示肺部、心脏、血管、骨骼等结构的状态。它是一项快速、无创的检查方式，常用于发现肺部感染、气胸、肿瘤、心脏病等疾病的蛛丝马迹。

儿童需要常规做胸部X线检查吗

一般来说，儿童并不需要常规进行胸部X线检查，除非存在某些特殊情况。大多数儿童的胸腔健康状况良好，没有明显的胸部不适或呼吸系统疾病。对于健康的孩子来说，无须做常规胸部X线检查，也不推荐在没有症状的情况下进行放射性检查。

儿童胸部X线检查有哪些常见误区

1. 胸部X线检查是孩子每次体检时必须选的项目 胸部X线检查有助于判断胸腔脏器的情况，成人体检常规会选择胸片；由于胸部X线检查存在一定的辐射，虽然现代医学影像设备的辐射剂量较低，但在儿童体检中并非必选项目。

2. 胸部X线检查可以发现所有肺部问题 胸部X线检查虽然可以发现很多肺部疾病，但并不能发现所有问题，例如儿童哮喘患者的胸片可能完全正常。

（丁 媛）

26. 如何发现儿童
髋关节发育不良

关键词

早发现　髋关节脱位　发育性髋关节发育不良

髋关节发育不良，又称“发育性髋关节发育不良”或“先天性髋关节发育不良”，是一种常见的先天性或在婴儿早期出现的髋关节发育异常，可能导致髋关节脱位或髋臼浅显。如果在婴儿期和幼儿期及时发现并治疗，可以避免严重的骨关节损伤和功能障碍。

专家说

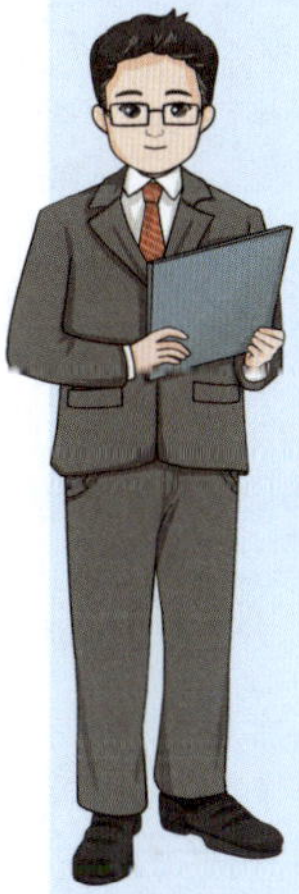

什么是髋关节发育不良

髋关节发育不良是指儿童髋关节发育不完全，可能表现为髋臼的发育不良或股骨头与髋臼连接不稳。该病可导致髋关节运动异常，严重时会发生髋关节脱位，影响儿童的运动发育。

如何发现婴幼儿髋关节发育不良

婴幼儿期是发现髋关节发育不良的关键时期。髋关节发育不良在早期可能没有明显症状，但通过家长的细心观察和医生的专业检查，能够及早发现问题，进行有效的干预。

髋关节发育不良的早期体征及症状

1. 双下肢不等长　如果发现孩子的两条腿不等长，可能是髋关节发育不良的信号。虽然婴儿在出生时有一定的生理性腿长差异，但如果出现显著的不对称需要就诊，排除发育性髋关节发育不良的可能性。

2. 抱起时双下肢姿势不对称 家长将婴儿抱起时，可以观察孩子两条腿是否有明显的内外旋差异。如果其中一侧的髋关节无法自然地弯曲或伸展，可能是髋关节发育不良的表现。

3. 双侧臀纹不对称 婴儿的臀部皮肤褶皱是评估髋关节发育的一个简单方法。正常情况下，孩子的两侧臀纹应该对称，若出现一高一低，或一侧明显偏多或偏少，可能是髋关节发育不良的表现。

4. 髋部听到响声 在婴儿活动时，如果家长听到婴儿的髋部发出异响，如弹响或咔嗒声，这可能是髋关节异常的信号。

健康加油站

髋关节发育不良的危险因素

1. 家族史 如果婴儿的父母或兄弟姐妹有髋关节发育不良史，他们的患病风险将会增加。

2. 臀位分娩 如果胎儿在宫内为臀位，分娩时臀位，其髋关节发育不良风险将会增加。

3. 多胎妊娠 如果为多胎儿，他们在宫内生长空间有限，可能会造成髋关节发育不良。

4. 性别差异 女婴发生髋关节发育不良的概率高于男婴，家长也需要警惕。

（丁　媛）

27. 儿童 MRI 检查应该注意什么

关键词：MRI 检查　儿童配合　无创检查

磁共振成像（magnetic resonance imaging，MRI）是一种常用于医学诊断的无创检查方法，通过强磁场和无线电波对身体进行扫描，获得器官和组织的详细影像。相比其他影像学检查（如 X 线片和 CT），MRI 没有辐射，对儿童尤其安全。

专家说

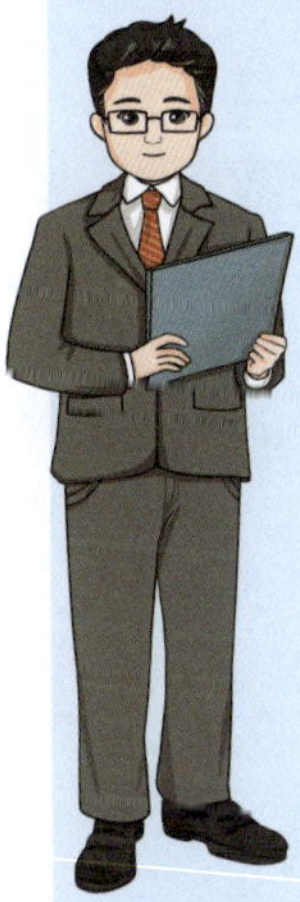

什么是 MRI 检查

MRI 检查是一种利用强磁场和射频脉冲获得身体内部结构图像的无创检查方式，常用于脑部、脊柱、关节、腹部等全身多个部位的影像学评估。它被广泛应用于儿科各类疾病的诊断。

儿童进行 MRI 检查的适应证

1. 发育迟缓　儿童出现运动发育迟缓、语言发育迟缓或全面发育迟缓时，通常需要进行头部 MRI 检查，明确脑部病变情况。

2. 神经系统疾病　儿童出现头痛、呕吐、抽搐等，怀疑神经系统感染、肿瘤、脑血管问题等神经系统病变时。

3. 脊柱、关节及肌肉病变 在一些特殊情况下，MRI 检查可帮助医生深入了解孩子的脊柱、关节及肌肉等情况，辅助疾病诊断及病情评估。

4. 其他系统疾病 儿童的其他系统疾病或肿瘤性疾病，在其他辅助检查无法完全判断时，也可以通过 MRI 检查来辅助诊断。

健康加油站

MRI 检查是儿童医学诊断中常见且重要的一项检查，适用于多种疾病的筛查与评估。但 MRI 检查时间长、设备噪声较大，且环境封闭，可能引发儿童不安或恐惧。建议家长提前了解检查过程，帮助孩子做好心理准备，缓解其焦虑情绪，确保顺利完成检查。对于低年龄的儿童或病情特殊的孩子，医生可能建议在镇静或麻醉的状态下完成 MRI 检查。

（丁　媛）

28. 如何发现孩子**发育迟缓**

孩子的健康成长离不开身心的协调发展，除了体格生长，神经心理发育也非常重要。儿童发育迟缓是家长和医生需要共同关注的重要问题。

专家说

什么是儿童发育迟缓

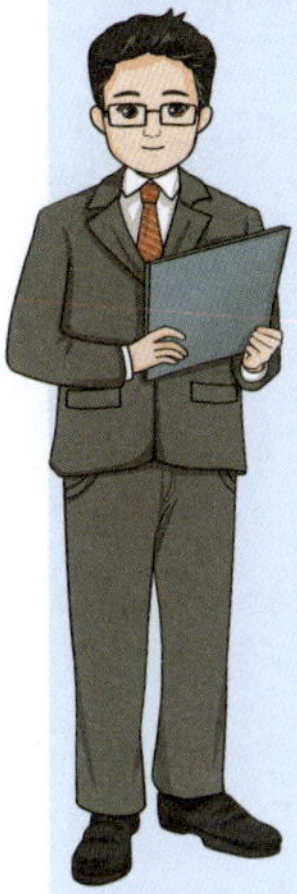

儿童期智力及心理发育往往是比较外显的，尤其是对于婴幼儿而言，神经心理发育常常可以通过婴幼儿的运动、语言和个人 - 社会的表现来观察，所以也称之为“行为发育”。儿童发育迟缓，通常是指孩子在行为发育的几个方面落后于同龄人。

如何判断孩子发育迟缓

不同年龄阶段的孩子在粗大运动、精细运动、语言及个人 - 社会等方面具有不同的能力，比如婴儿一般在 2 月龄可以抬头、6 月龄可独坐等。通过观察孩子不同功能区的发展情况，与同龄儿童的发育水平对比，评估其是否存在发育落后的情况。

发育迟缓分哪些情况

1. 运动发育迟缓　运动发育通常分为粗大运动和精细运动。粗大运动包括走路、跑步、跳跃等，精细运动则涉及手指操作，如抓握玩具、拿笔写字等。如果孩子在某个年龄内没有掌握相应的运动技能，提示运动发育可能延迟。

2. 语言发育迟缓　大多数孩子在 1 岁左右能有意识地叫“妈妈”，2 岁能说简单的句子。如果孩子到了 2 岁还不会说话，或只能说几个简单的词，需要警惕语言发育迟缓。

3. 个人 - 社会能力发育迟缓　个人 - 社会能力主要体现孩子与人交往及照顾自己的能力。比如 1 岁的孩子可以模仿再见的手

关键词

发育迟缓　行为发育　儿童心理

势，1 岁半的孩子会模仿大人做家务，2 岁的孩子可以与同龄儿童互动游戏。如果孩子出现缺乏模仿、不回应呼唤、不与人目光接触、不参与互动游戏等情况，家长需要警惕孩子是否发育迟缓。

4. 全面发育迟缓 孩子在运动、语言、个人 - 社会等功能区出现 2 个以上能区的发育迟缓，则称为全面发育迟缓。

（丁　媛）

关键词：智商测试　儿童体检　智力发育

29. 体检可以常规测**智商**吗

在日常的健康体检中，家长们除了关注孩子的身高、体重、视力、听力等指标，也常会关心孩子的智力发展。那么，儿童体检是否有必要常规进行智商测试呢？

专家说

什么是智商测试

智商（intelligence quotient，IQ）是衡量个体在特定年龄段的智力水平的常用指标，需要通过标准化的智力测试来得出。智商测试一般会评估个体在语言理解、逻辑推理、数学能力、记忆力、空间理解等多个方面的能力。智商测试采用“标准化”方法，通

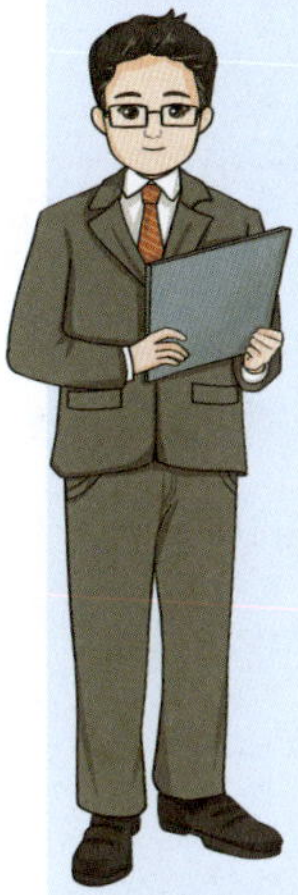

过与同年龄同性别人群的比较来确定个体得分及水平，是一个“相对数”，而非绝对值。

智商受哪些因素影响

儿童的智商并非天生固定，而是受多种内外因素的影响，包括遗传基础、家庭环境、早期发展、后天教育等。此外，智商测试的结果可能会因孩子的情绪波动、健康状况、测试时的状态等而产生变化。

体检能不能常规做智商测试

儿童智力发育具有个体差异，但总体上智商是正态分布，绝大多数儿童的智商在正常范围内。常规儿童体检并不建议对所有儿童进行智商测试。一方面，每个孩子的发展轨迹不同，某些孩子在早期的智力测试中可能表现一般，但随着成长和教育的不断推进，他们的能力可能会显著提高；另一方面，智力测试无法全面反映一个孩子的智力水平，且智商测试有时可能会给孩子带来不必要的心理压力，甚至对自己的能力产生疑虑。

健康加油站

如何关注孩子的智力发展

尽管智商测试不适合作为常规体检项目，但家长仍然可以通过其他方式来关注孩子的智力发育。

1. 注重婴幼儿早期发展 孩子的运动、语言及社交能力是智力发育的重要标志之一。家长可以通过与孩子的互动、交流、读书、讲故事等方式，促进其运动及语言能力的发展。同时，鼓励孩子与同龄人交往，培养其社交技能和情商，也有助于全面提升孩子的智力水平。

2. 关注孩子的兴趣和创造力 孩子的兴趣爱好和创造力同样是智力的表现。家长应鼓励孩子发现自己的兴趣，提供丰富的学习资源和活动，帮助孩子发挥自己的特长，开发其创造性思维和动手能力。

3. 定期进行全面的发育评估 定期进行儿童体检，关注其各功能区的发育情况，有助于家长全面了解孩子的发育是否落后，尤其是在关键的成长阶段，有助于家长及时发现问题，采取合适的干预措施。

（丁　媛）

30. 体检可以常规检测**注意力**吗

注意力是儿童认知发展的重要组成部分，对学习和日常生活有着至关重要的影响。然而，许多家长在日常生活中可能没有意识到，孩子的注意力问题可能会对其学习和行为产生负面影响。那么，体检是否可以常规检查孩子的注意力呢？

专家说

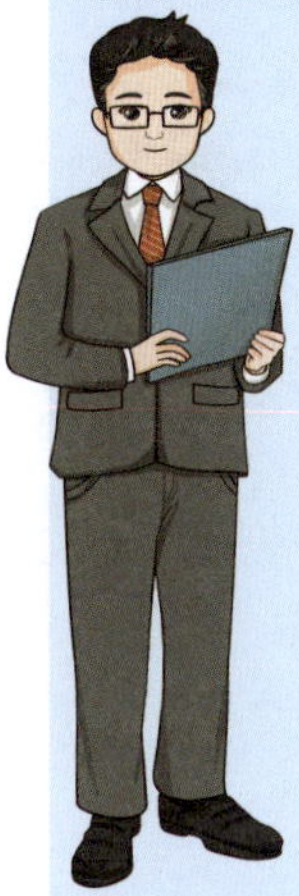

什么是儿童的注意力

注意力是指个体在一定时间内，集中精力完成某一任务或感知外界刺激的能力。对于儿童来说，良好的注意力是他们能够顺利完成学习任务、提高学习效率的基础。注意力包括选择性注意（专注于一个特定目标）、持续性注意（能够维持注意力集中一定时间）和分配性注意（同时处理多个任务的能力）等方面。

儿童注意力的发展特点

在不同的年龄阶段，儿童的注意力水平会有差异。孩子从婴儿期开始注意新鲜事物，但很不稳定，以无意注意为主；1~3 岁幼儿的注意时间逐渐延长，比如，2 岁孩子能集中注意 10~12 分钟，3 岁孩子能集中注意 15 分钟；学龄儿童的注意时间进一步加长，7~10 岁的儿童能集中注意 20 分钟；12 岁以后的儿童能集中注意 30 分钟。

如何关注孩子的注意力

注意力不集中不仅会影响孩子的学习成绩，还可能导致他们在人际交往、情感表达等方面遇到困难。因此，关注孩子的注意力问题，并及时进行检查与干预，是十分必要的。家长可以观察孩子是否存在以下情况。

1. 经常不能关注细节 比如孩子在考试、做作业或者其他活动中忽视细节，容易粗心大意，易犯低级错误。

关键词

儿童注意力　注意力缺陷　学习能力

2. 难以维持注意力 孩子在上课、与人对话或长时间的阅读中难以维持注意力；经常容易被外界的刺激分神；别人与其讲话时，经常看起来似听非听、心不在焉。

3. 难以开始或维持一项需要精神上持续努力的任务 无法完成作业、无法阅读冗长的文章、房间凌乱、不能遵守约定时间等。

4. 丢失物品或忘事 经常丢失任务或活动所需的物品，比如学习资料、文具、钥匙；忘记需要做的事情。

健康加油站

注意力是孩子学习和生活的重要基石，但它的发育是逐步进行的，并且受到多种因素的影响。如果家长发现孩子在某些方面存在注意力问题，不必过于焦虑。及时寻求专业评估和干预，能够帮助孩子克服注意力问题，促进他们更好地发展。在日常生活中，家长可以通过适当的引导、培养孩子的专注力和兴趣，帮助孩子改善注意力表现。

（丁 媛）

相约健康百科丛书

人物关系介绍

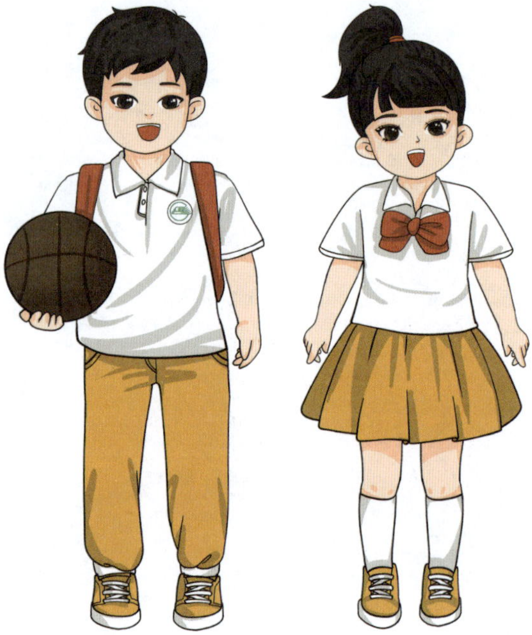

健健　　康康

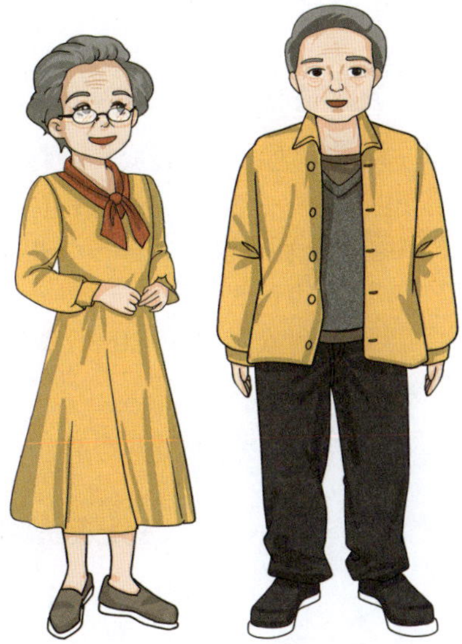

奶奶　　爷爷

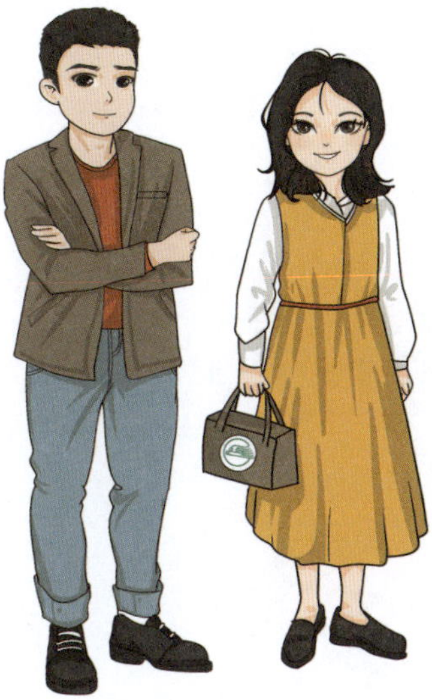

爸爸　　妈妈

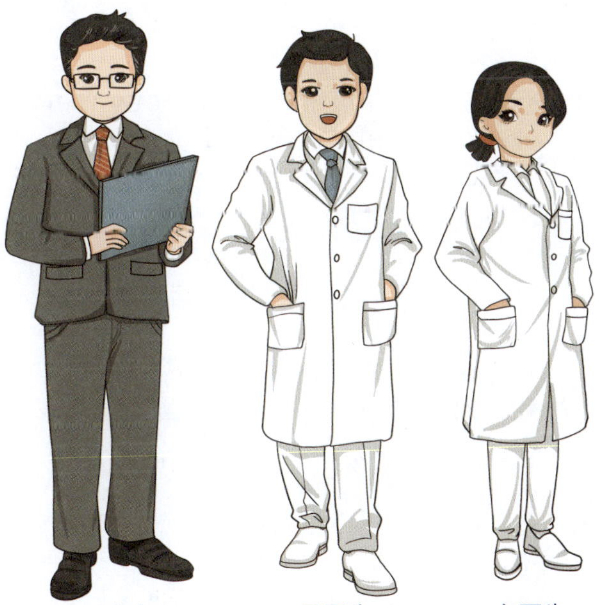

专家　　男医生　　女医生

图书在版编目（CIP）数据

儿童体检 ：关心成长烦恼　呵护心身健康 / 李秋，张建主编 . -- 北京 ：人民卫生出版社，2025. 10.
（相约健康百科丛书）. -- ISBN 978-7-117-38495-7
Ⅰ. R194. 3
中国国家版本馆 CIP 数据核字第 20258Q3B71 号

人卫智网	www.ipmph.com	医学教育、学术、考试、健康，购书智慧智能综合服务平台
人卫官网	www.pmph.com	人卫官方资讯发布平台

相约健康百科丛书
儿童体检：关心成长烦恼　呵护心身健康
Xiangyue Jiankang Baike Congshu
Ertong Tijian: Guanxin Chengzhang Fannao　Hehu Xinshen Jiankang

主　　编：李　秋　张　建
出版发行：人民卫生出版社（中继线 010-59780011）
地　　址：北京市朝阳区潘家园南里 19 号
邮　　编：100021
E - mail：pmph @ pmph.com
购书热线：010-59787592　010-59787584　010-65264830
印　　刷：北京瑞禾彩色印刷有限公司
经　　销：新华书店
开　　本：710 × 1000　1/16　　**印张**：25
字　　数：324 千字
版　　次：2025 年 10 月第 1 版
印　　次：2025 年 10 月第 1 次印刷
标准书号：ISBN 978-7-117-38495-7
定　　价：79.00 元
打击盗版举报电话：010-59787491　E-mail：WQ @ pmph.com
质量问题联系电话：010-59787234　E-mail：zhiliang @ pmph.com
数字融合服务电话：4001118166　E-mail：zengzhi @ pmph.com